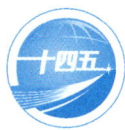

第五轮 十四五 国家卫生健康委员会"十四五"规划教材
全国中医药高职高专教育教材

U0658684

供护理专业用

社 区 护 理

第4版

主　编　张先庚

副主编　王　芸　杨京楠　徐国辉

编　委　（按姓氏笔画排序）

王　芸（安徽中医药高等专科学校）

王红艳（四川护理职业学院）

刘春燕（黑龙江护理高等专科学校）

杨　艳（保山中医药高等专科学校）

杨京楠（四川中医药高等专科学校）

吴文君（重庆三峡医药高等专科学校）

张先庚（四川护理职业学院）

徐国辉（承德护理职业学院）

曹　丹（江西中医药高等专科学校）

程　亮（湖南中医药高等专科学校）

焦娜娜（遵义医药高等专科学校）

谢泽荣（四川大学华西医院）

穆敏敏（潍坊护理职业学院）

学术秘书　王红艳（兼）

人民卫生出版社

·北　京·

图书在版编目（CIP）数据

社区护理 / 张先庚主编. —4 版. —北京：人民
卫生出版社，2023.8（2025.10重印）

ISBN 978-7-117-34999-4

Ⅰ. ①社… Ⅱ. ①张… Ⅲ. ①社区 – 护理学 – 医学院
校 – 教材 Ⅳ. ①R473.2

中国国家版本馆 CIP 数据核字（2023）第 159115 号

人卫智网	www.ipmph.com	医学教育、学术、考试、健康，购书智慧智能综合服务平台
人卫官网	www.pmph.com	人卫官方资讯发布平台

社 区 护 理
Shequ Huli
第 4 版

主　　编：张先庚
出版发行：人民卫生出版社（中继线 010-59780011）
地　　址：北京市朝阳区潘家园南里 19 号
邮　　编：100021
E - mail：pmph @ pmph.com
购书热线：010-59787592　010-59787584　010-65264830
印　　刷：保定市中画美凯印刷有限公司
经　　销：新华书店
开　　本：850×1168　1/16　印张：13
字　　数：367 千字
版　　次：2010 年 6 月第 1 版　2023 年 8 月第 4 版
印　　次：2025 年10月第 5 次印刷
标准书号：ISBN 978-7-117-34999-4
定　　价：56.00 元
打击盗版举报电话：010-59787491　E-mail：WQ @ pmph.com
质量问题联系电话：010-59787234　E-mail：zhiliang @ pmph.com
数字融合服务电话：4001118166　E-mail：zengzhi @ pmph.com

《社区护理》
数字增值服务编委会

主 编 张先庚

副 主 编 王 芸 杨京楠 徐国辉

编 委（按姓氏笔画排序）

王 芸（安徽中医药高等专科学校）

刘春燕（黑龙江护理高等专科学校）

杨 艳（保山中医药高等专科学校）

杨京楠（四川中医药高等专科学校）

吴文君（重庆三峡医药高等专科学校）

张 文（四川护理职业学院）

张先庚（四川护理职业学院）

徐国辉（承德护理职业学院）

曹 丹（江西中医药高等专科学校）

程 亮（湖南中医药高等专科学校）

焦娜娜（遵义医药高等专科学校）

谢泽荣（四川大学华西医院）

穆敏敏（潍坊护理职业学院）

学术秘书 张 文（兼）

修订说明

为了做好新一轮中医药职业教育教材建设工作，贯彻落实党的二十大精神和《中医药发展战略规划纲要（2016—2030 年）》《教育部 国家卫生健康委 国家中医药管理局关于深化医教协同进一步推动中医药教育改革与高质量发展的实施意见》《教育部等八部门关于加快构建高校思想政治工作体系的意见》《职业教育提质培优行动计划（2020—2023 年）》《职业院校教材管理办法》的要求，适应当前我国中医药职业教育教学改革发展的形势与中医药健康服务技术技能人才培养的需要，人民卫生出版社在教育部、国家卫生健康委员会、国家中医药管理局的领导下，组织和规划了第五轮全国中医药高职高专教育教材、国家卫生健康委员会"十四五"规划教材的编写和修订工作。

为做好第五轮教材的出版工作，我们成立了第五届全国中医药高职高专教育教材建设指导委员会和各专业教材评审委员会，以指导和组织教材的编写与评审工作；按照公开、公平、公正的原则，在全国 1 800 余位专家和学者申报的基础上，经中医药高职高专教育教材建设指导委员会审定批准，聘任了教材主编、副主编和编委；确立了本轮教材的指导思想和编写要求，全面修订全国中医药高职高专教育第四轮规划教材，即中医学、中药学、针灸推拿、护理、医疗美容技术、康复治疗技术 6 个专业共 89 种教材。

党的二十大报告指出，统筹职业教育、高等教育、继续教育协同创新，推进职普融通、产教融合、科教融汇，优化职业教育类型定位，再次明确了职业教育的发展方向。在二十大精神指引下，我们明确了教材修订编写的指导思想和基本原则，并及时推出了本轮教材。

第五轮全国中医药高职高专教育教材具有以下特色：

1. 立德树人，课程思政 教材以习近平新时代中国特色社会主义思想为引领，坚守"为党育人、为国育才"的初心和使命，培根铸魂、启智增慧，深化"三全育人"综合改革，落实"五育并举"的要求，充分发挥思想政治理论课立德树人的关键作用。根据不同专业人才培养特点和专业能力素质要求，科学合理地设计思政教育内容。教材中有机融入中医药文化元素和思想政治教育元素，形成专业课教学与思政理论教育、课程思政与专业思政紧密结合的教材建设格局。

2. 传承创新，突出特色 教材建设遵循中医药发展规律，传承精华，守正创新。本套教材是在中西医结合、中西药并用抗击新型冠状病毒感染疫情取得决定性胜利的时候，党的二十大报告指出促进中医药传承创新发展要求的背景下启动编写的，所以本套教材充分体现了中医药特色，将中医药领域成熟的新理论、新知识、新技术、新成果根据需要吸收到教材中来，在传承的基础上发展，在守正的基础上创新。

3. 目标明确，注重三基 教材的深度和广度符合各专业培养目标的要求和特定学制、特定对象、特定层次的培养目标，力求体现"专科特色、技能特点、时代特征"，强调各教材编写大纲一定要符合高职高专相关专业的培养目标与要求,注重基本理论、基本知识和基本技能的培养和全面素质的提高。

4. 能力为先,需求为本　教材编写以学生为中心,一方面提高学生的岗位适应能力,培养发展型、复合型、创新型技术技能人才;另一方面,培养支撑学生发展、适应时代需求的认知能力、合作能力、创新能力和职业能力,使学生得到全面、可持续发展。同时,以职业技能的培养为根本,满足岗位需要、学教需要、社会需要。

5. 规划科学,详略得当　全套教材严格界定职业教育教材与本科教育教材、毕业后教育教材的知识范畴,严格把握教材内容的深度、广度和侧重点,既体现职业性,又体现其高等教育性,突出应用型、技能型教育内容。基础课教材内容服务于专业课教材,以"必需、够用"为原则,强调基本技能的培养;专业课教材紧密围绕专业培养目标的需要进行选材。

6. 强调实用,避免脱节　教材贯彻现代职业教育理念,体现"以就业为导向,以能力为本位,以职业素养为核心"的职业教育理念。突出技能培养,提倡"做中学、学中做"的"理实一体化"思想,突出应用型、技能型教育内容。避免理论与实际脱节、教育与实践脱节、人才培养与社会需求脱节的倾向。

7. 针对岗位,学考结合　本套教材编写按照职业教育培养目标,将国家职业技能的相关标准和要求融入教材中,充分考虑学生考取相关职业资格证书、岗位证书的需要。与职业岗位证书相关的教材,其内容和实训项目的选取涵盖相关的考试内容,做到学考结合、教考融合,体现了职业教育的特点。

8. 纸数融合,坚持创新　新版教材进一步丰富了纸质教材和数字增值服务融合的教材服务体系。书中设有自主学习二维码,通过扫码,学生可对本套教材的数字增值服务内容进行自主学习,实现与教学要求匹配、与岗位需求对接、与执业考试接轨,打造优质、生动、立体的学习内容。教材编写充分体现与时代融合、与现代科技融合、与西医学融合的特色和理念,适度增加新进展、新技术、新方法,充分培养学生的探索精神、创新精神、人文素养;同时,将移动互联、网络增值、慕课、翻转课堂等新的教学理念、教学技术和学习方式融入教材建设之中,开发多媒体教材、数字教材等新媒体形式教材。

人民卫生出版社成立70年来,构建了中国特色的教材建设机制和模式,其规范的出版流程,成熟的出版经验和优良传统在本轮修订中得到了很好的传承。我们在中医药高职高专教育教材建设指导委员会和各专业教材评审委员会指导下,通过召开调研会议、论证会议、主编人会议、编写会议、审定稿会议等,确保了教材的科学性、先进性和适用性。参编本套教材的1 000余位专家来自全国50余所院校,希望在大家的共同努力下,本套教材能够担当全面推进中医药高职高专教育教材建设,切实服务于提升中医药教育质量、服务于中医药卫生人才培养的使命。谨此,向有关单位和个人表示衷心的感谢!为了保持教材内容的先进性,在本版教材使用过程中,我们力争做到教材纸质版内容不断勘误,数字内容与时俱进,实时更新。希望各院校在教材使用中及时提出宝贵意见或建议,以便不断修订和完善,为下一轮教材的修订工作奠定坚实的基础。

人民卫生出版社有限公司

2023年4月

前　言

　　社区护理是由护理学和公共卫生学结合而成的新兴学科，是护理学中一门非常重要的应用型课程。随着人们生活水平的不断提高和人口老龄化趋势的加快，社区护理成为社区卫生服务的重要组成部分，是促进和维护人类健康的重要学科，是现代护理学的重要课程。社区护士是承担初级卫生保健、社区常见慢性疾病防护、流行病学调研、传染病监控、健康宣传教育等工作的主体。为培养适应社会需求与未来发展的能力型和实用型社区护理高职人才，更好地为社区人民健康服务，提升人民健康水平，特编写本教材。

　　本教材以社会需求为导向，以培养适应社区发展需求的高等护理人才为目标，以促进和维护社区人群的健康为服务宗旨，以社区中的家庭、团体和个人的健康护理为主线，以社区常见的健康问题和健康促进为核心，理论联系实际，分别介绍了社区护理的基本原则、基本知识、技术和技巧等，内容涵盖了社区护理、家庭健康护理、社区常用中医护理原则及方法、社区常见慢性病护理、社区传染病护理、社区重点人群保健与护理、社区残疾人保健与护理和社区救护等，共九章。本教材具有知识结构完整，内容贴近社区人群，编写体例与内容具有较强的实用性、创新性和可读性等特点，主要适合护理专业和相关学科（如医学专业、康复专业、公共卫生专业等）专科学生学习，以及从事社区人群健康相关工作和关心社区人群健康的爱好者使用。本教材的具体分工为第一章绪论由张先庚编写，第二章社区护理由刘春燕、杨京楠编写，第三章家庭健康护理由徐国辉、曹丹编写，第四章社区常用中医护理原则及方法由王红艳编写，第五章社区常见慢性病护理由穆敏敏、谢泽荣编写，第六章社区传染病护理由杨艳编写，第七章社区重点人群保健与护理由王芸、焦娜娜编写，第八章社区残疾人保健与护理由吴文君编写，第九章社区救护由程亮编写；张先庚负责全面审核，徐国辉主审第二章、第六章、第九章，王芸主审第三章、第五章、第八章，杨京楠主审第四章、第七章。

　　本教材在编写过程中得到了人民卫生出版社、各参编单位领导和老师的大力支持与帮助，在此表示衷心的感谢！由于编者水平有限，教材中难免存在疏漏之处，恳请各位读者、专家斧正。

《社区护理》编委会

2023 年 4 月

目　录

第一章 绪 论

学习目标

掌握社区、社区卫生服务和社区护理的概念；掌握社区护理的特点、工作范围与社区护理管理的基本要求。熟悉社区护理的模式，以及社区护士的角色、职责、应具备的条件和素质。了解国内外社区护理的历史与发展。

随着我国经济社会的快速发展、医学科学的进步及疾病谱的改变，公众对医疗卫生服务的需求和对生活质量的追求已经发生了较大的变化。为实现健康中国发展战略目标，发展社区卫生服务已成为新时代我国卫生体制改革的必然趋势。社区护理学是护理学和公共卫生学相结合的新兴学科，是社区卫生服务的重要组成部分，是社区护士为居民提供预防、保健和护理的综合性服务。

第一节　社区与社区卫生服务

2016年10月，中共中央、国务院发布《"健康中国2030"规划纲要》，提出要积极推进基本公共卫生服务均等化，加强重点人群健康服务，提高妇幼健康水平，促进健康老龄化，强化覆盖全民的公共卫生服务，建立公平可及、系统连续的健康服务体系，为卫生健康事业发展指明了方向。而社区护理学作为推动健康中国的支撑学科，已成为当代中国护理事业的重要发展方向。

一、社 区

（一）概念

社区（community）来源于拉丁文（communitas），原意是亲密的关系和共同的东西。社区由许多家庭、机关和团体组成，是构成社会的基本单位，是与人们生活和健康息息相关的场所，也是社区护士进行社区护理工作的场所。社区构成了一个小社会。

不同国家和地区对社区的解释各有差异。世界卫生组织（World Health Organization，WHO）提出：社区是由共同地域、价值或利益体系所决定的社会群体。并且一个代表性的社区，其人口数在10万～30万之间，面积在5 000～50 000km²之间。而在我国，城市社区按街道办事处或居委会管辖范围设置，农村社区按乡镇和村划分，社区人口一般在3万～10万之间。德国学者汤尼斯（F.Tonnies）认为：社区是以家庭为基础的历史共同体，是血缘共同体和地缘共同体的结合。我国社会学家费孝通将社区定义为：社区是若干社会群体（家族、氏族）或社会组织（机关、团体）聚集在某一个地域里所形成的一个在生活上相互关联的大集体。

（二）构成社区的基本要素

构成社区的基本要素包括人口要素、地域性、同质性和结构要素。

1

1．**人口要素**　社区的存在必须以人群为基础，这是构成社区的第一要素。包括人口的数量、质量、构成和分布。社区人群居住在一起，有相似的风俗习惯与生活方式。

2．**地域性**　社区是地域性的社会，即社区具有一定的边界。从广义的角度看，这种地域性并不完全局限于地理空间，同时也包含一种人文空间，是社会空间与地理空间的有机组合。在同一地理空间中可以同时存在许多社区，如一个城市中可能同时并存着工业区、文化区等。社区范围大小不定，可按行政区域来划分界限或按其地理范围来划分。人和地域都是构成社区的基本要素。

3．**同质性**　社区居民具有某些共同利益，面临着共同问题，具有某些共同需要。这些共同性将社区居民组织起来，产生共同的社会意识、行为规范、生活方式、文化传统、民俗、社区归属感等，形成社区文化及传统的维系动力。

4．**结构要素**　指社区内各种社会群体和组织相互之间的关系。社区的核心内容是社区居民的各种社会活动及其互动关系，社区居民在政治、经济、文化、精神及日常生活中相互联系、相互影响，形成了各种关系，并由此而聚居在一起，形成了不同形态的社区。社区有其特有的组织结构、行为规范、管理条文及道德规范等。我国社区的基层组织为街道（居委会）与派出所，两者联合管理户籍登记、治安、生活福利等。

（三）分类

1．**依地理位置划分**　很多社区是按地理界限划分的。一个城市、小镇、村均可成为一个社区。每个社区中有各种单位和各种服务机构，如政府及有关机构、家庭、学校、医院、卫生所、商店、工厂等，形成了复杂的网络。

2．**依共同问题划分**　在实施社区健康措施时，某一健康问题影响了一组人群，这组人群形成了一个社区，这些社区面积大小、人口多少各异。

3．**依人群兴趣或目标划分**　有些社区是由有共同的目标或兴趣的人组成的，这些社区的人原来分散居住，但由于职业的联系、相同的兴趣而逐渐移居一处成为社区。如以某个企业或大学为中心，因共同职业需要，所聘员工及家属迁移过来成为社区，形成一个团体组织，共同分享其功能或利益。有时，人们为了发展的需要，原来分散居住，后又集中居住。

有关专家提出我国的社区可分为三个基本类型，即城市社区（通常以街道和居委会为基本单位）、农村社区（通常以乡镇和村为基本单位）、城镇社区（通常指城乡接合部的小城镇）。也有学者将社区分为生活社区（即居民居住区域）和功能社区（即社会团体、工矿企事业单位等所在区域）。

（四）功能

社区具有满足人民需要和管理的功能。社区功能的充分发挥有助于挖掘社区资源和开展社区卫生服务。社区的功能主要包括以下五个方面：

1．**社会化功能**　社区的居民在其共同生活的过程中，根据自己所生活的地域及文化背景，形成了本社区所特有的风土人情等。而这些特征又会影响每个社区居民，是社区居民成长发展过程中社会化的重要组成部分。

2．**生产、分配及消费功能**　社区有人从事一定的生产活动，生产的物资供居民消费。这是社区满足居民生活需要的功能，同时，社区也需对某些物资及资源进行调配，以满足其居民的需要。

3．**社会参与功能**　社区中有各种组织，并举办各种活动使居民能相互往来，有参与的机会。社区设立一定的公共场所，如老人活动站、青少年活动中心、读书站等，社区居民参与这些活动，既增加了社区居民的凝聚力，又使社区居民产生了相应的归属感。

4．**社会控制功能**　为保证社区居民的利益，完善社区的各种功能，社区会制定一系列的条例、规范及制度，以保证社区居民遵守社区的道德规范，控制、制止不道德及违法行为，保障社居民的利益。

5. 相互支持及福利功能 指社区邻里互助,如社区内的福利院、养老院、活动中心等福利机构对居民的援助。社区可根据本社区居民的需要与当地民政部门或相关医疗机构联系,解决其困难。

二、社区卫生服务

(一)起源

公共卫生是通过社区努力来预防疾病、延长寿命、促进健康和提高效益等的科学和艺术。1978 年,世界卫生组织在阿拉木图宣言中,强调初级卫生保健应从个人、家庭和社区开始,"社区参与"对于"人人健康"战略目标的实现具有重要意义。此后,与"基层医疗"(primary care)类似的概念——"社区卫生服务"(又称为社区健康服务)开始在世界上流行。

(二)概念

社区卫生服务(community health service)是以基层卫生机构为主体,全科医生为骨干,合理使用社区资源和适宜技术,以人的健康为中心、家庭为单位、社区为范围、需求为导向,以解决社区主要卫生问题、满足基本卫生服务需求为目的,为居民提供有效、经济、方便、综合、连续的基层卫生服务。

(三)我国社区卫生服务

1. 相关政策 1997 年,中共中央、国务院《关于卫生改革与发展的决定》中指出"改革城市卫生服务体系,积极发展社区卫生服务,逐步形成功能合理、方便群众的卫生服务网络",同时指出要"加快发展全科医学,培养全科医生"。这是我国政府第一次在中央文件中明确规定,要把发展社区卫生服务作为今后若干年内卫生改革的重要内容。

1999 年,卫生部等十部委发布《关于发展城市社区卫生服务的若干意见》明确指出:社区卫生服务是社区建设的重要组成部分,是在政府领导、社区参与、上级卫生机构的指导下,以基层卫生机构为主体,全科医师为骨干,合理使用社区资源和适宜技术,以人的健康为中心、家庭为单位、社区为范围、需求为导向,以妇女、儿童、老年人、慢性病人、残疾人等为重点,以解决社区主要卫生问题、满足基本卫生服务需求为目的,融预防、医疗、保健、康复、健康教育、计划生育技术服务等为一体,有效、经济、方便、综合、连续的基层卫生服务。

2006 年,卫生部等四部门联合出台《城市社区卫生服务机构设置和编制标准指导意见》,提出政府原则上按照街道办事处范围或 3~10 万居民规划设置社区卫生服务中心,根据需要可设置若干社区卫生服务站。新建社区,可由所在街道办事处范围的社区卫生服务中心就近增设社区卫生服务站。进一步阐述了我国发展社区卫生服务的指导思想、基本原则、工作目标,并提出推进社区卫生服务体系建设的意见。

2009 年,中共中央、国务院颁布了《关于深化医药卫生体制改革的意见》,提出完善以社区卫生服务为基础的新型城市医疗卫生服务体系,加快建设以社区卫生服务中心为主体的城市社区卫生服务网络,完善服务功能,以维护社区居民健康为中心,提供疾病预防控制等公共卫生服务、一般常见病及多发病的初级诊疗服务、慢性病管理和康复服务;转变社区卫生服务模式,不断提高服务水平,坚持主动服务、上门服务,逐步承担起居民健康"守门人"的职责。

2015 年,国家卫生计生委办公厅与国家中医药管理局办公室联合出台的《社区卫生服务提升工程实施方案》中提出,到 2020 年,通过持续推进社区卫生服务提升工程,社区卫生服务机构环境得到明显改善,服务功能得到完善,服务质量大幅提升。

2022 年,国务院办公厅印发的《深化医药卫生体制改革 2022 年重点工作任务》强调:要积极提升基层医疗卫生服务水平,推进健康乡村建设,采取巡诊、派驻等方式确保村级医疗卫生服务全覆盖,加强基层医疗机构和家庭医生(团队)健康管理服务,优化基本公共卫生服务项目,着力增强公共卫生服务能力。

🌐 知识链接

《关于推进家庭医生签约服务高质量发展的指导意见》

为贯彻新时代党的卫生与健康工作方针,推进实施健康中国战略,落实《中华人民共和国国民经济和社会发展第十四个五年规划和 2035 年远景目标纲要》要求,进一步加快推动家庭医生签约服务发展,国家卫生健康委等 6 部门发布《关于推进家庭医生签约服务高质量发展的指导意见》(国卫基层发〔2022〕10 号),提出:

1. 扩大服务供给　有序扩大家庭医生队伍来源渠道;支持社会力量开展签约服务;强化家庭医生培养培训体系。

2. 丰富服务内容　提升医疗服务能力;提高基本公共卫生和健康管理服务质量;保障合理用药;开展上门服务;优化转诊服务;加强中医药服务;形成有序就医秩序。

3. 优化服务方式　推广弹性化服务协议;加强全专结合医防融合;鼓励组合式签约;推进"互联网+签约服务";提供健康咨询服务;突出重点人群。

4. 完善保障机制　加强组织领导;健全激励机制;发挥基本医保引导作用;加强宣传引导;提升家庭医生职业荣誉感;加强监督、考核与评价。

---

2. 社区卫生服务机构职责　2006 年,卫生部明确表示,社区卫生服务机构以社区、家庭和居民为服务对象,主要承担疾病预防等公共卫生服务和一般常见病、多发病的基本医疗服务,如社区卫生诊断,传染病疫情报告和监测,预防接种,结核病、艾滋病等重大传染病预防等。而危急重症、疑难病症治疗等,由综合性医院或专科医院承担。

3. 社区卫生服务发展

(1) 社区卫生服务规模:我国从 1997 年开始发展社区卫生服务,虽然起步较晚,但发展速度较快。社区卫生服务中心是社区建设的重要组成部分。2021 年 7 月,国家卫生健康委员会发布《2020 年我国卫生健康事业发展统计公报》,在基层医疗卫生机构中,社区卫生服务中心(站)有 35 365 个。截至 2020 年底,全国共有社区卫生服务中心(站)3.6 万个,其中,社区卫生服务中心 9 826 个,社区卫生服务站 25 539 个。与上年相比,社区卫生服务中心增加 265 个,社区卫生服务站增加 87 个。社区卫生服务中心人员 52.1 万人,平均每个中心 53 人;社区卫生服务站人员 12.7 万人,平均每站 5 人。社区卫生服务中心(站)人员数比上年增加 3.8 万人,增长 6.1%。

(2) 基本公共卫生服务费用:基本公共卫生服务项目经费由政府承担,居民不需要再缴纳费用。2022 年,国家卫生健康委员会、国家中医药管理局和财政部共同发布的《关于做好 2022 年基本公共卫生服务工作的通知》指出:2022 年,基本公共卫生服务经费人均财政补助标准为 84 元,其中 2020 年和 2021 年分别新增的 5 元经费按原渠道执行,2022 年新增 5 元统筹用于基本公共卫生服务和基层医疗卫生机构疫情防控工作。

(3) 基本公共卫生服务项目:2009 年,卫生部印发《国家基本公共卫生服务规范(2009 年版)》,2011 年进行了补充和完善,2013 年将中医药健康管理服务纳入基本公共卫生服务范围,2013 年起开展老年人中医体质辨识和儿童中医调养服务,2017 年进一步修订,出台第三版,其服务项目主要包括 14 大类 55 项,具体见表 1-1。

表 1-1　2017 年国家基本公共卫生服务项目一览表

序号	类别	服务对象	项目及内容
一	建立居民健康档案	辖区内常住居民，包括居住半年以上非户籍居民	1. 建立健康档案 2. 健康档案维护管理
二	健康教育	辖区内常住居民	1. 提供健康教育资料 2. 设置健康教育宣传栏 3. 开展公众健康咨询服务 4. 举办健康知识讲座 5. 开展个体化健康教育
三	预防接种	辖区内 0～6 岁儿童和其他重点人群	1. 预防接种管理 2. 预防接种 3. 疑似预防接种异常反应处理
四	儿童健康管理	辖区内常住的 0～6 岁儿童	1. 新生儿家庭访视 2. 新生儿满月健康管理 3. 婴幼儿健康管理 4. 学龄前儿童健康管理
五	孕产妇健康管理	辖区内常住的孕产妇	1. 孕早期健康管理 2. 孕中期健康管理 3. 孕晚期健康管理 4. 产后访视 5. 产后 42 天健康检查
六	老年人健康管理	辖区内 65 岁及以上常住居民	1. 生活方式和健康状况评估 2. 体格检查 3. 辅助检查 4. 健康指导
七	慢性病患者健康管理（高血压）	辖区内 35 岁及以上常住居民中原发性高血压患者	1. 检查发现 2. 随访评估和分类干预 3. 健康体检
	慢性病患者健康管理（2 型糖尿病）	辖区内 35 岁及以上常住居民中 2 型糖尿病患者	1. 检查发现 2. 随访评估和分类干预 3. 健康体检
八	严重精神障碍患者管理	辖区内常住居民中诊断明确、在家居住的严重精神障碍患者	1. 患者信息管理 2. 随访评估和分类干预 3. 健康体检
九	结核病患者健康管理	辖区内确诊的常住肺结核患者	1. 筛查及推介转诊 2. 第一次入户随访 3. 督导服药和随访管理 4. 结案评估
十	中医药健康管理	辖区内 65 岁及以上常住居民和 0～36 个月儿童	1. 老年人中医体质辨识 2. 儿童中医调养

续表

序号	类别	服务对象	项目及内容
十一	传染病和突发公共卫生事件报告和处理	辖区内服务人口	1. 传染病疫情和突发公共卫生事件风险管理 2. 传染病和突发公共卫生事件的发现和登记 3. 传染病和突发公共卫生事件相关信息报告 4. 传染病和突发公共卫生事件的处理
十二	卫生计生监督协管	辖区内居民	1. 食源性疾病及相关信息报告 2. 饮用水卫生安全巡查 3. 学校卫生服务 4. 非法行医和非法采供血信息报告 5. 计划生育相关信息报告
十三	免费提供避孕药具		1. 省级卫生计生部门作为本地区免费避孕药具采购主体依法实施避孕药具采购 2. 省、地市、县级计划生育药具管理机构负责免费避孕药具存储、调拨等工作
十四	健康素养促进行动		1. 健康促进县（区）建设 2. 健康科普 3. 健康促进医院和戒烟门诊建设 4. 健康素养和烟草流行监测 5. 12320 热线咨询服务 6. 重点疾病、重点领域和重点人群的健康教育

可见，在国家相关政策的持续推动下，我国社区卫生服务发展迅速，形成了相对稳定的管理模式和服务体系。但作为一个人口众多的发展中国家，社区卫生服务体系改革仍然面临诸多挑战。

思政元素

社区卫生服务助力健康中国发展

社区卫生服务中心（community health center）是社区建设的重要组成部分。国家社区卫生服务体系于 1999 年依据卫生部、教育部、民政部、财政部、人事部、建设部等十部委《关于发展城市社区卫生服务的若干意见》设立。

2019 年 7 月 15 日，《国务院关于实施健康中国行动的意见》（国发〔2019〕13 号，简称《意见》）发布，这是国家层面指导未来十余年疾病预防和健康促进的一个重要文件。依据《意见》，成立健康中国行动推进委员会，制定印发《健康中国行动（2019—2030 年）》；国务院办公厅印发《健康中国行动组织实施和考核方案》（国办发〔2019〕32 号）。2022 年，国务院办公厅印发《深化医药卫生体制改革 2022 年重点工作任务》。由此可见，党和国家历来高度重视基层社区卫生服务建设，多次出台相关政策文件，提出了具体建设意见和要求，为基层社区卫生服务发展指明了政策方向。

基层卫生服务机构是社区人民群众健康的第一道保障，应根据党的方针政策全面开展中心工作，积极开展以保护、促进人民健康，不断提高居民生活质量为目的的社区卫生服务工作，认真落实各项卫生工作指标。作为基层社区卫生服务工作者，更要增强责任感、使命感，积极参与"健康中国 2030"规划建设，为实现中华民族伟大复兴和推动人类文明进步做出更大贡献。

第二节 社 区 护 理

一、社区护理概述

（一）概念

社区护理（community care）来源于公共卫生护理，20 世纪 70 年代由美国露丝·依思曼首次提出，将其定义为：将护理学与公共卫生学的知识与技能相结合，用以促进和维护社区人群健康的一门综合学科。

我国社区护理的定义：由基层护理人员立足于社区、面向家庭，以社区内人群健康为中心，以老人、妇女、儿童、慢性病患者和残疾人为重点，提供集预防、医疗护理、康复、保健、健康教育为一体的综合、连续、便捷的健康服务护理。其主要目标是启发和培养社区人群的保健意识，帮助社区人群对疾病早发现和早治疗，辅导和督促社区人群形成健康的生活方式，以维护并促进全民健康水平。

（二）特点

1. 以预防保健为主 社区护理的服务宗旨是维护和促进社区人群的健康，核心是群体健康。通过一级预防途径，如卫生防疫、传染病管理、意外事故防范、健康教育等，提高社区整体健康水平，减少疾病的发生。相对于医院护理工作而言，社区护理工作更侧重于积极主动的预防和保健，促进社区健康，降低社区人群的发病率。

2. 强调群体健康 社区护理服务的对象主要为社区人群。社区护理工作的内容是收集和分析社区人群的健康状况，运用社区护理工作方法，解决社区存在的健康问题，而不只是服务于一个人或一个家庭。如果社区护士在工作中发现个案的健康问题，可通过个案的健康问题，分析与其相关的其他人员或群体是否存在相同的健康问题，从而考虑进行该健康问题的群体干预。

3. 分散性及长期性服务 社区护理的服务对象为所在社区的居民，他们比较分散地分布在社区的多个居住点，这一特点决定了社区护理具有分散性。社区护理为社区人群提供从出生到去世的终身服务，服务对象的健康状态有从健康到患病再到康复的过程，社区护理服务覆盖疾病的全过程，尤其慢性病患者、残疾人、老年人等特定服务对象，其社区护理需求更是长期的，所以社区护理具有长期性。

4. 综合性服务 多方面因素影响社区人群健康，社区护士除为服务对象提供预防疾病、促进健康、疾病医疗护理服务和康复护理服务外，还要从卫生管理、社会支持、家庭与个人保护等方面对社区人群、家庭、个人进行综合服务，把院内服务与院外服务相结合，把卫生服务部门与家庭、社区相结合，通过多种途径和方式促进社区人群的健康。

5. 可及性服务 社区护理属于初级卫生保健范畴，是最基本的卫生服务，是社区人群都需要且能够得到的服务，因此要求社区护理服务具有就近性、方便性、主动性，以满足社区人群的健康需求。

6. 自主性与独立性 社区护士的工作范围广、涉及内容多，常常需要运用公共卫生学的知识来分析、发现社区高危人群，并采取相应的措施；许多情况下又需要单独解决面临的问题，因此，社区护士较医院护士有较高的自主性与独立性，需要较强的认识问题、分析问题和解决问题的能力。

7. 多学科协作性 社区护理是团队工作。为了实现社区健康的目标，社区护士除需与医疗保健人员密切配合外，还要与社区各部门人员通力合作，才能利用社区人力、物力和财力资源，保证各项社区护理工作顺利开展。

（三）工作范围

随着社区护理的发展，其工作范围也在不断发生着变化。现阶段，我国社区护理的工作范围主要包括以下几个方面：

1. 传染病防治 传染病不再是威胁人类生命的主要疾病，但却严重影响着人类健康。传染病一旦发生流行，将对个体、家庭与社会构成严重危害。不仅会造成个人、家庭及国家的经济损失，还会引起社区人群的心理恐慌、国家竞争力的下降。而传染病可预防的特点决定了这些危害是可以避免的。因此，开展传染病的预防与控制具有重要的社会意义。

社区护士必须熟知国际、国内传染病的最新情况，以及传染病的防治机构和可利用资源等，掌握常见传染病的类型、传播方式、流行季节、预防与控制方法等。主动积极参与传染病的管理、社区传染病的预防与控制工作，对社区居民进行预防传染病的知识培训，提供一般消毒、隔离技术等护理指导与咨询，进行预防接种和传染病的社区监测，做到对传染病早期防范、早期发现、早期隔离与治疗，并按规定将疫情呈报相关卫生部门。

2. 社区环境卫生工作 社区环境卫生包括饮水卫生、污水处理、垃圾处理、食品卫生、家庭环境卫生、公害防治、病媒管制，以及空气污染、土壤污染、水污染与放射性污染预防管理等。社区环境卫生工作是在人的生活环境内控制一切影响或妨碍人类健康的因素，如空气、水、土壤、噪声、放射线与垃圾等污染。

社区护理工作应充分考虑环境因素对人体健康的影响，积极开展环境卫生教育，培养社区人群的环境保护意识，力求达到人人爱护环境卫生及控制环境中的有害因素，从而促进社区人群健康。

3. 慢性病防治与管理 随着经济与社会的迅速发展，高血压、冠心病、糖尿病、精神疾病与脑血管疾病等慢性病已成为威胁人类健康的主要因素，慢性病的发生与生活方式密切相关，其可控危险因素有吸烟、超重与肥胖、缺乏体育运动、高脂血症、高血压及不良饮食习惯等。控制慢性病最有效的方法是社区防治，通过自身努力，完全可以预防和干预慢性病。

社区护士在慢性病防治中担当非常重要的角色，其主要工作有慢性病及高危人群的社区筛查、监测与干预，咨询和转介服务，社会工作服务，居家护理与长期照护的服务等。

4. 重点人群的健康服务 社区中的儿童、孕产妇、老年人和残疾人是社区重点人群，这些人群由于特殊的生理特点，容易出现健康问题，可能会发生疾病或损伤，是社区卫生服务的重点服务对象，对这些人群的社区护理侧重于日常生活与健康。社区护士可利用定期健康检查、家庭访视、居家护理等时机，对社区重点人群（包括有健康问题家庭的家属）进行健康保健服务。

5. 学校卫生保健 学校卫生保健是以儿童和青少年为主要服务对象的一项团体卫生工作，是社区卫生服务的重要组成部分。学校卫生保健服务的内容主要是提供身心照护，创造安全、卫生的学校环境，培养学生健康的生活习惯，形成良好的健康行为，树立正确的健康观，培养学生的社会适应能力与人际沟通能力等。

6. 社区精神心理卫生保健 主要以社区为服务对象，利用精神医学、心理社会学及公共卫生学等知识，对个人、家庭成员及特定人群进行精神心理评估，确认心理健康问题，通过健康教育、心理咨询、治疗及康复等心理卫生服务手段，协助解决社会适应问题，改变认识观，提高生活适应能力，促进心理健康及精神疾病的防治与恢复等。

7. 院前急救和灾害护理 对急性病症和意外损伤的现场急救护理，直接关系到伤病者的生命安危。社区护士需运用专业的急救知识与技能，有效地为社区伤病者提供院前急救，挽救伤病者的生命。此外，在社区中广泛开展急救知识教育与培训，普及急救知识与技能，提高社区居民自救互救能力及增强防范伤害的意识也尤为重要。

灾害的发生，在给社区居民带来生命财产损失的同时，还造成了巨大的心理影响。灾害发生后，社区护士应全面了解社区灾害发生情况，积极开展相关灾害健康教育，在灾害的不同时期，开展相应的护理服务，促进灾民的身心健康。

8. 家庭健康护理　社区护士通过社区护理工作方法，对社区家庭进行健康护理，不仅对家庭中有健康问题的个人进行护理，而且注重家庭整体功能是否正常、家庭成员间是否协调、家庭发展阶段是否存在危机等，对家庭整体健康进行护理，强调整个家庭参与护理活动。

9. 社区康复护理　向社区残疾者提供康复护理服务，帮助其改善健康状况，恢复功能，包括长期护理、短期护理、日间护理、老年福利中心的活动等。

10. 社区临终关怀　对社区的临终患者，社区护士应通过多种手段减少其痛苦、满足其需要，提高临终阶段的生命质量。同时，为临终患者家属提供心理、社会支持，指导家属照顾患者。

二、社区护理管理

（一）社区人员配备

1. 社区卫生服务中心　2019年，国家卫生健康委员会印发了《社区医院基本标准（试行）》，其中提到社区卫生院非卫技人员比例不超过15%，每床至少配备0.7名卫生技术人员；医护比达到1∶1.5，每个临床科室至少配备1名具有主治医师及以上职称的执业医师；全科医师不少于3名，公共卫生医师不少于2名，并配备一定比例的中医类别执业医师。社区卫生服务中心应根据规模、服务范围和工作量设总护士长或护士长（超过3个护理单元的设总护士长），负责中心内部及社区的护理管理工作。护士数量根据开展业务的工作量合理配备。

2. 社区卫生服务站（点）　应设护士长（或组长）负责护理管理工作。护士数量根据开展业务的工作量合理配备。由医疗机构派出设置的社区卫生服务站（点），护理工作受所属医疗机构护理部门管理、监督与考核。

3. 承担社区卫生服务的其他医疗机构　应根据社区护理工作的需要，配备护理人员并设置护理管理人员。

（二）基本要求

1. 工作时间和人力安排应以人为本，充分考虑服务对象的需要。

2. 护理实践中运用护理程序，根据对服务对象的评估情况，制定并实施护理计划，提供整体护理。

3. 为保障社区医疗护理安全，有效防止差错、事故与医源性感染的发生，针对社区护士工作独立性强、工作环境复杂的特点，必须严格执行消毒隔离制度、值班与交接班制度、医嘱制度、查对制度、差错与事故防范及登记报告制度、药品管理制度、抢救制度、传染病管理与报告制度、治疗室管理制度。

4. 应建立社区护士规范化服务的管理制度，如家庭访视护理、慢性病患者护理、康复护理等管理制度，实施社区护理技术服务项目并逐步规范。在社区卫生服务中心和站（点）的健康教育、患者双向转诊、入户服务意外防范、巡诊等制度中，应充分考虑护理工作，完善相关内容。

5. 实施社区护士继续教育制度，根据社区护理工作的需要和护理学科发展，加强在职培训，不断提高社区护士的业务水平。

6. 社区护士应佩戴胸卡，仪表端庄，工作态度热情诚恳、耐心细致。有条件的地区，家庭访视护理的护士可统一着装。

7. 社区卫生服务中心和站（点）的治疗室（输液室）独立设置，布局合理；工作环境整洁、安静、安全、有序。

8. 护理基本设备齐全。入户服务的护理用品、交通工具及通信联络条件得到基本保证。

（三）社区护理工作的考核与监督

建立社区护理工作的考核与监督制度，监测社区护理的运行情况，评价社区护理管理的效率和效果，以提高社区护理服务的质量。常用的指标包括：

1. 居民对护理服务的满意率。
2. 居民对护理服务的投诉率。
3. 社区护理差错、事故发生率。
4. 社区护理服务覆盖率。
5. 空巢老年慢性病患者访视、护理率。
6. 家庭护理病历建档率，护理计划（含评估、诊断／问题、措施、效果与评价）与患者实际符合率。
7. 社区护士培训率。

三、社区护理模式

每一种模式与理论都有其产生的条件和背景，并且与其他的模式与理论具有一定的关联。与社区护理相关的模式与理论是通过大量社区护理实践总结出来的，并对以后的社区护理实践具有指导意义。社区护士应在了解和掌握与社区护理相关的模式与理论知识的基础上，通过对社区服务对象进行正确的评估，运用恰当的模式与理论，指导自己的社区护理工作。

（一）概念

社区护理模式（community care model）从社区的角度对社区护理实践进行解释和陈述，是指导社区护士评估、分析社区健康问题，制订计划和实施，以及评价社区护理实践的概念性框架，它使社区护士工作更加有效，针对性更强。

（二）基本作用

社区护理模式是社区护理实践的基础和社区护理活动的指南，提供了社区卫生评估的方向，指导分析、诊断社区健康问题，帮助制订社区护理计划，指导护理评价，同时也为社区护理的研究与发展提供依据和基础。

（三）常用社区护理模式

1. "与社区为伙伴"模式　在纽曼的健康系统模式基础上，安德逊、麦克法林与赫尔登提出了"与社区为伙伴"的概念架构。此模式以社区为服务对象，强调社区护理人员要主动与护理对象互动，形成伙伴关系。与护理对象共同解决问题以满足公众的需求。此模式是一个综合的、动态的，以开放系统为基础的护理框架，重点叙述了护理对象系统面对压力及压力源时所做出的反应、采取的护理措施及三级预防的概念。

2. "公共卫生护理"模式　怀特的"公共卫生护理"模式又称为明尼苏达模式（Minnesota model）。此模式整合了护理程序的步骤、公共卫生护理的范畴与优先顺序及影响健康的因素。怀特将护理程序应用于维护、促进人类健康的实际工作中，而在实际工作中，对于优先顺序的考虑及在执行工作时根据实际情况运用不同的措施，形成了"公共卫生护理"模式。此模式认为护理人员首先要了解影响个案或群体健康的因素，要了解护理措施的最终目标，以便在制订计划时按照优先顺序安排工作。

3. "以社区为焦点的护理程序"模式　斯坦诺普与兰开斯特在"与社区为伙伴"模式的基础上发展了"以社区为焦点的护理程序"模式。此模式强调社区护理的程序，是我国临床护士比较熟悉的工作方法。该模式包括六个阶段：第一阶段是与居民建立"契约式的合作关系"，让社区居民了解社区护士的角色功能与护理目标；其余五个阶段与护理程序的五个步骤基本相同。

四、社 区 护 士

（一）角色

1. 照顾者 这是社区护士的基本角色。社区护理对象包括个人、家庭、社区和社会。社区护士既要有临床护士应用护理程序对患者进行整体护理的能力，又要有流行病学知识，以随时发现疾病的致病因素并进行预防。

2. 健康教育者和咨询者 社区护士应唤醒社区人群的健康意识，充分利用社区资源，根据社区的健康问题、健康需求，开展多种形式的健康教育，促使社区人群积极主动地寻求医疗保健，改变不良的生活习惯，树立正确的健康观，形成良好的健康行为，提高生活质量，包括患者的健康教育与指导、健康人群的健康教育与指导、患者家属的健康教育与指导。

3. 组织者和管理者 社区护士在社区卫生服务中，扮演着组织者和管理者的角色。根据社区的具体情况及居民的需求，组织多种健康促进和健康维护的社区活动，开展建立和管理社区健康档案、社区个案管理、慢性病的社区管理等社区健康管理工作，管理物资，组织和管理社区相关人员培训等。

4. 协调者与合作者 在进行社区护理实践的过程中，护士需联系、协调与社区相关人员及机构之间的相互关系，并维持有效沟通，确保各项护理服务的顺利开展，使护理对象能获得最适宜的、整体性的护理。

5. 观察者和研究者 社区护士除做好社区护理工作外，还需积极观察探讨与社区护理相关的问题，与相关部门合作，深入开展社区护理研究，总结经验，解决社区护理中存在的问题，不断完善社区护理工作，并促进社区护理学科发展。

6. 社区卫生代言人 社区护士需了解社区人群的健康需求、健康问题，了解国际、国内的卫生政策和法规，对不利于社区人群健康的环境、制度、政策应向相关部门提出合理化建议。

7. 康复训练者 社区护士结合其专业知识和技能，对社区残疾者进行心理康复教育，协助并训练其在疾病限制下发挥身体的最大潜能，使其能利用残肢或矫正用具工作和生活，进行自我照顾，减轻其对家庭和社会的依赖。

（二）职责

1. 参与社区诊断工作，负责辖区内人群护理信息的收集、整理及统计分析。了解社区人群健康状况及分布情况，注意发现社区人群的健康问题与影响因素，参与监测影响人群健康的不良因素。

2. 参与对社区人群的健康教育与咨询、行为干预与筛查，建立健康档案，监测高危人群与规范管理。

3. 参与社区传染病预防与控制工作，参与传染病预防知识培训，提供一般消毒、隔离技术等护理技术指导与咨询。

4. 参与完成社区儿童计划免疫任务。

5. 参与社区康复、精神卫生、慢性病防治与管理、营养指导工作。重点对老年患者、慢性病患者、残疾人、婴幼儿、围产期妇女提供康复及护理服务。

6. 承担诊断明确的居家患者的访视、护理工作，提供基础或专科护理服务，配合医生进行病情观察与治疗，为患者与家属提供健康教育、护理指导与咨询服务。

7. 帮助发现环境中对人体积极和消极的影响因素，并采取措施预防环境因素对健康的威胁。同时加强宣传，教育个体、家庭、社区及社会保护环境资源的方法。

8. 承担就诊患者的护理工作。

9. 为临终患者提供临终关怀护理服务。

10. 参与优生优育的宣传教育与咨询。

（三）应具备的条件

根据我国《护士管理办法》和《社区护理管理的指导意见》，我国社区护士应具备的条件是：取得国家护士执业资格并经注册；通过地（市）以上卫生行政部门规定的社区护士岗位培训；独立从事家庭访视护理工作的护士，应具有在医疗机构从事临床护理工作5年以上的工作经历。

（四）应具备的素质

社区护士的工作范围比一般医院护士的工作范围广，涉及的问题多。因此，社区护士除应具备一般医院护士所应具备的护理能力外，还需具备以下几种素质：

1. 丰富的护理专业知识 社区护理服务内容广泛，工作性质相对独立，因此，要求社区护士必须具有丰富的医学护理知识、经验与能力。不仅要了解各种疾病的临床转归及预后，还必须对疾病开始流行等情况保持高度的敏感性，熟悉流行病学、统计学、身体评估及心理评估等知识，能及时发现问题，及时采取措施，防止疾病的蔓延。

2. 敏锐的观察和护理评估能力 护理人员可通过视、触、叩、听及各种诊断仪器等方式对护理对象进行身体评估，以了解护理对象心身等方面的情况，正确判断其健康问题，确定是否需要医生的治疗或转诊服务。在提供各种护理服务的过程中，敏锐的观察力及熟练的心身评估能力非常重要。

3. 良好的职业道德和服务态度 社区护士必须对工作热忱，有同情心、爱心、耐心、责任心，了解服务对象的需要，对所有服务对象一视同仁，树立良好的公众榜样。

4. 健康的身心 社区护士除担任社区卫生服务中心（站）的医疗护理工作外，还需经常配合及参加各种医疗卫生服务活动。如参加学校运动会的救护、老人活动的医护工作；对各种传染病的筛查、预防接种；家庭访视及参加社区各项卫生活动等。因此，社区护士要有健康的身心，才能应付繁忙的社区工作。

5. 独立自主和团队协作的能力 一方面，社区护士必须具备独立自主的能力，能合理安排提供服务的先后顺序；另一方面，也要能与他人（包括同事、病患及其家属等）合作，积极发挥团队协作的优势。

五、分级诊疗和双向转诊制度

（一）分级诊疗

分级诊疗制度主要指世界卫生组织在1957年提出的三级卫生医疗服务模式，主要内容包括：

1. 三级医院承担危重疾病和部分一般疑难复杂疾病的诊疗。
2. 二级医院承担一般疑难复杂疾病和常见多发病的诊疗。
3. 社区卫生服务中心承担常见多发病诊疗和慢性疾病管理、康复治疗等。

国外经验表明，分级诊疗制度的有效落实能显著提高医疗卫生服务宏观效率，促进医疗服务资源的合理利用，并且能帮助患者节约医疗费用。

2006年出台的《国务院关于发展城市社区卫生服务的指导意见》中首次提到"分级医疗"，探索开展社区首诊制试点，首次在国家文件中提出"实行社区卫生服务机构与大中型医院多种形式的联合与合作，建立分级医疗和双向转诊制度，探索开展社区首诊制试点"。

2009年新一轮医改启动以来，一些省市开始进行分级诊疗的尝试，分级诊疗逐渐成为医改中的一项重要内容并开始试点推动。

在2014年3月25日召开的国务院常务会议上，李克强总理部署了2014年医改的5项重点工作，其中提到要继续深入推进医改，就是要合理把控公立大医院规模，优化医疗资源布局，完善分级诊疗与双向诊疗,为患者就近就医创造条件。

2015 年,国务院办公厅下发《关于推进分级诊疗制度建设的指导意见》(国办发〔2015〕70号),以指导各地推进分级诊疗制度建设。2016 年出台《关于推进分级诊疗试点工作的通知》就推进分级诊疗试点工作提出了具体要求。

(二)双向转诊

2007 年,由卫生部推出的双向转诊分级诊疗制度成为缓解看病难、看病贵状况的措施。双向转诊简而言之就是"小病进社区,大病进医院",积极发挥大中型医院在人才、技术及设备等方面的优势,同时充分利用各社区医院的服务功能和网点资源,促使基本医疗逐步下沉社区,社区群众危重病、疑难病的救治到大中型医院,在大医院完成治疗后转回社区医院进行康复治疗。

由于综合医院和社区卫生服务中心的医护人员知识结构和职业培训背景不同,在双向转诊制度下,能满足患者在不同疾病阶段的需求。全科医生和社区护士作为分诊人,对进入体系的患者进行筛查,确定患者的具体疾病,对需要转诊的患者向上级医疗机构预约转诊,对不需要转诊的患者进行治疗。全科医生和社区护士凭借其横向宽阔的知识面对患者的疾病进行基本判断,并为患者预约合适的专科医生。专科医生从自身专业角度出发对患者进行更为专业和细致的治疗,当患者病情缓解需要转回基层医院,或手术后需要康复时,专科医生可帮助患者转回基层医院。

分级诊疗和双向转诊制度在我国的开展尚处在探索阶段,其对社区医护人员的素质提出了更高的要求。社区护士作为社区卫生的代理人,要进一步提高自身专业素质,从而在今后的医疗体制下,承担更多的照护患者的责任。

第三节　国内外社区护理的历史和发展

一、国外社区护理的历史和发展

1860 年前后,英国富有商人威廉·勒斯朋(William Rathbone,1819—1902)由于妻子患病,聘请医院护士罗宾逊(Robinson)到家中照顾生病的妻子,罗宾逊不仅能够很好地照护患者,而且最大限度地减轻了疾病带给这个家庭的痛苦,给威廉·勒斯朋留下了深刻的印象。后来,威廉·勒斯朋到利物浦一个贫困地区访问时,发现那里的人们生活非常悲惨,于是将罗宾逊带到那里,试着照护那些患病的人们,并教给他们一些促进健康与保持健康的常识。在此基础上,威廉·勒斯朋聘请专业护理人员至患者家中,提供家庭护理。为了给利物浦 18 个地区安排受过训练的护士,1861 年,威廉·勒斯朋与南丁格尔取得联系并得到帮助,开始有计划地训练护理人员从事访视照顾贫病者的地段护理(district nursing)工作。此概念慢慢被取代成了定期到患者家中探视、给予治疗,即离开的"访视护理",被社会认同为提供院外护理服务的"围墙外护理"(nursing without wall)。随后,世界许多国家(如加拿大、澳大利亚、德国和荷兰)也相继出现了访视护理活动并不断发展。

出生于美国俄亥俄州辛辛那提市的丽莲·伍德(Lillian Wald)于 1893 年为那些在贫困家庭与中产阶级社区服务的护士取名为公共卫生护士;1912 年,公共卫生工作已经发挥了重要的作用,丽莲·伍德及其同仁成立了国家公共卫生护士组织,建立了公共卫生护士职业标准,丽莲·伍德被推选为第一任主席。此时,护理服务的对象由贫病人群扩大至需要帮助的公众,并且基于服务对象的能力收取相应费用。丽莲·伍德提出,护理人员如能独立开业,不需依附在医生之下,则能更好地发挥护理功能。丽莲·伍德是第一个使用公共卫生护理名称的人,因此被称为现代公共卫生护理的开创人。20 世纪初,由于社会动荡和第一次、第二次世界大战及与之相伴随的瘟疫流行，人们普遍认识到社会环境与疾病、健康的关系，许多国家相继开展了公共卫生护理服务。

1970年，美国将公共卫生护理与护理相结合，露丝·依思曼首次使用"社区护理"一词。20世纪70年代中期，美国护士协会将这种融医疗护理和公共卫生护理服务为一体的服务称为社区护理，将从事社区护理的人员称为社区护士。1978年，世界卫生组织给予肯定并加以补充，要求社区护理为社区居民提供"可接近的、可接受的、可负担得起的"卫生服务。从此，社区护理以不同的方式在世界各国迅速发展起来，社区护士的队伍也在世界各国从质量与数量上逐步地壮大起来。

英国是社区护理发展最早的国家，1974年以前，英国卫生保健服务结构在卫生部管理下大致由三大部分组成，即社区服务部门、以开业通科医生为主的全科诊所及各级医院。1985年改革后，在社会服务大臣领导下的卫生与社会保障部下设地区卫生局，卫生局下辖卫生管理小组、家庭开业医生委员会及社区卫生委员会。1981年，世界卫生组织通过了"人人享有卫生保健"的全球战略后，英联邦卫生保健系统大致形成"家庭-初级保健（通科医生）-院外治疗（一般专家）-院内治疗（各种专家）"的模式。初级卫生保健是构成整个卫生服务及社区卫生服务系统的重要部分，是国家卫生系统保持联系的最基层机构。从社区护理方式来看，主要有教区护理、健康访视、学校护理、社区助产护理、工业护理等，其称号分别为教区护士、健康访视护士、学校护士、助产士、工业护士，英国的社区护士要经过严格培训和筛选，不同称号的社区护士有不同的培训要求。后来在全国实施免费医疗，为节省医疗费用，在各郡都设有卫生保健服务系统，其人员有家庭医生、社区护士，此类服务与医疗保险机构连接，支付卫生服务人员工资、患者医药费用等。英国社区护士的工作范围有围产期妇女保健、新生儿及婴幼儿保健、老人及慢性病患者服务，后来扩大到电话咨询、护理专家开设门诊、社区护士有处方权（根据学历确定）、参与社区保健规划、试点项目（由社区护理专家领导，聘请医生及其他人员）、医院内分设轻病门诊（由社区护士负责）和市区的社区卫生规划（由护理专家负责）等。

美国的社区护理有悠久的历史。早在19世纪末，美国访视护士已开始在全美各城市为老弱人群提供居家护理、健康教育及健康促进服务。目前，社区护士多数取得学士学位，部分护士取得硕士和博士学位。美国的社区护理全部由具有丰富临床经验及本科以上学历的注册护士承担。美国社区卫生服务方式有社区护理服务中心、老年服务中心、临终关怀服务中心、妇女避难所与社区护理诊所等。社区护士提供服务的方式多样，各州并不完全相同，预防保健服务和家庭护理是基本服务方式。

德国的社区护理自20世纪60~70年代以来有了较快发展，1992年全国已有约1万家护士站，4500余个家政服务中心，约有一半护士从事社区护理工作。提供社区护理服务的主要有家政人员（从事家政事务）、护理员（协助护士做好生活护理）和护士（主要从事护理专业工作）。护士与护理员均要求有5年以上医院工作经验。服务对象主要是社区老年人、儿童、术后恢复期的患者、慢性病患者与残疾人等。服务内容为慢性病的预防、自我保健康复与护理工作。护士站的护士每周集中2~3次，一起讨论护理计划和对患者护理过程中出现的问题，护士站的每名护士均配有联系机，遇事随时联络，每7个护士站归一总部管理。同时，各州护理技术监测协会定期对各护士站进行考核和验收。

二、国内社区护理的历史和发展

我国公共卫生护理教育始于1925年，北京协和医学院提出要培养同时具有临床医学与预防医学知识的医、护学生的观点，在医、护校的课程中开设预防医学课程。协和医院教授格兰特先生（Mr.Grant）发起，与京师警察厅联合创办了公共卫生教学区，当时称为"第一卫生事务所"。1932年，政府设立中央卫生实验院，培训公共卫生护士。1945年，北京协和医学院成立了公共卫生护理系，王琇瑛任系主任。当时的公共卫生护理课程包括健康教育、公共卫生的概念、心理卫生、家庭访视与护理技术指导。同年，北京的卫生事务所发展至 4 个，全国从事公共卫生的护士数量也有一定的增加。

中华人民共和国成立后，协和医院停办，各卫生事务所改为各城区卫生局，内设防疫站、妇幼保健所、结核病防治所等。一部分医院开始设地段保健科或家庭病床，但护士学校的课程设置中没有公共卫生护理课，社区护理也未开展。虽然城市及农村都设有三级卫生保健网，但参加预防保健的护士寥寥无几。

1983 年，我国开始恢复高等护理教育，课程设置中增加了护士预防保健知识和技能的训练。1994 年，卫生部直属的 8 所医科大学与泰国清迈大学联合举办了护理硕士班，设置了社区健康护理与家庭健康护理课程。1993 年与 1997 年，卫生中等专业学校对护理课程进行调整，增加了社区护理方面的内容。1996 年 5 月，中华护理学会在北京举办"全国首届社区护理学术会议"，倡导发展及完善我国的社区护理，重点是社区中的老年人护理、母婴护理、慢性病及家庭护理等。

1997 年，上海成立了老人护理院，随后，深圳、天津等地先后成立了类似的社区护理服务机构，主要从事老年人的疾病及康复护理；全国相继在护理本科教学中开设社区护理课程。同年，在中共中央、国务院《关于卫生改革与发展的决定》中明确提出发展社区卫生服务："改革城市卫生服务体系，积极发展社区卫生服务，逐步形成功能合理、方便群众的卫生服务网络。"同时，卫生部在《关于进一步加强护理管理工作的通知》中也强调了开展社区卫生服务与社区护理的重要性。

1998 年，我国全面启动社区卫生服务工作。1999 年，卫生部《关于发展城市社区卫生服务的若干意见》中又进一步从时限上规定了发展社区卫生服务的总目标："到 2000 年，基本完成社区卫生服务的试点和扩大试点工作，部分城市应基本建成社区卫生服务体系的框架；到 2005 年，各地基本建成社区卫生服务体系的框架，部分城市建成较为完善的社区卫生服务体系；到 2010 年，在全国范围内，建成较为完善的社区卫生服务体系，成为卫生服务体系的重要组成部分，使城市居民能够享受到与经济社会发展水平相适应的卫生服务，提高人民健康水平。"

2000 年，卫生部科教司发出《社区护士岗位培训大纲（试行）》的通知；2002 年，卫生部发布了《社区护理管理的指导意见（试行）》，明确提出了社区护理的资质要求、认证流程、职责及考核办法。2006 年出台的《国务院关于发展城市社区卫生服务的指导意见》进一步具体规定了发展卫生服务的指导思想、基本原则和工作目标，提出了推进社区卫生服务体系建设的具体指导方法。2011 年，卫生部为落实国务院办公厅《关于印发医药卫生体制五项重点改革 2011 年度主要工作安排的通知》要求，发布《关于落实 2011 年医改任务做好农村卫生服务有关工作的通知》，就做好农村卫生服务有关工作提出以下要求："以建立健康档案为基础，全面推进基本公共卫生服务工作；保质保量，扎实做好农村卫生人员岗位培训工作；规范管理，转变机制，提高乡村医疗卫生机构服务能力；完善制度，加强绩效考核工作；加大扶持力度，充分发挥乡村医生作用。"是为做好农村卫生服务工作、推动农村卫生改革发展的又一有力措施。

为推进"十四五"时期我国护理事业高质量发展，提高人民群众健康水平，根据《中华人民共和国国民经济和社会发展第十四个五年规划和 2035 年远景目标纲要》《"健康中国 2030"规划纲要》《关于推动公立医院高质量发展的意见》《"十四五"优质高效医疗卫生服务体系建设实施方案》等要求，国家卫生健康委员会特制定了《全国护理事业发展规划（2021—2025 年）》，其中指出：采取有效措施增加护士队伍数量，特别是从事老年护理、儿科护理、中医护理、社区护理、传染病护理和安宁疗护工作的护士以及在基层医疗机构工作的护士数量；通过下沉或输出管理、培训、技术等方式，帮助提高基层护理服务能力；加快基层护士队伍建设，增加基层护士人力配置；采取"请进来、送出去"等方式加大基层护士培训力度，切实提高其常见病、多发病护理，老年护理、康复护理等专业服务能力。

从目前的发展情况来看,我国的社区护理尚处于发展阶段,社区卫生服务人才相对匮乏,社区护士工作内容比较局限,人们的健康意识及积极主动寻求卫生服务的意识亟待提高。随着医疗体制改革的不断深入,国家对社区医疗和护理工作提出了更多的要求,为我国的社区护理发展带来了新的契机。机遇与挑战并存,社区护理工作者要充分利用当前医疗改革的良好形势,为进一步发展国内的社区护理事业做出更多的贡献。

(张先庚)

扫一扫,测一测

？ 复习思考题

1. 简述社区卫生服务的概念。
2. 简述社区护理的特点与工作范围。
3. 简述我国社区护士应具备的条件。

第二章　社区护理

ER-2-1
PPT 课件

ER-2-2
知识导览

学习目标

　　掌握社区护理评估的内容及方法；掌握健康教育与健康促进的概念、社区健康教育的对象和程序；掌握健康档案的建档方式。熟悉社区护理诊断的排序原则；熟悉社区健康教育的形式、内容；熟悉健康档案的管理及使用。了解护理程序在社区的应用；了解社区健康教育的特点；了解电子健康档案的管理要求。

　　社区护理是以社区为基础的护理保健服务，社区护士通过评估社区、家庭、个人的身心状况和社会适应能力，确认护理对象现存的或潜在的健康问题，制订适合护理对象的计划，采取适当的护理措施以解决健康问题，达到预防疾病、促进健康、保护健康和维持健康的目的。开展社区护理服务在实现全民健康的使命中具有重要的战略意义。

第一节　社区护理程序

　　社区护理程序是社区护士在工作中，以社区人群作为护理对象，为增进和恢复其健康而进行的一系列有目的、有计划的护理活动，包括社区护理评估、社区护理诊断、社区护理计划、社区护理实施和社区护理评价五个步骤。其理论基础是系统论、人的基本需要层次论、信息交流论和解决问题论。其五个步骤不是独立的，而是连续循环、动态的过程，具有决策和反馈的功能，是一种科学的确认问题和解决问题的工作方法。

一、社区护理评估

（一）社区护理评估的内容

　　社区护理评估是社区护理程序的第一步，也是关键的一步。主要是收集、记录、核实、分析、整理社区健康的相关资料，综合性评估社区具备的能力与问题，为诊断社区卫生服务需求及制定社区护理计划提供依据。社区护理评估资料主要包括以下内容：

　　1. 社区特性

　　（1）社区的地域范围：社区的地理界限、面积，及其与整个大环境的关系。

　　（2）社区的发展史：社区的发展经历或过程。

　　（3）社区环境：包括自然环境与社会环境，如气候、居住条件、绿化、住宅特点、主要交通工具、工厂或农作物的种类等。

　　2. 人口群体特征

　　（1）社区人口结构：包括社区人口数量和密度、人口动态（出生、死亡、婚姻）、年龄、性别、民族、籍贯、职业、文化教育程度、人口流动等。社区人口结构可对社区人群的健康产生影响，如人口数量及密度直接影响社区所需医疗保健服务的情况。人口多或人口密度高的地区产生污染的概率较大，也更容易造成传染病的传播。人口密度较低为健康服务的提供增加了难度，如可能面临各方面资源较缺乏的问题；由于人口过于分散，社区护士进行家庭访视时较为不便。人口流动更是增加了传染病的传播机会。

（2）人口流行病学资料及健康状况：了解社区人口的平均寿命、传染病的发生情况、慢性病的发病率和患病率、社区人口死亡率（如孕产妇死亡率、新生儿死亡率等）、死因排序、疾病类型等与健康有关的指标，评估社区所需的医疗卫生服务，可找到社区护理工作的方向和重点。其中，社区人口的死亡率和患病率是衡量社区人口健康状况的重要指标。

（3）行为生活方式：健康相关行为包括促进健康的行为和危害健康的行为。吸烟、酗酒、缺乏运动等已成为危害健康的重要因素，不良行为生活方式常与高血压、糖尿病等慢性病的发病密切相关。了解社区居民的行为生活方式，有利于社区护士发现社区居民的健康危险因素，分析其现存及潜在的健康问题，积极对社区居民进行有针对性的健康教育，消除或减轻健康危险因素的影响，达到促进和维护健康的目的。

知识链接

社 区 诊 断

社区诊断是社区卫生工作者运用社会学、人类学和流行病学等研究方法，收集社区居民健康状况和健康需求、社区卫生状况、卫生资源及卫生服务提供与利用情况等各方面资料，发现并分析社区存在的健康问题及其影响因素，确定需优先解决的主要健康问题的过程。社区诊断的内容包括社区健康状况、社区环境状况和社区卫生资源及能力三个方面。

2009年，中共中央、国务院颁布的《关于深化医药卫生体制改革的意见》提出，鼓励地方政府根据当地经济发展水平和突出的公共卫生问题，在中央规定服务项目的基础上增加公共卫生服务内容。各地根据国家总体要求，纷纷将社区诊断报告作为基本公共卫生服务项目绩效考核的重点内容之一列入了组织管理部分的考核指标中。

3. 社会系统　一个健康的社区应包括保健、经济、教育、政治、福利、娱乐、宗教、沟通、安全与运输九大社会系统，以满足人们在社区生活互动过程中的不同需要。进行社区健康评估时，应注意这些社会系统是否健全。

（1）保健系统：社会系统评估中最重要的是卫生保健系统。应注意评估社区中可提供卫生服务的机构种类、数量等。卫生服务机构的种类一般包括：治疗性卫生服务机构，如医院、诊所、药房等；预防性卫生服务机构，如各级疾病预防控制中心、妇幼保健院等；社区卫生服务机构。此外，还需评估各服务机构分布情况及所提供服务的可及性，卫生人力资源、卫生经费的来源、卫生保健系统与其他社会系统间的互动等也应被纳入评估内容。

（2）经济系统：只有经济系统完善，社区才能有足够的资金投入卫生福利事业中。社区护士应注意收集居民一般经济状况资料，如职业、人均收入、失业率、社区中低收入者的比例等，了解社区的经济系统是否健全。社区的经济状况在一定程度上可以反映对社区卫生服务的资金投入情况及居民医疗资源的利用程度。

（3）教育系统：教育可提高社区居民的整体素质，提高居民的健康意识及对健康危险因素的认识，从而促使人们改正不良行为生活方式，提高健康教育的效果，最终促进健康。社区护理人员应了解社区内正规学校机构是否完善、种类和数量及利用情况、社区人群接受教育的状况、卫生保健知识宣传情况等。

（4）政治系统：政治系统可影响卫生计划的执行，与社区持续稳定的发展有关。注意评估社区有无卫生保健相关政策、政府对大众健康的关心程度、卫生服务经费的投入情况、居民是否知道社区中正式或非正式领导人的姓名和联系方式、是否知道政府组织的分布和服务时间、民众的满意度等。

（5）福利系统：注意社区敬老院、托儿所、活动中心等福利机构的分布，以及民众的接受度和利用度。了解政府对低保户的生活津贴补助、社会对灾难性病伤患者或贫困家庭的救助等社会福利资源的种类、来源和可利用程度。

（6）娱乐系统：健康的娱乐活动能够促进社区居民健康水平的提高，社区护士应收集社区内公共设施（如公园、儿童乐园、电影院、游乐场、健身房、健身设施等）的数量、分布及利用度，以及居民的满意度、对社区居民的生活质量有无影响。

（7）宗教系统：宗教信仰与社区居民的生活方式、价值观、健康行为及疾病的发生有关。应注意社区内有无宗教组织的成员及领导人、有无活动场地等情况。

（8）沟通系统：良好的沟通系统有利于社区护理的实施，便捷顺畅的社区健康信息传播系统，可使社区健康教育取得更好的效果。注意评估大众传播媒体（如电视、收音机、报纸、杂志等）和其他传媒（如电话、信件、公告栏等）的分布、利用情况。

（9）安全与运输系统：注意评估公安局、消防队、灭火器等保护性服务机关与设施，以及车站（公共汽车、火车）、机场等交通运输系统设备的数量、分布、利用度。同时还应关注居民生活是否便利、安全感如何等。

社区护理评估资料应每年收集一次，观察其变化的趋势，同时将这些资料与其他社区比较，有利于分析问题。

世界卫生组织曾提出初级卫生保健的评价指标，社区护理人员也可以根据这些指标对社区进行评估和评价。这些指标包括四类，即居民健康指标、社会经济指标、卫生保健指标和卫生政策。具体指标有人口统计学指标、居民平均收入、就业/失业率、人均住房面积、健康教育覆盖率、安全用水普及率、计划免疫覆盖率、妇女产前检查率、儿童生长发育检查率、儿童健康系统检查率、卫生服务人员与居民人口数比例、婴儿死亡率、孕产妇死亡率、人口总死亡率和病死率、发病率、伤残率等。

总之，社区护理评估与临床护理评估在评估内容、收集资料的方法、分析资料的方法及主要健康问题和影响因素方面都有区别。社区护士通过对社区地理环境特征、人口群体特征和社会系统特征的综合分析和评估，发现社区护理问题。

为提高评估的效果和效率，社区护理人员可根据实际情况和社区的具体需求对上述评估内容加以取舍，制定相应的评估简表（表2-1），评估时对照简表上列出的内容整理资料。

表2-1 社区护理评估简表

评估项目		需收集的资料	实际资料描述
环境特征	社区基本资料	社区的名称、地理位置、东南西北界线、面积	
	自然环境	特殊环境、是否会引起洪水和/或传染病流行等	
	动植物分布	绿化面积、特殊动植物、对居民生活的影响	
	气候	温度、温差、应对能力	
	人为环境	工厂、对空气和水的影响、居住环境	
人口特征	人口数量、密度	社区人数、密度、全市人口密度	
	人口构成	年龄、性别、职业、婚姻、文化程度的构成比	
	变化趋势	社区人口短期内大量增长、大量流失	
	健康状况	疾病谱、死亡原因、健康相关行为	

续表

评估项目		需收集的资料	实际资料描述
社会系统	卫生保健	数量和分布是否合理、服务质量	
	经济	人均收入、家庭年均收入、就业情况	
	交通安全	社区内消防应急系统、交通便利性和有序性	
	通信	主要的信息获取途径	
	教育	儿童受教育情况、学校的分布、能否满足需要	
	娱乐	娱乐场所、有无不良因素	
	政府	卫生经费的投入、相关政策、主要领导人	

（二）社区护理评估的方法

要评估一个社区，需获取全面的资料，资料分为主观资料和客观资料，既要有定量评估，也要有定性评估。在评估时，不仅要收集人口统计学数据、流行病学数据等客观资料，还要收集居民的主观愿望、情感和需求。以下介绍几种常用的评估方法：

1. 查阅文献法　虽然查阅文献所得的资料多为第二手资料，但它仍是资料收集的重要方法。如通过查阅全国性或地方性或其他机构的卫生统计调查报告，可判断社区的整体状况，了解社区的组织机构和数量、社区人口特征等情况。社区护理人员可到卫生健康局、生态环境局、疾病预防控制中心、图书馆、居委会、派出所等查阅健康统计、疾病统计、人口普查、社区人口特征、人员流动情况、居委会负责人等资料。此方法常为评估社区时首先用到的资料收集法。

2. 实地考察法　通过走访社区进行实地考察，主观地观察社区中人们的互动、生活形态，了解该社区的类型、地理位置和特点、人群的生活情况、与周围社区的关系等。在实地考察的过程中，评估者要充分利用自身感观，如观察居民的生活环境、社区的自然环境和人为环境，闻社区空气中有无特殊气味等，尽可能多地获取信息。由于实地考察法是一种主观的资料收集方法，为了减少因主观因素造成的偏差，要求由不同观察者进行社区实地考察，或由同一观察者进行至少两次的社区实地考察，综合两次或两次以上的考察结果，得出评估结论。

3. 参与式观察法　指评估者生活到该社区中，参与社区居民的活动，并在此过程中有意识地对居民进行观察，了解其生活习惯、健康行为等。此法获取的资料通常较真实、深刻。

4. 重点人物访谈法　通过对社区中了解情况或起决定作用的人或了解某个主题的关键人进行访谈来了解情况及他们对社区的看法，并收集他们的健康观念、价值观念方面的资料。所选重点人物一般是社区中居住时间比较长的人，或社区的管理者，根据评估者想要了解的主题选择最可能掌握相关信息的人。

5. 社区讨论会　可以通过讨论会的形式了解社区居民的需求及其对社区健康问题的态度和看法。开展讨论会可增加居民参与社区活动的积极性，并且是获得解决社区健康问题方案的途径。调查对象一般为5～15人，讨论时间一般为1～2小时。调查员应为调查对象提供一个轻松的氛围，以完成预定的调查目标，应对访谈内容做好记录。

6. 调查法　主要用于补足其他方法所没有收集到的社区健康资料，包括访谈法和信访法。

访谈法指由经过统一培训的调查员，用统一的调查问卷对调查对象进行访谈来收集资料。如果想就某个主题了解社区居民的一般态度或看法时，应选取不同层次的人作为访谈对象，可以按年龄分层，也可以按经济水平、教育程度或其他特征分层，以使访谈结果更具群体代表性。此法回收率高、准确度高，但费时、费钱，且可能存在调查者主观偏差。

信访法主要是把调查问卷以信件的方式发给调查对象，并让调查对象填写后寄回。信访法应在某一特定时间内对某一特定人群进行调查，也可以采用普查法或抽样调查（最好采用随机抽样方法,以使结果具有代表性)。进行设计时应注意:①一个问题只能询问一件事,以使调查对象可做出明确的答复;②慎重处理敏感问题;③避免对调查对象进行诱导性提问;④有一定的效度和信度。此法具有调查范围广、效率高、经济易行等优点,但不能保证回收率。

评估者可根据对调查内容样本量、准确度的要求选择合适的调查方法。

(三)资料分析

对所收集的资料进行分析整理是社区护理评估的重要组成部分。通过评估所获得的社区资料是繁杂的,包括很多方面的信息和很多类型的数据,需要对资料进行归类、复核、概括、比较等,这对了解社区健康需求和优势、确认人群对健康的反映和社区资源合理运用是十分必要的。分析资料的主要目的是为社区护理诊断做准备,通过分析,可发现社区的护理需要,做出护理诊断。

1. 资料分析的步骤

(1)资料的归类:收集到的资料种类繁多,如有些资料是反映社区人口特征的,有些是反映社区社会系统特征的,有些是反映社区地理环境特征的。对收集到的资料进行分类整理,分类的方式很多,如可以分为地理环境特征、人口特征、社会系统特征三类;也可从流行病学方面(Denver流行病学模式)进行分类,把资料分为生物遗传、生活环境、生活形态、卫生保健系统四大类。

(2)资料的复核:归类后的资料还需由评估者根据收集过程的可靠程度进行复核,并将主观资料与客观资料进行比较,注意检查有无遗漏、矛盾之处,以确定所收集资料的客观性、准确性和有效性,对不确定的资料需再次收集,对不确切的资料需删除。

(3)资料的概括:资料复核后,进行归纳总结。观察、访谈所得资料可通过文字分析的方法进行归纳整理;问卷调查的结果和第二手资料的数据一般通过计算平均数、率、百分比、构成比等统计指标进行归纳整理,并用表格、图表、坐标、地图等形式进行概括(表2-2)。

表 2-2　某社区 45 岁及以上男性主要慢性病患病情况

名称	患病人数	患病率(%)
高血压	243	25.03
冠心病	94	9.68
糖尿病	64	6.59

2. 资料分析过程中的原则

(1)去伪存真、去粗取精:在资料中,可能存在影响资料准确性和完整性的混杂因素,在分析时,要注意去除这些混杂因素的影响,找出本质问题。

(2)进行不同区域的横向比较和同一地区的纵向比较:分析资料时,需将该社区的特征(如人口特征、社会系统特征、地理环境特征等)与其他地区进行横向比较,以求进一步的分析和解释,尤其当疾病的分布有地域性时,这种横向比较和分析特别必要。同时,要注意同一社区的纵向比较,了解社区的发展和不足并分析其原因。

(3)立足于护理:分析时关注的问题应该是与社区健康护理有关的问题,即所提出的问题应是护理能够解决或干预的问题。

(4)立足于社区整体:分析时要着眼于社区整体的健康需求和问题,以社区环境和群体健康问题为主,而不是仅仅局限于个人或家庭的健康问题。

二、社区护理诊断

社区护士在完成资料收集后,应对资料进行分析,并做出相应的社区护理诊断。社区护理诊断是对社区、家庭、个体现有的或潜在的健康问题的判断,它反映社区的健康需求,是社区护士选择有效护理措施的基础。形成社区护理诊断对社区护理人员来说是重要的挑战,社区护士需要在对资料进行系统整理和分析的基础上判断健康问题的发展趋势及相关因素,进而提出初步社区护理诊断。再进一步收集资料,对初步社区护理诊断进行验证,从而确定社区护理诊断或否定初步社区护理诊断。如果进一步收集来的资料与初步护理诊断不符,应重新收集、分析资料,重复以上步骤,直至确认问题,提出社区护理诊断。社区护理诊断的完整性和准确性直接影响社区护理程序的其他步骤,如社区护理计划的制定及最终结果。社区护理诊断的原则:①必须依据取得的各项评估资料做出诊断;②能反映社区目前的健康状况;③已考虑到与社区健康需要有关的各种因素;④每个诊断合乎逻辑且确切。

(一)列出社区护理问题

社区护理问题一般是社区现状与将来目标之间的差距、障碍因素或困难,也可以是积极的因素。

(二)确定社区护理诊断的优先顺序

在对一个社区进行全面的评估后,通常会找出该社区多方面的健康问题和需求,做出多个护理诊断。当诊断数量超出 1 个时,社区护理人员就需要对这些诊断排序,判断哪个诊断最重要,最需要优先予以处理。排序遵循的原则一般是默克(Muecke,1984 年)提出的排序八项标准(表 2-3)。

表2-3　1984 年默克提出的优先顺序和量化八项标准

社区诊断	社区人群对问题的了解程度	社区解决问题的动力	问题的严重程度	社区中可利用的资源	预防效果	护理人员解决问题的能力	健康政策与目标	解决问题的迅速性与持续的效果	总分
诊断 1									
诊断 2									
诊断 3									

每项标准分别设立 0~2 分,0 分代表不太重要,不需优先处理;1 分代表有些重要,可以处理;2 分代表非常重要,必须优先予以处理。按照这八项标准对提出的每个社区护理诊断进行打分,计算每一个诊断所得分数,总分最高的社区护理诊断就是最需要优先解决的社区护理问题。

除此以外,社区护理人员还可以按照下列原则进行排序:①重要性:社区健康问题较为重要,或者影响的人群范围广,迫切需要解决;②可行性:拟解决的健康问题必须具备可行的干预措施,能够通过社区护理得以解决;③有效性:健康问题通过社区护理干预可以得到较好地解决。

(三)社区护理诊断的形成

一个准确的社区护理诊断的形成,除要求在评估时收集、分析资料的过程严谨外,护理诊断的描述也应该是清晰、有针对性的。

1. 社区护理诊断名称　是对社区健康状态的概括性描述,一般分为现存的、潜在的和健康的三种类型。现存的和潜在的护理诊断名称使用较多,健康的护理诊断应用较少。健康的护理诊断名称是社区护理人员向健康人群提供护理服务时使用的社区护理诊断。

2. 社区护理诊断的构成要素　社区护理诊断一般要包含三个要素(PES):健康问题(problem,P)、相关因素(etiology,E)、症状和体征(signs and symptoms,S)。

(1)健康问题:是对社区的健康状况及需求进行的简洁描述,根据问题的性质可分为现存的、潜在的和健康的社区护理诊断。

（2）相关因素：指促成护理问题的、与社区护理问题有关的各方面危险因素和相关因素。一个社区健康问题有可能是多种原因共同作用的结果，而这些原因之间也可能存在相互关联，在这些原因中找出主要原因并进行描述很重要，因为只有在明确问题产生的原因后，才可以有针对性地制定干预方案，以消除或减弱这些原因，从而使问题得以解决或缓解。社区护士在收集和整理资料时，不仅要找出社区存在的健康问题，还要找出产生问题的相关因素和危险因素。

（3）症状和体征：指社区护理问题的具体表现，也常是社区护理问题的诊断依据。例如，社区护理诊断"家长育儿知识缺乏（P）：家长未接受育儿教育／家长不重视育儿知识储备：家长育儿知识测试成绩80%不及格（S）"，家长育儿知识缺乏是社区护理问题，造成这个问题的原因是社区未提供育儿知识教育及家长不重视育儿知识储备，提出这个社区问题的依据是家长育儿知识测试成绩不理想。

（四）社区护理诊断的陈述方式

完整的社区护理诊断应为三段式陈述法，即PES。但在实际工作中，有的诊断不一定同时具备三个要素。常用的陈述方式有一段式陈述（P）、二段式陈述（PE、SE）和三段式陈述（PES）三种。

1. 一段式陈述法　多用于健康的社区护理诊断的陈述，如防卫性应对（P）、社区儿童营养状况良好（P）。

2. 二段式陈述法　即PE方式，P——问题，指潜在问题，E——危险因素。多用于潜在社区护理问题的陈述，社区健康问题为社区护理诊断的第一部分，危险因素为社区护理诊断的第二部分，两部分之间常用"与……有关"连接，如社区老人缺乏照顾（P）：与社区空巢老人较多、缺乏养老机构（E）有关。

3. 三段式陈述法　即PES方式，P——问题，指护理问题和共同问题，E——相关因素或危险因素，S——症状和体征，或主客观资料。多用于陈述现存的社区护理问题，如社区婴儿死亡率过高（P）：与家长喂养不当有关（E）：婴儿死亡率达25‰（S）。

对个人、家庭或社区健康进行护理诊断的方式相同，但各有不同的特点。

知识链接

OMAHA 系统

20世纪70年代中期，以马丁（Martin）为首的内布拉斯加州的奥马哈（Omaha）访视护士协会开始发展适用于社区卫生服务的OMAHA系统。这是根据社区护理工作者的护理实践而发展的社区护理分类系统。OMAHA系统包括护理诊断（问题）分类系统（problem classification scheme，PCS）、干预分类系统（intervention scheme，IS）和结果评定系统（problem rating scale for outcomes，PRSO）三部分。OMAHA系统能对社区护理对象的问题做出系统的陈述和分类，并成为社区护理人员制定计划的重要依据。当社区护理人员在为社区人群提供健康管理、学校保健、职业健康、家庭护理等工作时，OMAHA系统还能对护理业务、记录资料等信息进行系统的管理。

为便于护理人员使用，OMAHA系统已发展出一整套的电脑化记录系统。其基本步骤如下：①建立个案记录；②以问题分类系统作为评估及收集资料的导向；③根据资料列出护理问题；④以结果评定量表确定优先顺序；⑤综合出一份以问题为导向的护理计划，采取干预策略系统提出的建议，执行护理措施，并随时修正护理计划；⑥根据计划提供护理；⑦评定护理质量。

三、社区护理计划

社区护理计划是一种由多方合作、合理利用资源、体现优先顺序的行动方案，是社区护士帮助护理对象达到预定目标所采取的具体方法。社区护理计划注重利用社区内外可以利用的资源，从行政的角度制定计划，解决与社区健康相关的人员、经费、地点和时间等问题。

（一）确定社区护理对象

社区护理人员应首先确定需护理的群体或需改善的环境、设施等，如社区患高血压的群体、社区污染情况、社区卫生保健设施等。

（二）制定社区护理计划目标

目标是对期望的结果的具体陈述，应针对相应的社区健康问题，以选定的服务对象为中心，制定社区护理目标。制定的目标要具体，与社区健康问题密切相关，有时间限制，陈述简单明了，并能被社区护士和护理对象共同认可。目标应既切合实际，又具有挑战性。目标过高，难以达到，容易打击社区护理工作者的积极性；目标过低，则难以调动护理者的工作热情和积极性。合理的目标有助于计划的顺利实施。社区护理计划通常需要一定时间才能完成，多数为几个月，长者需数年才能完成。因此，在制订社区护理计划时，需将长期目标和短期目标相结合，有助于控制社区护理计划的进度，促进社区护理计划的完成。

1. 制定社区护理计划目标的原则

（1）SMART原则：一个社区护理计划通常由多个目标所组成，每个目标均应符合SMART原则，即特定的（specific）、可测量的（measurable）、可达到的（attainable）、相关的（relevant）、有时间期限的（timely），以便于社区护理计划的落实和社区护理评价的实施。

（2）服务对象主动参与原则：社区护理的特点之一是服务对象的长期性，护理干预的效果在很大程度上受到服务对象依从性和认可程度的影响。因此，应调动服务对象的内在认可，激发其内在的动机，利于护理目标的实现。

（3）一致性和针对性原则：社区护理的目标应与其他卫生服务人员制定的目标一致，制订的护理计划要符合服务对象的生理、心理、社会及经济等特点，具有针对性。

2. 社区护理计划目标的陈述
社区护理目标一般采用"主语 + 谓语 + 行为标准 + 状语"的形式进行陈述。主语指服务对象、部分服务对象或与服务对象有关的因素。谓语指主语要完成的行动，即实施社区护理活动后服务对象预期达到的结果，可以是行为的改变、知识的增加、情感的稳定或功能的改进等。行为标准指完成行动的条件，用来解释在何时、何种情况下完成行动。如在预期目标"1周内患者家属能够掌握帮患者翻身的技巧"中，"患者家属"为目标的主语，"能够掌握"为目标的谓语，"帮患者翻身的技巧"为行为标准，"1周内"为时间状语。

一个社区护理诊断可制定多个护理目标，但一个社区护理目标只针对一个社区护理诊断。书写目标时，注意目标的陈述应针对提出的社区护理诊断或其相关因素，使用能够观察或测量得到的词汇；陈述中要包括具体的评价日期和时间；避免使用"帮助患者""给患者"这些语言，还要避免使用含糊不清的语句。同时，目标陈述时应强调成果。如"通过开办孕妇育儿知识讲习班使一年内婴儿死亡率下降到10‰"，这个目标过于冗长，把实现目标的手段也描述在内了，恰当的陈述应是"一年内，婴儿死亡率下降到10‰"。

3. 社区护理计划目标分类
按照目标之间的关系，分为总体目标和具体目标；按照时间，可以分为近期目标、中期目标和远期目标。

（1）总体目标和具体目标

1）总体目标：又称计划的目的，指计划理想的最终结果。它是宏观的，甚至计划者不能亲自看到这种结果。它只是给计划提供一个总体上的努力方向。如青少年的控烟计划，其总体目标可以提出"造就不吸烟的新一代"。

2）具体目标：具体目标是为实现总体目标设计的、具体的、量化的指标。具体目标必须回答4个"W"和2个"H"。

Who——对谁（目标人群）？

What——实现什么变化（知识、信念、行为、发病率等）？

When——在多长时间内实现这种变化？

Where——在什么范围内实现这种变化？

How much——变化程度多大？

How to measure it——如何测量这种变化？

例：某社区青少年控烟的具体目标

控烟计划实施1年后，某社区50%的中学建立有关学校控烟的规章制度，90%以上的中学生知道吸烟的危害，使15～22岁青少年的吸烟率由计划执行前的50%下降到30%；2年后，80%的中学建立有关学校控烟的规章制度，青少年吸烟率下降至20%。

本计划的目标人群是谁？——某社区中学15～22岁的青少年。

什么变化？——建立有关学校控烟的规章制度，吸烟率下降。

在多长时间内实现变化？——执行计划后1年、2年。

在什么范围内实现这种变化？——某社区。

变化程度多大？——第一年有50%的学校建立有关控烟的规章制度，第二年有80%的学校建立有关控烟的规章制度；这使得中学生的知晓率达到90%；吸烟率从计划执行前的50%，于计划执行后的第一年和第二年依次降至30%、20%。

（2）近、中、远期目标

1）近期目标：通常指短时间内要实现的目标，一般为知识、技能、态度和信念等方面的目标，如"3个月后，社区90%的中年人熟悉高血压的病因、一级预防措施"。

2）中期目标：指在目标体系中受长期目标制约的子目标，可以是服务利用率的变化、行为的改变等，如"3年后，社区80%的35岁以上居民定期监测血压"。

3）远期目标：指需较长时间实现的目标，是社区卫生服务实施特定战略期望达到的目标，如"10年后，社区高血压发病率下降到5%"。

（三）制订社区护理干预计划

社区护理干预计划是社区护士帮助护理对象达到预定目标所采取的具体方法。预期目标确定后，社区护士应与个人、家庭或群体协商，选择合适的、具体的实施措施。应先确定目标人群、社区护理计划实行小组、达到目标的最佳干预策略和方法、可用的资源等，然后在反复评价和修改的基础上制订社区护理干预计划。其步骤包括：

1. 选择合适的社区护理措施 目标确定后，社区护理人员要与护理对象进行充分协商，共同选取适当措施，以使护理对象能积极参与，为自己的健康负责。选择的措施可以是一级预防、二级预防和三级预防或综合性的措施，以达到预防与治疗并重，真正实现群体健康水平的提高。

2. 为社区护理措施排序 可以参照社区护理诊断的排序标准或马斯洛的需要层次对社区护理措施排序，通过排序可以使有效和重要的措施及早执行，社区健康问题尽早得到控制。

3. 选择适宜的社区护理方法 常用的社区护理方法有健康教育、家庭访视、居家护理、健康检查等。社区护理人员应根据服务对象的具体情况和特点选择切实可行的、适宜的方法。

4. 确定所需的资源及其来源 针对每项社区护理措施确定实施者及合作者（如疾病控制中心、当地的红十字会、肿瘤学会等）、需要的器械、场所、经费，分析相关资源的可能来源与获取途径。

5. 记录社区护理干预计划 当社区护理措施确定后，将确定的社区护理诊断、目标、具体措施等完整记录下来。

6. 评价和修改社区护理干预计划 记录成书面形式后,要与护理对象共同探讨,及时发现问题并修改,使实施更顺利。评价时可参照4W1H原则和RUMBA准则。

（1）4W1H：指社区护理计划应明确参与者（who）、参与者的任务（what）、执行时间（when）、地点（where）及执行的方法（how）。

（2）RUMBA：指真实的（realistic）、可理解的（understandable）、可测量的（measurable）、行为标准（behavioral）、可实现的（achievable）。

（四）制订社区护理评价计划

1. 制订社区护理评价计划的意义 评价贯穿于社区护理的全过程。因此,应在社区护理措施实施前制订社区护理评价计划,与护理对象一起确定评价参与者、评价的手段和方法、评价的时间和评价的范围。制订社区护理评价计划有助于社区护士随时评价护理的实施情况,及时发现问题。

2. 社区护理评价计划的内容 社区护理评价计划包括结构评价、过程评价、效果和效率评价。在制订社区护理计划时,应同时制订各阶段的评价计划。

（1）结构评价：即事前评价,规划时的评价。主要评价社区护理计划目标的合理性、指标恰当与否,执行人员完成该项目的能力,资料收集的可行性等。

（2）过程评价：是在社区护理过程中进行的评价,主要评价社区护理的进展情况。过程评价有两重含义：一是指在实施措施的过程中,对服务对象健康状态随时进行评价;二是指对社区护理程序中的各个阶段加以评价。具体可包括：①投入的评价计划：即为达到目标,医师、护士所付出的努力,如相关人员的投入、药品和器材的消耗、时间的投入等;②工作合适性的评价计划：可用于评价所做的护理工作是否为社区所需,与社区所具备的人力、物力资源是否匹配;③工作进程的评价计划：评价健康问题是否如期解决;④护理工作质量的评价计划：主要评价各项护理措施是否符合规范、完成的质量如何。

（3）效果和效率评价：效果评价指评价社区护理达到预期目标的程度,是社区护士对护理项目最终结果的评价。效果评价应全面系统地评价项目各方面的效果,评价是否达到计划要求、是否已经满足项目计划要达到的水平,如社区健康状况改善的程度、居民对项目的满意度等。效率评价用于评价投入和产出是否相称、效率如何。

社区护理评价计划的制订是社区护理计划中必不可少的一个步骤,其作用是监督,以确保计划的实施能达到预期目标。工作中要注意使系统化的社区护理评价计划成为一个实实在在的步骤,而不仅仅是一个摆设。

（五）制订具体的实施方案

社区护理实施方案是针对整个社区的某一健康问题进行干预的具体安排,主要包括以下内容：

1. 选择具体活动方法 社区护理可采用多种形式进行,根据不同的对象和目的,选择适宜的活动方法。如对社区人群开展高血压健康教育,可以采取知识讲座、现场咨询、演示等多种方式;新生儿和产妇保健采取家庭访视的形式。每一项社区护理活动可以同时使用多种方法。

2. 明确社区现有资源 社区护理的实施受到社区现实条件的制约,因此在制订实施方案时,必须考虑社区的资源状况,因地制宜,充分利用可利用的资源,避开制约计划实施的因素,选择最佳的干预策略。

3. 明确工作量和分工 社区护理的各项工作必须合理分配,明确各成员的职责和具体工作内容,使每个计划的具体执行者都高效地投入护理活动。

4. 活动经费预算 各项社区护理活动都需要一定的经费,制订计划时应做好经费预算,详细说明经费的来源预算。

5. 合理安排项目活动日程　应规划护理活动的时间安排,哪个阶段进行哪项护理活动,还需确定护理活动的频率,即在目标时间里安排几次活动、时间间隔多长等。

社区护理计划能否顺利实施与居民的参与程度有很大关系,社区护理计划只有得到居民的认可和支持才能够很好地实施、发挥作用。因此,调动居民的参与意识是社区护理程序中非常重要的环节。社区护士要让社区居民尤其是社区负责人一开始就参与进来,强化居民的主人翁意识。社区护理计划的制订一定要和居民共同商讨完成,鼓励居民参与到计划的实施中来,为自己、为本社区的健康负责。

(六)社区护理计划应用实例

1. 护理目标

(1)短期护理目标:1年内社区70%的高血压患者能说出不良生活习惯与发生高血压和并发症的关系。

(2)中期护理目标:2~3年社区70%的高血压患者的生活方式向有利于健康的方向发展。

(3)长期护理目标:10年内社区高血压发病率下降7%。

2. 护理措施

(1)制定相关政策。

(2)举办各种学习班和讨论会。

(3)定期体检,并给予相应的保健指导。

(4)制定社区健康规划,并对其进行监督、评价和反馈。

四、社区护理实施与评价

(一)社区护理实施

社区护理实施是针对社区护理目标而采取的行动。实施社区护理计划不仅仅是按计划执行护理操作,更重要的是做好使每个措施得以完成的各成员间的协调工作。社区居民不仅仅是护理服务的被动接受者,也是社区护理实施过程中的主动参与者。社区护理的实施需要与人合作,而且需要很多策略,因此,社区护理实施成功与否,与护士的领导、决策和沟通能力有很大关系,对社区护士要求较高。详细的计划有助于护理实施的顺利进行,护理实施过程应遵守计划的进度,并及时进行活动记录和实施结果评价。

1. 计划实施的步骤

(1)实施前的准备工作:社区护理正式实施前应再次确认参与者是否明确计划实施的各项要求,如时间、地点、实施者需要具备的知识和技能、承担的责任、需要采用的服务方法等。

(2)具体实施:社区护理人员开始把制定的各项护理计划付诸实践。为营造一种安全舒适的护理氛围,应充分考虑和合理安排计划实施的地点、环境、室温、设备等。

(3)完成护理计划:与其他卫生人员分工协作,共同完成护理计划。

(4)确认及排除各种干扰因素:在实施过程中,要详细了解每天的活动,如确认人力、时间、环境安排是否合理,对干扰因素要重新评估,随时进行监测、调整、监督。

(5)记录护理实施情况:社区护士要及时、如实、准确地记录护理计划实施情况及服务对象的反应,体现护理的动态性和连续性。

2. 社区健康的护理实施　对社区整体健康进行护理的主要方式是社区群体健康教育和社区健康管理。实施的主要内容有与社区多部门的联络和协调、社区健康的基础资料调研、对具有共性健康问题群体的教育及保健指导、社区健康档案的管理、向政府提案和社区整体环境规划等。

3. 实施的注意事项　社区护士要注意与合作者、服务对象进行良好的沟通,分工合作,提供良好的实施环境并及时记录,同时还要掌握必要的知识和技能以识别意外情况。

(1) 有效的沟通和动员:沟通包括计划执行者之间的沟通、执行者与干预对象间的沟通,有时还需与当地行政部门、街道办、居委会、民政局等进行联系,争取他们的支持和配合,获得社区领导者的认可、争取其在经济上和政策上的支持有时可以起到事半功倍的效果。另外,由于社区护理是面向社区群体的服务,社区护理人员必须取得各级领导的支持及社区居民的积极参与,才能保证社区护理计划的顺利实施。

(2) 分工与合作:实施社区护理计划时,需根据团队成员的情况,合理分配和授权给他人执行。如执行家庭访视时,可由经验丰富的访视护士执行;进行社区康复时,可以由康复师或经过相应培训的医护人员执行;对某些患者的生活照料可由经过培训的家属承担。通过合理的分工与合作达到人尽其才,合理有效地利用人力资源。

(3) 提供良好的实施环境:在计划实施过程中,应在实施时间、地点、室温、光线、空气等方面加以改善,为服务对象创造安全、舒适、方便的环境,使之乐于接受干预。

(4) 明确资源:实施过程中,社区护士必须明确社区内外各种有利于实施护理措施、解决问题的人力、物力、财力等资源并充分利用,以保证社区护理计划的顺利实施,取得良好的效果。

(5) 准确记录:在实施过程中做好及时的记录,记录内容包括实施的各项护理活动、护理效果、护理对象的反应及产生的新需求。记录内容要求真实、及时、准确。详细的记录可以使整个实施过程具有连续性,即使执行的人员有变动,也不会导致干预中断。另外,详细的记录也为最终的评价提供原始资料。

(6) 会识别和处理意外情况:社区护理人员在执行计划中很可能出现一些意外情况(如天气骤变),致计划中的干预对象未能参加计划的活动,这便需要另择合适的时间就同样的内容对未曾干预的对象再次实施护理计划。遇到意外情况阻碍措施的实施时,社区护理人员要想办法予以弥补,使计划中的干预措施都能得到贯彻落实。

(7) 及时评价:在社区护理实施过程中,社区护理人员应根据事先制订的评价计划及时对实施情况进行评价,以及时发现问题,修改、完善社区护理计划,确保社区护理的效果。

(二)社区护理评价

社区护理评价是社区护理程序的最后一步,是对整个护理过程,尤其是实施护理措施后的情况予以评价的过程。若目标达到,说明护理措施行之有效,解决了原来的护理问题;若目标未达到,则需对其原因进行分析,重新进行评估、诊断、制定计划和实施新的措施。评价的结果有3种:修改、继续和完成目标、结束护理活动。社区护理评价是社区护理程序中非常重要的一步。

1. 社区护理评价方法   常用的社区护理评价有结构评价、过程评价、效果评价和效率评价。

(1) 结构评价:在社区护理计划的各项措施正式实施之前,根据制订的评价计划评价社区卫生服务的资源是否合理。

(2) 过程评价:过程评价贯穿于计划实施的整个过程,自护理活动开始便不断收集、反馈信息,评价各步骤的实施情况。应重点考虑计划执行的程度、社区护理服务的质量及质量改善情况。过程评价应包括社区护理实施是否满足了服务对象的卫生保健需求、社区居民对护理干预的接受程度及参与程度等。

(3) 效果评价:社区护理效果评价是一个复杂的过程,一般包括以下步骤:

1) 收集评价所需资料:根据事先制订的社区护理评价计划,对资料进行收集和分析,并与计划的评价指标做比较。评价资料的收集可采取以下方法:

①直接行为观察:通过对护理对象行为的直接观察了解有无发生预期的改变,来判断干预有无效果。

②交谈:评估者与服务对象进行正式或非正式的交谈,来获取有关健康现象、服务对象对健康的态度、心理状态等主观资料。

③问卷调查：根据已确定的评价指标制订相应的调查表，由服务对象填写，再经统计分析，评价是否达到目标。

2）分析资料：检查、核对所收集的资料，并确保资料来源于有代表性的样本或服务对象总体，对资料进行分析、解释、总结。

3）做出结论：对所进行的社区护理工作做出评价，提出经验教训，最好以书面形式呈现评价结论，如撰写社区护理评价报告，供以后工作参考。

（4）效率评价：社区护理效率评价就是比较结果与目标，判断结果的价值、是否取得预期结果，如果未达到预期结果则需分析原因。

2. 社区护理评价内容 社区护理评价的内容通常有以下几方面：

（1）健康目标的进展：重温护理目标，评价社区护理计划是否满足居民的需求、是否达到预期效果、达到程度如何、是否有未完成的目标及其原因、有无需改进的地方。如：在过程评价时要评价实施护理活动后是否离目标越来越近，若发现未完成预期的进度时，要重新评估，寻找原因进行纠正。

（2）护理活动的效果：通常是在进行社区护理干预后要评价的内容，要了解是否达到促进社区人群健康、维持健康、预防疾病的实际效果。

（3）护理活动的效率：评价时除注重是否实现目标外，效率也是不可忽视的一方面。将社区护理活动的投入（人力、物力、财力、时间）与所获得的成果进行比较，了解投入/成果是否合理，有无超出计划的额定。总的原则是用最经济的途径获得最大的收益和效果。

（4）护理活动的影响力：评价护理活动为社区人群所带来的社会效益，可从效益的持久性与受益人群的广泛性来判断。如：通过护理活动，是否使社区人群认识到不良健康行为的危害，多少居民在多大程度上改变了不良的健康行为（如放弃吸烟、改变缺乏运动的生活方式等），该结果是否具有持久性等。

3. 常用评价指标

（1）社区卫生服务需求评价指标：如发病率、患病率、死亡率、两周每千人患病人数、两周每千人患病日数、两周每千人患重病人数、两周每千人卧床14天人数、每千人患慢性病人数、每千成人患一种以上疾病人数等。

（2）社区卫生服务数量和质量的评价指标：社区卫生服务包括医疗、预防、保健、康复、健康教育和计划生育技术指导服务，即六位一体。具体评价指标应包括六位一体服务内容的评价，如就诊率、转诊率、慢性病患者管理率、社区健康教育覆盖率、居民健康档案建档率、健康档案合格率、保健咨询满意度等。

（3）社区卫生资源的评价指标：卫生资源包括人力、物力、财力、技术、信息等方面。最常用的评价指标是每万人口医生数、每万人口护士数、每万人口药剂师数、每千人口床位数和卫生经费占国民总产值的百分率等。

（4）态度评价指标：如卫生管理人员正性和负性认知率、居家护理医护人员正性和负性认知率等。

（5）费用的效益评价指标：卫生投入的费用一般包括直接费用和间接费用。直接费用包括社区卫生服务中心（站）的医疗费及设备费等实际耗费费用；间接费用包括因疾病造成劳动能力丧失、误工费等理论消耗费用。常用的评价方法有费用与效益分析、费用与效果分析和最小费用分析。

（6）社区卫生读物影响力评价指标：指社区卫生读物对社区居民健康水平和健康质量所起的作用、对社会经济和社区文明事业的贡献，可以用质量调整生命年等指标表示。

4. 影响社区护理评价的因素 影响社区护理评价的因素有社区护士自身的能力和评价时所采用的方法两方面。

（1）社区护士的能力：社区护理评价过程中需要用社区护士的观察能力、发现问题和分析问题的能力，而且社区护士解决问题的能力也会直接影响评价的结果。因此，社区护士的能力会影响社区护理评价。社区护士在应用社区护理程序解决社区问题的整个过程中要应用评判性思维，不断对其过程和结果进行评价。

（2）评价方法的影响

1）观察：通过观察具体服务对象的行为表现，可获得较为真实可靠的资料，但需社区护士具有敏锐的观察能力，而且浪费时间和人力。

2）交谈：具有灵活性强的特点，但可能因评估者的偏见而影响评价结果。

3）问卷调查：可避免评估者可能存在的偏见，但可能会因调查对象的认知能力及其他因素干扰而影响评价结果的真实性。

4）标准检查：利用标准化的社区护理实践标准衡量社区护理工作的实际效果，可提高评价结果的可信性。

社区护理评价是社区护士对整个社区护理计划完成情况的回顾和总结，是社区护理程序的最后一个步骤，也是下一个护理程序的开始或制订下一步社区护理计划的基础。社区护士在护理实践中要重视社区护理评价的作用。

社区护理程序是一种科学的工作方法，虽然被人为地划分为 5 个步骤，实际上却是彼此联系、互相依托的，构成一个动态、完整的过程，不断循环，从而为服务对象提供有效的护理。

第二节　社区健康教育与健康促进

一、健康教育

健康教育是通过有计划、有组织、有系统的社会教育活动，使人们自觉地采纳有益于健康的行为和生活方式，消除或减轻影响健康的危险因素，预防疾病，促进健康，提高生活质量，并对教育效果做出评价。健康教育的核心是教育人们树立健康意识、促使人们改变不健康的行为和生活方式，养成良好的行为、生活方式。健康教育是一项投入少、产出多、效益大的维护健康和提高健康水平的保健措施，其维护健康和提高健康水平的重要作用和意义作为卫生保健战略措施已得到全世界的公认。

从教育计划完整实施的角度来讲，健康教育是有计划、有组织、有评价的系统干预活动，它以调查研究为前提，以传播健康信息为主要措施，以改善对象的健康相关行为为目标，从而达到预防疾病、促进健康、提高生活质量的最终目的。

二、健康促进

（一）健康促进的概念

1995 年世界卫生组织重要文献《健康新视野》中指出："健康促进是指个人与其家庭、社区和国家一起采取措施，鼓励健康行为，增强人们改进和处理自身健康问题的能力。"我国健康促进的概念是运用行政或组织手段，广泛动员和协调社会各相关部门以及社区、家庭和个人，使其履行各自对健康的责任，共同维护和促进健康的一种社会行为和社会战略。表明健康促进是"健康教育＋环境＋政府支持"的"综合体"。

（二）健康教育与健康促进的关系

健康教育和健康促进既有联系又有区别，两者的目标是一致的，即帮助人们改变健康相关行为和生活方式,以达到理想的健康状态。

两者联系:①健康教育是健康促进的基础,健康教育是健康促进的重要策略之一;②健康促进是健康教育的发展,通过健康教育达到健康促进的目的。

两者区别:①健康教育侧重于调动人们主观意识的能动作用;②健康促进则将健康教育、行政措施、环境支持融为一体,既注重发挥人们的主观能动作用,又注重调动社会的客观推动力量。

知识链接

健康中国行动中医药健康促进专项活动

2022年9月8日,健康中国行动推进办、国家卫生健康委办公厅、国家中医药局办公室联合印发《健康中国行动中医药健康促进专项活动实施方案》,提出发挥中医治未病的独特优势和重要作用,重点围绕全生命周期维护、重点人群健康管理、重大疾病防治,普及中医药健康知识,实施中西医综合防控,在健康中国行动中发挥中医药作用。

活动预期3年,涵盖8方面内容,包括开展妇幼中医药健康促进活动,老年人中医药健康促进活动,慢病中医药防治活动,中医治未病干预方案推广活动,"中医进家庭"活动,青少年近视、肥胖、脊柱侧弯中医药干预活动,医体融合强健行动及中医药文化传播行动。围绕这些活动,提出了具体的工作安排,如:在妇幼保健机构全面开展中医药服务,加大小儿推拿健康知识普及;推动中医家庭医生入户走访,宣传中医药服务项目和内容,为居民提供健康状态辨识评估、健康咨询指导等中医健康管理服务等多项措施。

三、社区健康教育

(一)社区健康教育概述

1. 概念　社区健康教育指以社区为单位,以社区人群为教育对象,以促进社区居民健康为目标,有组织、有计划的健康教育活动。其目的是发动和引导社区居民树立健康意识,关心自身、家庭和社区的健康问题,积极参与社区健康教育与健康促进规划的制订和实施,养成良好的卫生行为和生活方式,以提高自我保健能力和群体健康水平。

社区健康教育作为一项以健康为中心的全民教育,在社区卫生服务中占有十分重要的地位,是社区卫生服务和社区护理的基本工作方法。

2. 特点　社区健康教育不同于医院健康教育,与医院健康教育相比较,其主要特点可归纳为以下3点:

(1)以健康为中心:社区健康教育最重要的一个特点是以健康为中心,以促进健康为目标。这是社区健康教育与医院健康教育最根本的区别。

(2)具有广泛性:社区健康教育的对象不仅仅是某一个人或某一个群体,而是社区所有的居民,包括患病人群和健康人群,故具有广泛性。在进行社区健康教育时,要考虑到整个社区,还要考虑到某些特定人群或某一个家庭和某一个人;要考虑开发领导层,还要协调社会各界力量,因此,社区健康教育比医院健康教育更为广泛。

(3)具有连续性:社区健康教育是以健康为中心,它将贯穿人的一生。针对各个年龄阶段人群的特点及需求,以不同的健康教育形式向社区居民提供不同的健康教育内容。

3. 对象　社区健康教育的对象是社区的个体和群体,即整个社区人群,健康教育的对象不同,教育内容的侧重点则不同,具体体现如下:

（1）健康人群：健康人群由各个年龄段的人群组成，在社区所占的比例最大，主要侧重健康促进教育。健康教育的主要内容是卫生保健知识宣传、常见病的预防、定期体检。中年人往往受多种因素影响缺乏自我保健的意识；家长比较重视儿童的营养和生长发育，但常忽视其心理卫生。

（2）高危人群：这类人群目前尚健康，但存在某些致病危险因素，对这类人群应侧重预防性健康教育，帮助其了解疾病的相关知识，掌握自我保健的技能，学会一些疾病的自我检查与监测，纠正不良行为和生活习惯，积极消除隐患。

（3）患病人群：包括各种恢复期患者、慢性期患者和临终患者，侧重于康复教育及临终教育。

1）恢复期患者：这类人群渴望早日摆脱疾病的困扰，对健康教育比较感兴趣，合作性好。健康教育应侧重于讲授疾病康复知识，以帮助其提高医疗行为，自觉进行康复锻炼，减少残障，促进康复。

2）慢性期患者：这类人群由于患病时间长，往往已具备一定的疾病和健康知识，应针对患者最急需解决的健康问题进行教育，尽可能阻止并发症的发生和疾病的进展。

3）临终患者：应帮助这类人群正确对待死亡，高质量、安详地度过最后的人生。

（4）患者家属及照顾者：这类人群与患者接触时间最长，容易产生心理和躯体上的疲惫，甚至厌倦。对于疾病未愈患者及其家属，有针对性地进行疾病相关知识、自我监测方法及家庭护理技能的教育，帮助其掌握科学的家庭护理技能，坚定持续治疗和护理的信念，提高对家庭护理重要性的认识。

4. 意义

（1）社区健康教育是社区护理工作的重要组成部分：为了达到"防治疾病、增进人民健康"的目的，仅依赖卫生部门解决健康问题难以奏效，发动全社会共同参与、以社区为基础大力开展健康教育是必由之路。社区健康教育可加强对社区人群的保健知识宣传教育，帮助群众建立自觉自愿的健康生活方式，为人们创造整洁、舒适、有益于身心健康的社会环境和生态环境。因此，健康教育已是社区护理工作的重要组成部分。

（2）社区健康教育是对疾病进行有效防治的需要：目前，许多疾病与人们的行为和生活方式有密切的关系，如肺癌、心脏病、慢性支气管炎等与吸烟有密切的关系，肥胖是造成高血压、高脂血症、冠心病的重要因素等。单纯依赖药物和手术只能短期控制这些疾病，最根本的方法是通过健康教育改变不良行为和生活方式，而且社区健康教育应贯穿于三级预防的始终。

（3）社区健康教育是降低医疗保健成本的有效途径：健康教育是一种低投入、高收益的保健措施，通过健康教育让广大群众掌握疾病防治的知识和自我保健技能，从而降低发病率、死亡率和盲目就诊率，使有限的医疗资源更有效地用于真正需要救治的患者。

（二）社区健康教育的基本原则

为了保证社区健康教育的效果和质量，社区护士在进行健康教育时应遵循以下4项原则：

1. 选择适当的教学内容、形式和时间 根据自己的需求进行学习是每一个教育对象的学习目的和愿望。因此，社区护士必须选择与教育对象需求相符合的教学内容，以提高教育对象学习的主动性和积极性。教学形式的恰当与否将直接影响教学活动的成败。社区护士应根据教育对象的学习能力选择教学形式及教学语言，以保证教学内容能准确地被教育对象理解、接受。合理地安排教学时间是保证教学活动成功的另一重要因素，社区护士应根据教育对象的具体情况安排教学活动的时间及课程的长短。

2. 营造良好的学习环境 良好的学习环境将促进教学活动的质量。学习环境一般包括3个方面，即学习的条件、人际关系及学习氛围。

3. 鼓励教育对象积极参与教学活动 社区健康教育的主要目的是改变教育对象的不健康生活行为及方式，所以教育对象的积极参与是保证社区健康教育质量的必要因素。因此，社区健康教育的每一个步骤都必须鼓励教育对象积极参与。鼓励教育对象的方式很多，如对学习态度认真者给予口头表扬、对成绩出色者给予物质奖励、对积极参与者赠送小礼品或纪念品等。

4. 及时对教学活动进行评价　及时的评价是保证社区健康教育质量的另一重要因素。因此，教育者或社区护士应通过即时评价和阶段评价及时对教学活动进行监测及检查。

（三）社区健康教育的形式

在健康教育工作中，要选择适当的形式和方法，使健康教育的内容得到恰如其分地表现，以达到迅速普及、发挥良好的效果。

1. 提供健康教育资料

（1）发放印刷资料：印刷资料包括健康教育折页、健康教育处方和健康手册等。可放置在乡镇卫生院、村卫生室、社区卫生服务中心（站）的候诊区、诊室、咨询台等处或直接发放。

（2）播放音像资料：音像资料包括录像带、VCD、DVD、专题节目等视听传播资料。机构正常应诊的时间内，在乡镇卫生院、社区卫生服务中心门诊候诊区、观察室、健康教育室等场所或宣传活动现场播放，或利用有线广播和闭路电视开展健康教育，开设健康教育专题节目，由社区卫生服务中心（站）组织观看或收听。

2. 设置健康教育宣传栏　乡镇卫生院和社区卫生服务宣传栏一般设置在机构的户外、健康教育室、候诊室、输液室或收费大厅的明显位置，利用健康教育橱窗、板报、展板进行科普宣传。

3. 开展公众健康咨询活动　利用各种健康主题日或针对辖区重点健康问题，组织社区公众开展健康咨询活动，如义诊、咨询、开办健康教育学校等。

4. 举办形式多样的健康教育活动　定期举办多种形式的健康教育活动，如健康知识讲座、知识竞赛、烹调比赛、健身比赛等，引导居民学习、掌握健康知识及必要的健康技能，促进辖区内居民的身心健康。

5. 开展个体化健康教育　乡镇卫生院、村卫生室和社区卫生服务中心（站）的医务人员在提供门诊医疗、家庭访视等医疗卫生服务时，要开展有针对性的个体化健康知识和健康技能教育。

🌐 知识链接

中医健康教育的方法

1. 开展社区中医健康教育知识讲座。以中医类别全科医师、中医护理人员为骨干，成立健康教育讲师队伍，在各责任社区向群众普及中医药知识。

2. 开展社区中医健康咨询。健康教育讲师队伍在各责任社区进行义诊咨询，包括各种慢性病的防治知识和家庭心理教育等。

3. 开展以家庭为单位的中医健康教育，内容可包括生活起居、食疗药膳、情志调摄与导引等。

4. 结合"世界防治结核病日""全国肿瘤防治宣传周"等主题日开展相应的中医药健康教育活动。

5. 健康教育的形式

（1）语言方法：健康咨询、专题讲座等。

（2）文字方法：应用宣传册、医药报刊、专栏、健康教育处方等。

（3）图片与实物：图片、中药标本、模型等。

（4）多媒体方法：广播、幻灯片、互联网等。

（5）趣味活动：健身表演、知识竞赛、有奖竞赛等。

（6）营造中医院文化环境：在社区卫生服务机构显著位置张贴健康养生诗词、中医食疗挂图和牌匾等。

（四）社区健康教育的内容

根据 2017 年《国家基本公共卫生服务规范（第三版）》的要求，社区健康教育的主要内容包括以下几个方面：

1. 开展健康素养促进行动　宣传普及《中国公民健康素养——基本知识与技能（2015 年版）》。配合有关部门开展公民健康素养促进行动。提升居民健康观念，包括现代健康概念，健康对人类生存和发展的重要性，政府、社区、家庭和个人对维护健康承担的责任，政府、社区、家庭和个人有能力维护个体和社会的健康等。

2. 特定人群的健康教育　对青少年、妇女、老年人、残疾人、0～6 岁儿童家长等人群进行健康教育。针对不同人群存在的主要健康问题进行专门教育，如青少年的青春期教育、女性不同生理阶段的健康教育、儿童生长发育问题等。

3. 社区居民健康行为培养　使居民充分认识到不良行为和生活方式对健康的影响，开展合理膳食、控制体重、适当运动、心理平衡、改善睡眠、限盐、控烟、限酒、科学就医、合理用药、戒毒等健康生活方式和可干预危险因素的健康教育。

4. 开展重点慢性非传染性疾病健康教育　包括心脑血管、呼吸系统、内分泌系统、肿瘤、精神疾病等。提倡健康的生活方式，控制行为危险因素；普及慢性病防治知识，提高自我保健能力，如疾病早期症状及表现、早发现和早治疗的意义、家庭用药及护理等；增强从医行为，提高对社区卫生服务的利用，如定期体检、积极参加健康咨询和疾病普查普治、遵医嘱坚持药物和非药物治疗等。

5. 传染病尤其是结核病、肝炎、艾滋病等重点传染性疾病的健康教育　教育内容主要包括传染病的流行环节，计划免疫，法定传染病的疫情报告、隔离与消毒知识，传染病患者治疗及家庭护理知识与技能，传染病的社区预防与公共卫生教育等。

6. 开展公共卫生问题的健康教育　包括食品卫生、职业卫生、放射卫生、环境卫生、饮水卫生、学校卫生等。教育居民学会预防常见的食物中毒，关注食品安全问题等；针对常见职业病、放射性危险因素等进行教育；生活垃圾的处理，噪声、空气污染对人体健康的危害及预防方法，以及苍蝇、老鼠、蚊子、臭虫、蟑螂等害虫的生活习性、对健康的危害、所用药物和其他防治方法等；农村地区还应普及地方病防治知识，如碘缺乏病、地方性氟中毒、克山病和大骨节病等，同时还要进行寄生虫病的健康教育。

7. 开展突发公共卫生事件应急处置、防灾减灾教育　如突发重大疫情时的防护和应急预案知识，地震、火灾、泥石流、洪水等灾害的自救互救和公共卫生防病知识，增强公众的风险防范意识和自救互救技能，提高突发公共卫生事件和灾害的防范应对能力。

8. 家庭急救、安全教育及防止意外伤害等教育　如冠心病、脑血管病急性发作，触电、溺水、煤气中毒等的急救，心脏按压和人工呼吸操作方法，烧伤、烫伤、跌打损伤等意外事故的简单处理等。农村地区还应进行农业劳动相关疾病及意外事故防治及急救知识教育。

9. 宣传普及医疗卫生法律法规及相关政策　提高社区居民的卫生法制意识和卫生道德观念，使广大居民了解并据此调整自己的观念和行为，建立有益健康的生活方式，自觉地维护社区形象。

10. 其他教育　如社区用药指导，包括一般用药指导，使居民认识和了解药物，严格遵守医嘱或药物说明书控制用药剂量和疗程；指导口服药物的正确服药方法，并教育居民正确保管药物、识别过期药物的方法，适当储备常用药等。

（五）社区健康教育的程序

社区健康教育是有目的、有计划、有组织的教育干预活动。社区健康教育的程序分为 5 个步骤，即社区健康教育评估、社区健康教育诊断、社区健康教育计划、社区健康教育实施及社区健康教育评价。

1. 社区健康教育评估　指社区健康教育者通过各种方式收集教育对象的相关资料,并进行分析、归纳、总结,充分了解教育对象对健康教育的需求,为有效开展健康教育提供依据。主要可从以下三方面进行资料收集:

(1)教育对象概况:教育对象的健康教育需求受到多种因素的影响,应了解教育对象的基本情况,以明确教育对象对健康教育的需求。

1)一般情况:主要包括年龄、性别、职业、经济收入、住房状况、交通设备及学习条件等信息。

2)生理状况:主要包括身体状况及生物遗传因素等。

3)心理状况:主要包括学习的愿望、态度及心理压力等。

4)生活方式:主要包括吸烟、酗酒、饮食、睡眠、性生活、日常活动及体育锻炼等。

5)学习能力:主要包括文化程度、学习经历、学习方式、学习兴趣、认知和学习特点等。

6)健康知识掌握情况:主要包括对常见疾病相关知识、预防急危重症突发并发症知识、药物注意事项等的掌握情况,以及不健康生活方式和生活习惯对疾病影响的认识等。

(2)医疗卫生服务资源:主要包括医疗卫生机构的总体数量和地理位置、社区居民享受基本医疗卫生服务的状况、社会总体经济状况等。

(3)教育者概况:主要包括教育者对健康教育工作的总体认识和工作热情,教育者的综合能力、教育水平和教育经验等。

2. 社区健康教育诊断　社区健康教育诊断是依据健康评估收集的资料进行综合分析和判断,确定社区群体现存的及潜在的健康问题和相关因素。

(1)确定健康教育诊断的步骤

1)依据收集的资料,列出社区群体现存的及潜在的健康问题。

2)分析健康问题对教育对象健康构成威胁的程度,以及开展健康教育所具备的能力和资源。

3)找出可通过健康教育干预得以解决或改善的健康问题。

4)找出与教育对象健康问题相关的环境因素、行为因素和促进改变行为的相关因素。

(2)确定健康教育的优先顺序:健康教育的优先项目指能够反映群体最迫切的需要、反映各种特殊群体存在的特殊需要、通过健康教育干预能够解决或改善的项目。教育者应该在尊重教育对象意愿的基础上,依据其健康教育需求的紧迫性、重要性、可行性及有效性,结合现有可利用的健康教育资源,确定健康教育的优先顺序。

3. 社区健康教育计划　教育者以教育对象为中心,联合其他社区卫生服务人员及教育对象共同磋商,制定社区健康教育计划,保证社区健康教育计划的有效实施。健康教育计划的主要内容包括:

(1)健康教育的主要目标:明确进行健康教育的目的,制定健康教育的长期目标和短期目标。长期目标是对教育对象健康需求的直接描述,是进行健康教育的最终目标;短期目标是对长期目标的逐项分解,是若干个具体的阶段性目标,以保障长期目标的顺利实现。

(2)健康教育的方式方法:以满足教育对象需求、充分利用教育对象的优势为原则,依据健康教育的对象和问题选择相应的教育方法。如:根据教育对象的数量,选择个体健康教育、群体健康教育或家庭健康教育;根据教育对象的文化水平、生理和心理状况,选择语言教育法、文字教育法、形象教育法、实践教育法、电化教育法等不同形式的健康教育方法,保证健康教育目标的实现。

(3)健康教育的具体措施

1)选择健康教育内容:重点选择符合教育对象需求的内容,具有针对性、科学性和指导性,让教育对象易于接受,使其自愿采取有益于身心健康的行为。

2）制作健康教育资料：结合教育内容制作通俗易懂的健康教育资料，运用适当的媒介获得理想的教育效果。

3）确定健康教育时间地点：健康教育的时间要与教育对象协商确定。健康教育的地点可选择卫生机构、公共场所、学校或居民家庭。

（4）制定评价及质量控制方案：应明确如何对健康教育活动进行评价、使用哪些指标。同时，应制定措施保证后期健康教育活动实施的质量。

（5）项目经费预算：健康教育活动需要花费一定的经费，如制作教育材料、购买教育设备等，应对健康教育所需的经费进行预算。

4. 社区健康教育实施　社区健康教育实施是将健康教育计划中的具体措施付诸行动、逐项落实的过程。在实施过程中，主要把握4个环节，即组织、准备、实施和质量控制。

（1）组织：主要是开发领导层和社区，完善基层组织，强化各部门之间的合作关系，调动参与健康教育的积极性。

（2）准备：积极协调社会各界力量，营造实施健康教育的良好内外部环境；认真做好培训，建立实施计划的时间表，准备相关材料和配套设施，通知目标人群健康教育的主要内容、时间和地点等。

（3）实施：主要是将计划中的各项措施变为实践，在实践过程中要注意培养典型，以点带面，不断探讨新的教育形式和方法，及时总结好经验、好做法，做好交流推广。

（4）质量控制：主要包括对健康教育活动的内容、进度、数量、范围及经费使用情况等方面的监控；对健康教育目标人群的满意度、参与度及认知、行为变化的监测等。

5. 社区健康教育评价　社区健康教育评价是对照计划进行检查、对比、总结，衡量评价健康教育计划的实施效果和可接受性，从而对社区健康教育活动进行全面的监测和控制。

（1）评价种类：可分为教育者评价、教育过程评价及教育成果评价。

1）教育者评价：教育者通过教育对象不同形式的反馈，及时调整教育方式及方法，以更好地满足教育对象的需求。

2）教育过程评价：在健康教育的全过程中，健康教育组织者通过收集教育者、教育对象对教育活动的反馈信息，监测健康教育各阶段目标的实现情况。

3）教育成果评价：在健康教育结束时，通过教育对象健康知识和技能的改善、健康状况和行为的改进等指标，对健康教育结果进行数量和质量的评价。

（2）评价方法：社区健康教育的评价方法多种多样，应依据教育对象及客观条件等采取恰当的评价方法，如家庭访问、问卷调查、座谈会、卫生学调查等，以达到良好的效果。

（3）评价内容：主要包括教育对象的健康意识、卫生知识和保健技能、健康行为及健康教育最终结果。

四、社区健康促进

（一）社区健康促进概念

社区健康促进指在社区中，通过健康教育和环境支持等方式，改变个体、群体的行为和生活方式，降低发病率和死亡率，提高社区居民健康水平的活动。社区健康促进的两大构成要素是健康教育和环境支持系统，包括一切能够使行为、环境改变的经济、政策、组织等支持系统。

（二）社区健康促进的活动领域

1. 制定促进健康的公共政策　社区健康促进的政策涉及多部门的政策、法规、财政、税收和组织改变等。社区健康促进政策的制订，可以为居民采取健康的行为提供良好的政治环境、社会氛围等。

2. 创造支持性环境　社区健康促进要创造一种支持健康的环境,包括社会、经济、文化等。评估环境对健康及健康相关行为的影响,通过政策倡导多部门和社区群体提出相应策略,保证自然环境和社会环境有利于健康行为的形成。

3. 强化社区行动　社区是进行社区健康促进的场所。发现社区现存的和潜在的健康问题,进行社区健康诊断并确定优先项目。赋予社区居民参与健康促进的积极性和责任感,充分发动社区力量,挖掘社区资源,实现个体健康和社区健康。

4. 发展个人技能　通过健康教育等手段赋予社区居民采取健康促进行为的能力,包括基本的健康知识、疾病预防、自我保健技能、家庭健康管理能力、维护公众健康与安全的意识和能力等,使人们能够有效维护自身健康和生存环境。

5. 调整卫生服务方向　根据社区居民的健康需求,调整卫生服务机构的结构和职能。建立以健康为中心、以社区为基础、与居民密切联系的卫生服务体系,缩短卫生投入及资源配置与人群健康需求之间的差距,从而使有限的卫生资源得到合理利用,满足社区居民的健康需求。

(三)社区健康促进的主要内容

1. 健康教育　在社区开展各种形式的健康教育,如学校吸烟预防、氟化水防龋等。

2. 健康保护　通过制订相关政策、法律、法规等各种社会措施,保护个人和群体免受环境因素的伤害,如公共场所禁止吸烟等。

3. 预防性卫生服务　通过提供预防疾病、保护健康的各种支持及服务,防止疾病的发生,如计划免疫、爱国卫生运动、卫生宣传等。

第三节　居民健康档案

健康档案是记录与社区居民健康有关的文件资料,它包括以问题为导向的个人患病记录、健康检查记录、各年龄阶段的保健记录及个人和家庭的一般情况记录。其服务对象为辖区内的常住居民(指居住半年以上的户籍及非户籍居民),以0～6岁儿童、孕产妇、老年人、慢性病患者、严重精神障碍患者和肺结核患者等人群为重点。科学、完整的居民健康档案是全科医生和社区护士掌握居民健康状况的基本工具,是为居民提供连续性、综合性、协调性社区卫生服务的重要依据。因此,建立健全的居民健康档案具有重要的意义。

一、建立居民健康档案的目的

(一)全面掌握社区居民的基础资料

居民健康档案的基本资料来自社区卫生服务过程的记录,记载着居民个人的基本情况和健康状况,尤其注重记录健康问题的形成、发展和转归过程中健康危险因素及干预效果,从健康档案中可以实时掌握居民健康状况和健康现状。

(二)为解决居民的主要健康问题提供依据

居民健康档案记载着居民健康问题的发生、发展和变化过程,有利于社区医护人员分析居民的健康状况,找出存在的健康问题,为做出及时的诊断和正确的处理提供可靠的依据。

(三)开展社区护理服务

可以开展定期体检、居家护理服务、家庭访视。老年人和慢性病患者还可以享受多种优惠和优质服务,并可以与综合医院合作开展定向转诊、专家预约等。

（四）为社区预防提供条件

通过档案管理，掌握居民的就医情况，及时发现社区居民现存的和潜在的生理、心理问题，便于了解社区居民健康问题的流行病学特征，为整个社区预防提供依据。

（五）进行居民健康动态管理

健康档案可以将服务对象根据病种进行分类管理，提供优质、方便、快捷的医疗、保健和护理服务。将每一次的就诊、保健情况记录到健康档案中，运用统计学指标进行健康状况的前后比较，对居民健康进行动态监测和管理。

（六）为全科医学和社区护理教学与科研提供信息资料

完整而准确的健康档案是医学教育和科研的资料。健康档案的及时补充和记录，不仅能够动态管理和观察个人健康指标，也是医学及护理科研和教学的重要资料。

（七）为司法工作提供依据

健康档案是一个服务记录的完整资料库，健康档案的原始记录具有全面、客观和公正的特点，规范的档案管理是评价社区卫生服务质量的工具之一，可以为处理医疗护理纠纷提供客观依据。

二、居民健康档案的基本内容

居民健康档案采用以问题为导向的记录方式，包括居民健康档案封面、个人健康资料、周期性健康体检记录和保健记录卡、病情流程表等，主要用于社区慢性病和残障者等在社区卫生服务机构治疗或居家护理。

（一）封面

封面的主要作用是方便保存、查找及归类，主要包括医疗费用类型、档案编号、姓名、性别、出生日期、文化程度、婚姻状况、所属社区、建档医生、建档护士、建档日期等。

（二）个人健康资料

1. **个人基本资料** 包括姓名、性别、身高、体重、出生日期、文化程度、婚姻状况、职业、联系方式、用药史、过敏史、家族史。

2. **个人健康行为资料** 包括吸烟、饮酒、饮食习惯、运动锻炼、就医行为等。

3. **心理特征** 如气质类型、性格特征、人格倾向、记忆力、注意力、思维能力。

4. **主要健康问题** 包括明确诊断和没有明确诊断的问题，以及心理、社会、行为因素方面的问题，一般按照名称、发生时间和处理情况进行记录。

（三）周期性健康体检记录

周期性健康体检有利于及时筛查疾病，及时认真记录有利于追踪观察发现新问题，分析新问题。

（四）病情流程表

病情流程表又称问题进程表，通常以表格的形式记录某一主要问题在某一段时间内的变化情况，概括地描述了与该问题有关的一些重要指标的变化过程，包括症状、体征、生理生化指标和一些特殊检查结果、用药方法和用药副作用、饮食治疗、行为与生活方式改变及心理检测结果等。不是所有的居民健康档案都必须设计病情流程表，且根据不同疾病的特点，病情流程表在设计和记录上的格式可以不同。

三、居民健康档案的管理

健康档案是贯穿于居民整个生命周期的系统记录文件，并为人的健康服务。档案建立后其整理、归档、完善和使用是档案管理的重要工作。

（一）健康档案的管理要求

1. 规范书写 对档案管理和建档人员应进行统一培训，要求书写真实、准确，而且记录资料必须规范。

2. 整理归档 对健康资料及时进行整理。统一为居民健康档案编码，采用 17 位编码制。

3. 定期总结 随着居民健康档案逐渐增多，需要定期对其中的一些内容进行总结整理，一般每年更新或添补 1 次。

4. 避免损坏 选择合适的环境保存，应配备防潮、防尘、防虫设备，同时防火、防水，避免阳光直射。

5. 保护隐私 健康档案中的内容可能涉及个人、家庭的隐私问题，因此，健康档案的保管尤其要重视可靠性和保密性，一般不予外借。

知识链接

居民健康档案编码

居民健康档案管理服务规范中指出，统一为居民健康档案进行编码，采用 17 位编码制，以国家统一的行政区划编码为基础，村（居）委会为单位，编制居民健康档案唯一编码。同时将建档居民的身份证号作为统一的身份识别码，为在信息平台下实现资源共享奠定基础。

第一段为 6 位数字，表示县及县以上的行政区划，统一使用《中华人民共和国行政区划代码》（GB/T 2260—2007）。

第二段为 3 位数字，表示乡镇（街道）级行政区划，按照国家标准《县级以下行政区划代码编制规则》（GB/T 10114—2003）编制。

第三段为 3 位数字，表示村（居）民委员会等，具体划分为：001—099 表示居委会，101—199 表示村委会，901—999 表示其他组织。

第四段为 5 位数字，表示居民个人序号，由建档机构根据建档顺序编制。

在填写健康档案的其他表格时，必须填写居民健康档案编号，但只需填写后 8 位编码。

摘自：《国家基本公共卫生服务规范（第三版）》（国卫基层发〔2017〕13 号）。

（二）建立健康档案的方式

1. 个别建档 居民至社区卫生服务中心（站）就诊或建立家庭病床时建档，然后通过诊疗接触、家庭访视和居家护理等方式，逐渐完善居民健康档案。这种建档对社区患者健康管理起到重要作用，但仅局限于就诊和申请居家护理者的健康管理，不能代表社区群体健康状况。

2. 普遍建档 由全科医生和社区护士在一段时间内访问社区中的每一个家庭成员及家庭整体做一次全面评价而建立的档案。这种建档方式能收集辖区所有家庭和家庭成员的基础资料，能针对普遍存在的健康问题和危险因素开展健康教育、健康检查和增进健康的活动。

无论是个别建档还是普遍建档，乡镇卫生院、村卫生室、社区卫生服务中心（站）可以综合利用门诊、入户服务（调查）、疾病筛查、健康体检等多种信息采集方式建立居民健康档案。

（三）建立健康档案的流程

健康档案的建立包括以下几个基本步骤：

1. 确定建立健康档案的对象 遵循自愿与引导相结合的原则确定建档对象。乡镇卫生院、村卫生室、社区卫生服务中心（站）负责首次建立居民健康档案、更新信息、保存档案（图 2-1）。

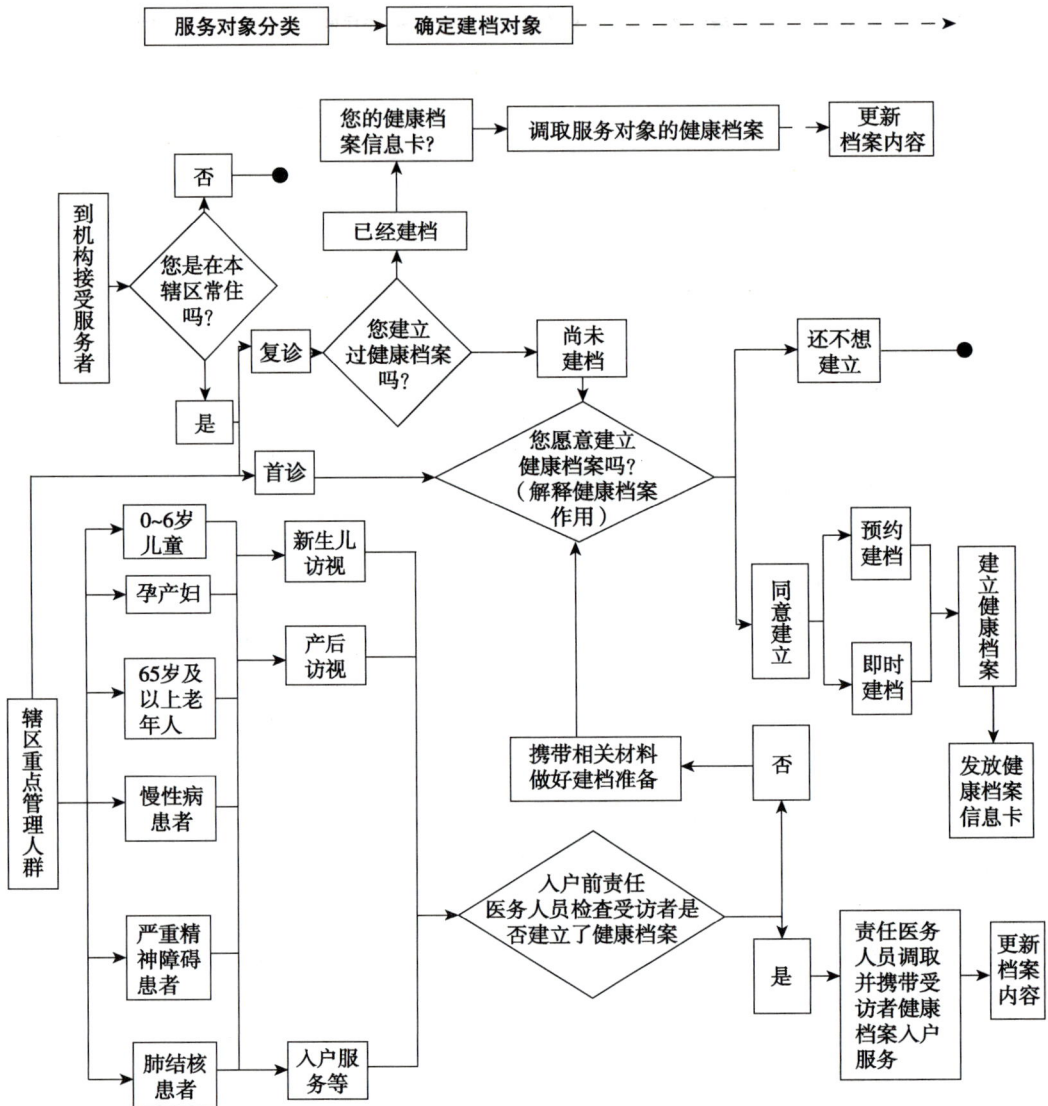

图 2-1 确定建档对象流程图

2. 建立健康档案 确定建档对象后，根据规范建立健康档案，其他医疗卫生机构负责将相关医疗卫生服务信息及时汇总、更新至健康档案（图 2-2）。

（四）居民健康档案的使用

1. 已建档居民到乡镇卫生院、村卫生室、社区卫生服务中心（站）复诊时，在调取其健康档案后，由接诊医生根据复诊情况，及时更新、补充相应记录内容。

2. 入户开展医疗卫生服务时，应事先查阅服务对象的健康档案并携带相应表单，在服务过程中记录、补充相应内容。已建立电子健康档案信息系统的机构应同时更新电子健康档案。

3. 对于需要转诊、会诊的服务对象，由接诊医生填写转诊、会诊记录。

4. 所有的服务记录由责任医务人员或档案管理人员统一汇总、及时归档。

（五）健康档案的终止和保存

1. 居民健康档案的终止缘由包括死亡、迁出、失访等，均需记录日期。对于迁出辖区者，需要记录迁往地点的基本情况、档案交接记录等。

2. 纸质健康档案应逐步过渡到电子健康档案，纸质和电子健康档案由健康档案管理单位（即居民死亡或失访前管理其健康档案的单位）参照现有规定中的病历保存年限、方式负责保存。

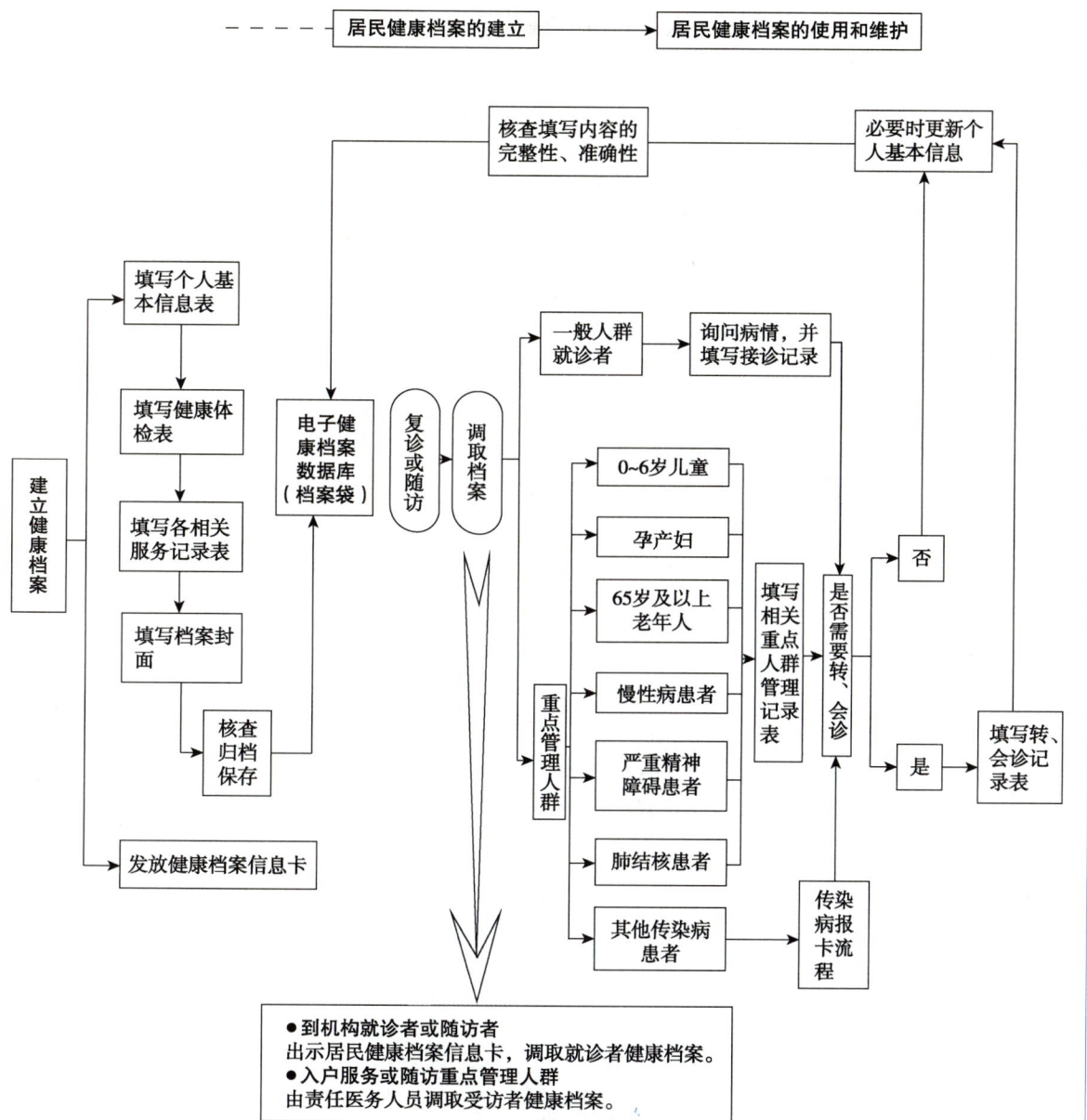

图 2-2 居民健康档案管理流程图

（六）电子健康档案

国家卫生健康委员会在《关于做好 2019 年基本公共卫生服务项目工作的通知》中指出，积极稳妥推进电子健康档案向个人开放。档案中的个人基本信息、健康体检信息、重点人群健康管理记录和其他医疗卫生服务记录应当在本人或者其监护人知情同意的基础上依法依规向个人开放。在《关于做好 2022 年基本公共卫生服务工作的通知》中又明确提出，要全面推进电子健康档案普及应用。

1. 电子健康档案管理要求

（1）有效发挥居民健康档案在家庭医生签约服务和居民全流程健康管理中的基础性支撑作用。

（2）推进电子健康档案管理平台与区域范围内医疗机构电子病历系统及妇幼保健、计划免疫、慢病管理、老年健康信息等重点公共卫生业务系统的条块融合和信息共享，推动实现数据"一数一源"，确保数据质量可控、源头可溯，切实为基层减负。

（3）推进以"居民为中心"的个人健康档案数据跨机构、跨区域动态归集更新和便民服务,持续推进电子健康档案向居民个人开放。

（4）鼓励有条件的地方探索将可穿戴设备标准化信息导入健康档案,作为居民健康信息的参考数据。

（5）依托居民健康档案管理量化医务人员服务数量、质量和效果,并与绩效评价结合,实现精细化、高效化管理。

（6）严格执行信息安全和健康医疗数据保密规定,加强数据应用服务的信息防护,确保信息安全。

2. 电子健康档案的优缺点

（1）优点

1）操作简便、快捷,具有灵活的输出功能,可按使用者要求随时获得所需资料。

2）多职能团体使用达到资源共享,避免内容重复,提高工作效率。

3）利用统计分析功能,方便统计居民就诊原因分类、居民健康问题分类、医生干预内容分类、社区的人口和家庭构成等资料。

4）决策辅助功能可依据居民健康相关资料,制定提供相关服务的内容。

5）随访提醒功能可从健康档案资料中自动查询出需要提供预防保健服务、康复治疗、自我保健指导、慢性病随访观察等项目的服务对象和时间安排。

（2）缺点

1）档案系统和软件多样化,给交流和资源共享带来不便。

2）电子资料和传统人工资料并存,影响资料的利用和管理。

3）健康档案中包含个人隐私,记录内容涉及社会、心理和家庭等问题,管理不善容易造成泄密和被修改。

（刘春燕　杨京楠）

？ 复习思考题

1. 简述社区护理评估的内容。
2. 简述健康档案的建档方式。
3. 社区护士应如何进行社区护理诊断的排序?
4. 社区健康教育的对象有哪些?

第三章　家庭健康护理

ER-3-1

PPT 课件

ER-3-2

知识导览

学习目标

　　掌握家庭、家庭健康的定义；掌握家庭的类型和结构；掌握家庭访视的类型和程序。熟悉家庭生活周期与发展任务及其护理要点；熟悉家庭健康评估的常用方法；熟悉家庭访视和居家护理的服务对象和注意事项。了解家庭健康护理、家庭访视和居家护理的内容。

　　个体的健康受家庭健康的影响，而家庭健康又会影响到社区健康。家庭健康护理是以家庭为服务对象，以护理程序为工作方法，社区护士与家庭共同参与，为促进家庭及其成员达到最佳健康水平而进行的护理实践活动。近年来，随着健康中国战略的实施，家庭健康已成为全社会关注的焦点。关注家庭，为家庭提供全方位的护理服务则成为社区护士重要的工作内容之一。

第一节　概　　述

　　家庭是人类社会生活中最基本、最重要的一种组织。家庭环境影响着每个家庭成员的生活方式和健康，个人的生存、种族的繁衍、社会的安定均与家庭密切相关。

一、家庭的概念

（一）定义

　　传统意义的家庭指由法定、血缘、领养、监护及婚姻关系联系在一起的，两个及两个以上的人组成的社会基本单位。目前我国大部分家庭属于传统意义的家庭。现代广义的家庭定义为：家庭是一种重要的关系，它是由一个或多个有密切血缘、婚姻、收养或朋友关系的个体组成的团体，是社会团体中最小的基本单位，也为其成员提供一个安定的居住场所，成员之间彼此相爱、互助共享，人类得以延续。

（二）特点

1. 传统意义的家庭至少由 2 个人组成。

2. 婚姻是家庭的起点、基础和根本。由婚姻而结成的夫妻关系是家庭中最主要的关系，是家庭的核心，是维系家庭的第一纽带，是判断家庭的第一标准。

3. 父母子女关系、兄弟姐妹关系是家庭中的第二种主要关系。由父母和子女结成了家庭最稳定的三角，这一三角缺掉了一方（父或母），或两方（缺失父和母只留下兄弟姐妹）都还可以称为家庭。

4. 家庭成员中还可以包括父母子女以外的其他直系、旁系亲属和建立了正式领养关系的人。

5. 组成家庭的成员还应以共同生活及密切的经济交往为条件。

（三）类型

1. 核心家庭 又称小家庭，由一对夫妻和未婚子女（包括领养的子女）构成。没有子女的家庭也属于核心家庭，即丁克家庭。核心家庭是现代社会的主要家庭类型。核心家庭具有规模小、结构简单、关系单纯和容易沟通的特点，家庭结构和关系稳定、牢固。但由于家庭内外可利用的资源少，遇到危机时得不到足够的支持，容易导致家庭危机或家庭破裂。

2. 主干家庭 主干家庭也称直系家庭，是核心家庭的纵向扩大。由父母、已婚子女及第三代人组成，家庭人数众多，结构复杂，关系繁多，可利用的家庭资源较多，应对家庭危机的能力较强，有利于维持家庭的稳定。

3. 联合家庭 又称旁系家庭，是核心家庭的横向扩大。由两对或两对以上的同代夫妇及其未婚子女组成，包括父母同几对已婚子女及孙子女构成的家庭，两对以上已婚兄弟姐妹组成的家庭等。

4. 单亲家庭 指由离异，丧偶或未婚的单身父亲或母亲及其子女或领养子女组成的家庭。

5. 其他 指一些非主流的特殊形式家庭，如单身家庭、未婚同居家庭、同性恋家庭等。目前这些特殊家庭有增加的趋势。其他家庭由于结构的特殊性，往往因经济、住房、赡养等因素诱发各种健康问题。

二、家庭的结构与功能

（一）家庭的结构

家庭的结构分为内部结构和外部结构。具体如下：

1. 家庭内部结构 具体表现为家庭关系，亦即家庭成员之间的互动行为。家庭健康问题多来自家庭关系的复杂性或家庭互动的不和谐，其影响因素有沟通形式或过程、权力、角色、家庭价值观等。

（1）沟通形式或过程：沟通是情感、愿望、需要、信息和意见的交换过程，是通过语言和非语言的互动。家庭关系的好坏，关键在于沟通，沟通是促使家庭达成应有功能的最重要条件。

（2）权力：是家庭系统的一个方面，指一个家庭成员影响其他成员的能力。权力影响家庭的决策。社区护士了解家庭中谁的权力影响着家庭健康卫生的决策是非常重要的。

（3）角色：指个体成员在一定社会地位中所期盼的行为。更具体地说，角色是一种职能，一种对每个处在这个地位的人所期盼的、符合规范的行为模式。如"母亲"是一个家庭角色，在传统观念中应该是照顾、教育子女、做家务等。然而，家庭个体成员往往同时扮演多种角色，如除母亲的角色外，还是妻子、女儿、家庭的健康照顾者等。

（4）家庭价值观：指家庭成员在共同的文化背景下一起形成的意识或潜意识的思想、态度和信念。它影响家庭角色的分配方式及各家庭成员执行自己角色的方式。家庭价值观也影响各成员对自己健康状况或疾病的估价。家庭对预防疾病重要性的认识也影响家庭成员的健康行为。

2. 家庭外部结构 指家庭人口结构，即家庭的类型。

（二）家庭的功能

1. 情感功能 是形成和维护家庭的重要基础。全家人要建立起一家人的归属感，能感到彼此亲近，使每个成员都有足够的安全感。平时能经常沟通，彼此交换喜悦与不愉快，互相支持以满足家庭成员的情感需求。

2. 社会化功能 家庭可提供社会教育，帮助子女完成社会化的过程，并依据法律、法规和民族习俗，约束家庭成员的行为表现，对家庭成员辅以文化素质教育，培养其具有正确的人生观、价值观和信念。

3. 生殖功能　家庭的功能之一是生养子女,培养下一代。体现生物世代延续的本能与需要。

4. 经济功能　家庭的主要功能之一是经营生活,需要一定的经济资源,包括金钱、物质、空间等都要有适当的供给,以满足各方面的生活需要。

5. 健康照顾功能　要保护家庭成员的健康,并且在有人患病时提供多方面的照顾。一般家庭健康照顾方面应提供:适当的食物、居住条件和衣物;维持适合于健康的居家环境;有足以维持个人卫生的资源;进行健康、疾病与康复照顾;配合社区整体健康工作。

三、家庭生活周期与护理要点

家庭如同个人一样,也有其生活周期与发展阶段,从最初家庭的建立,到最后家庭的终结,大致可分为 7 个时期。

(一)第一期(新婚期)
一个刚组成的家庭,其新婚期发展的主题是夫妻间的亲密和自主关系,彼此分担,分享承诺与忠诚。

护理要点:

1. 双方适应及沟通。
2. 优生优育指导。
3. 心理咨询。

(二)第二期(婴幼儿期)
家庭中诞生了第一个小孩,此时期的重要内容是夫妻双方均增加了为人父、为人母的角色,夫妻关系需要重新调整,孩子的养育问题及原始家庭的关系改变。

护理要点:

1. 制定家庭计划。
2. 产前、产后保健。
3. 婴幼儿保健。
4. 增进父母抚育婴儿所需要的能力。

(三)第三期(学龄前期)
家庭中最大的孩子介于 30 月龄~6 岁。家庭的主要发展任务是儿童的身心发育及孩子与父母部分分离(上幼儿园)等。

护理要点:

1. 父母和儿童的心理指导。
2. 合理营养。
3. 监测和促进生长发育。
4. 疾病防治。
5. 防止意外事故。

(四)第三期(学龄期)
有学龄儿童的家庭人际关系渐趋复杂,家庭与学校间观念的冲突与问题亦增多,此期产生了家庭的主要发言人。

护理要点:

1. 防止意外事故及预防传染病的发生。
2. 协助孩子适应学校生活。
3. 关注儿童的身心发育。

4. 维持满意的家庭婚姻关系。

（五）第四期（青少年期）

孩子长大进入青春期，要求自我和独立表现，由于身体生长发育、第二性征出现，随之而来的种种问题需要解决，原始家庭中的父母也逐渐年长。

护理要点：

1. 家庭中要维持开放的亲子沟通。

2. 协助孩子认识自己的身体及发展自我认同。

3. 使孩子在自由和责任间取得平衡。

（六）第五期（子女离家期）

父母必须改变子女对他们的依赖，采取比较成熟的成人间相互依赖的方式；同时在家庭的次系统方面需再做调整，如父母将责任减轻所余出的时间用于发展有意义的爱好及兴趣。

护理要点：

1. 家庭婚姻的再调试。

2. 对高龄父母的照护。

3. 放手让孩子健康成长为年轻的成年人。

（七）第六期（家庭空巢期）

孩子成年另组家庭，原来的家庭只剩下夫妻两人，重新适应两人的生活、彼此照顾和养老成为此阶段的生活重心。

护理要点：

1. 稳固婚姻关系。

2. 面对更年期及慢性病防治。

3. 提供健康环境。

4. 培养休闲兴趣。

（八）第七期（家庭老化期）

老年家庭，最后经历退休、丧偶至家庭瓦解（双方死亡）为止，该期主要是维持自我的完整性，适应失落、面对丧偶及朋友亲人的逐渐离开，尤其是体质渐差，加之经济来源减少，对成年子女的依赖性增加。

护理要点：

1. 退休后角色改变与调适。

2. 对收入减少、健康状况衰退、配偶死亡的调适。

3. 维持满意的生活安排。

四、健 康 家 庭

（一）健康家庭的概念

健康家庭（healthy family）指家庭中每一个成员都能感受到家庭的凝聚力，它能够满足和承担个体的成长，维系个体面对生活中各种挑战的需要。健康家庭是真正发挥家庭功能，起到促进和保护家庭成员健康作用的家庭，是针对家庭整体而言，而不是针对每一位个体成员。

（二）健康家庭的特征

一般认为，一个健康家庭必须具备以下 5 个特征：

1. 良好的交流氛围 家庭成员能彼此分享感觉、理想，相互关心，使用语言或非语言的沟通方式促进相互了解，并能化解冲突。

2. 增进家庭成员的发展 家庭给其成员足够的自由空间和情感支持，使成员有成长的机会，能够随着家庭的改变而调整角色和职务分配。

3. 积极地面对矛盾及解决问题　对家庭负责任，并积极解决问题。遇不能解决的问题，不回避矛盾并寻求外援帮助。

4. 有健康的居住环境及生活方式　能认识到家庭内的安全、营养、运动、闲暇等对每位成员的重要性。

5. 与社区保持联系　不脱离社会，充分运用社会网络，利用社区资源满足家庭成员的需要。

知识链接

中国家庭规模的变化

我国家庭规模的总趋势是不断缩小的，1953年家庭规模平均为4.33人，1964年为4.43人，1982年为4.41人，1990年为3.96人，2000年为3.44人，2010年为3.10人，2020年只有2.62人。在家庭规模小型化的过程中，产生了大量的单亲家庭、单身家庭、独生子女家庭和独居老人家庭。

第二节　家庭健康护理程序

家庭健康护理程序是以家庭为单位的整体护理模式。社区护士在收集有关家庭健康资料的基础上，评估判断家庭健康问题，提出家庭健康护理诊断，结合家庭的需要和现有的资源拟定家庭健康护理计划，通过提供相应的指导与支持实施计划，然后评价家庭健康问题是否得到解决，由此决定是修改计划还是终止计划。

一、家庭健康护理评估

家庭健康护理评估是护士与家庭成员共同收集家庭的有关资料，分析家庭与个人的健康状况，确定家庭存在的健康问题和家庭的健康需要的过程。家庭评估主要通过家庭访视来进行，运用交谈法和观察法收集资料。

（一）家庭健康护理评估的内容和方法

1. 评估内容　家庭健康护理评估内容主要包括家庭基本资料、家庭中患病成员的状况、家庭发展阶段及发展任务、家庭结构和功能、家庭健康生活、家庭的资源和应对能力等。

2. 评估方法　家庭评估主要通过家庭访视来进行，运用交谈法和观察法收集资料。交谈法是通过与家庭成员的交谈，了解家庭状况和家庭成员间的关系、家庭成员的健康状况等。观察法主要观察护理对象的家庭环境、家庭成员间的交流沟通状况和家属如何照顾患病个体等。

（二）常用评估工具

常用的家庭健康护理评估工具有家系图、家庭关怀度指数、Friedman家庭评估表等。

1. 家系图　又称家庭结构图，是提供整个家庭构成及结构、家庭人口学信息、健康问题、家庭生活事件及社会问题事件的图示。家系图可以帮助社区护士迅速评估家庭基本情况、判断危及家庭健康的问题和家庭高危人员等，是社区护士迅速把握家庭成员健康状况和家庭生活周期等资料的最好的工具，也是家庭健康档案的重要组成部分。家庭结构图和家庭结构图常用符号见图3-1、图3-2。

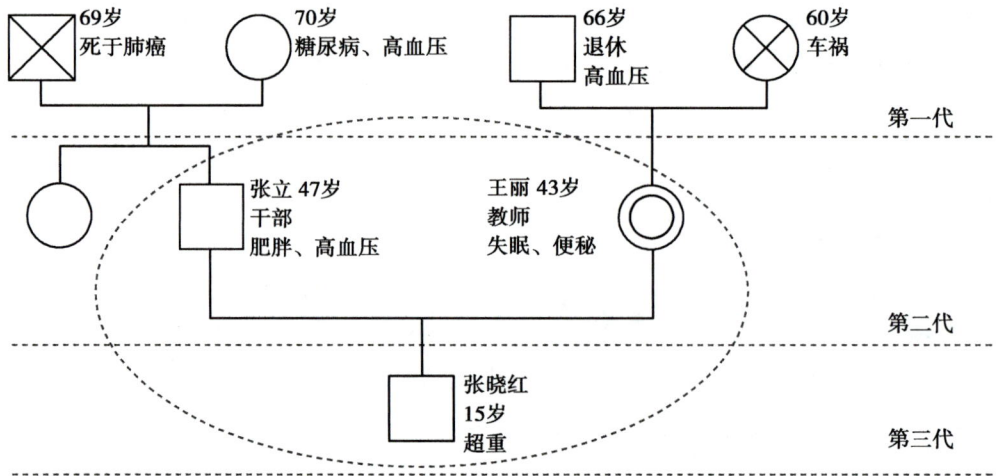

图 3-1　家庭结构图

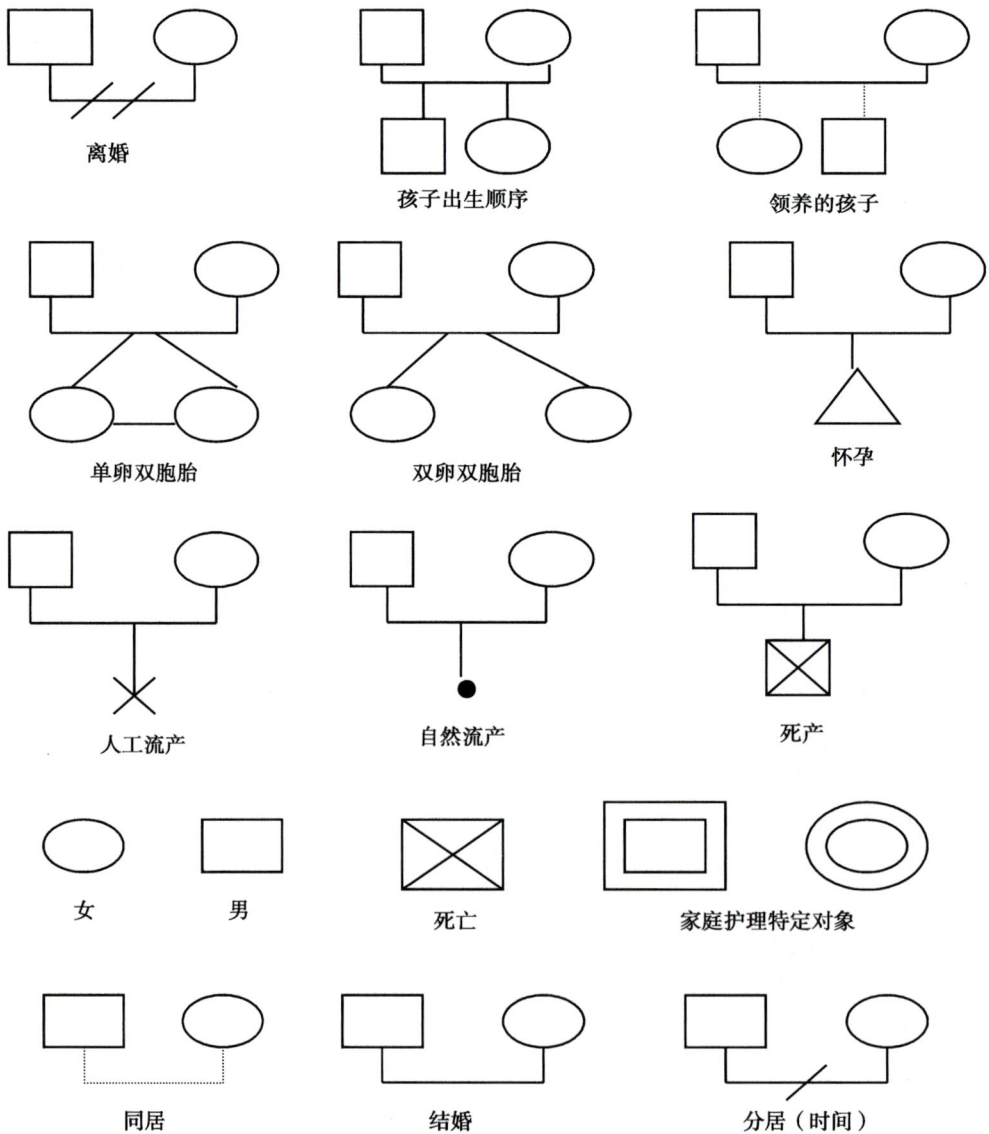

离婚

孩子出生顺序

领养的孩子

单卵双胞胎

双卵双胞胎

怀孕

人工流产

自然流产

死产

女　男　死亡　家庭护理特定对象

同居　结婚　分居（时间）

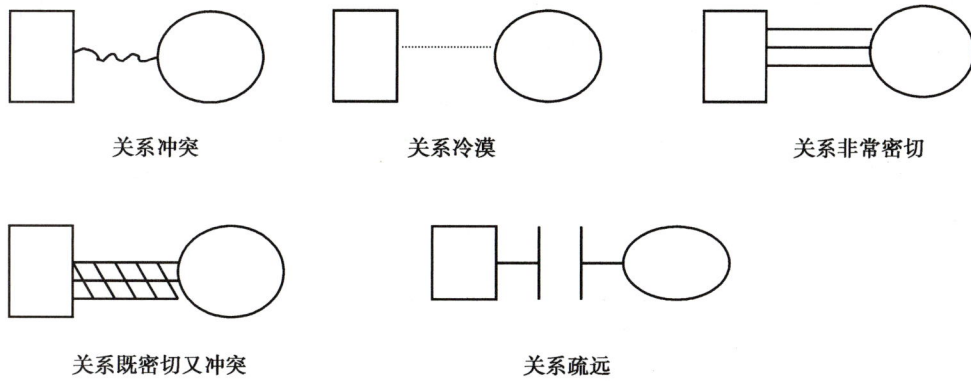

关系冲突　　　　　关系冷漠　　　　　关系非常密切

关系既密切又冲突　　　　　关系疏远

图 3-2　家庭结构图常用符号

2. 家庭关怀度指数　由史麦克史坦（Smilkstein）设计的家庭关怀度指数量表称为 APGAR 量表（A：adaptation，适应度；P：partnership，合作度；G：growth，成熟度；A：affection，情感度；R：resolve，亲密度）。APGAR 量表常用于快速了解和评价家庭功能，主要反映家庭中的个体对家庭功能的主观满意程度，不能完全反映家庭作为一个整体的功能状况。由于量表问题较少，易于回答，评分简单，可以粗略、快速地评价家庭功能，是最为常用的家庭功能评估方法。

APGAR 量表共有两个部分。第一部分测量个人对家庭功能的整体满意度，共 5 个题目（表 3-1），分为经常这样、有时这样、几乎很少 3 种程度，分别赋予 2、1、0 分。评分标准为：总分 7～10 分表示家庭功能良好，4～6 分表示家庭功能中度障碍，0～3 分表示家庭功能严重障碍。第二部分用以了解个人与家庭其他成员间的关系，分为好、一般、不好 3 种程度（表 3-2）。

表 3-1　APGAR 量表（第一部分）

维度	评估问题	经常这样	有时这样	几乎很少
适应度	当我遇到问题时，可以从家人处得到满意的帮助			
合作度	我很满意家人与我讨论各种事情及分担问题的方式			
成熟度	当我希望从事新的活动或发展时，家人都能接受且给予支持			
情感度	我很满意家人对我表达情感的方式以及对我情绪（如愤怒、悲伤、爱）的反应			
亲密度	我很满意家人与我共度时光的方式			

表 3-2　APGAR 量表（第二部分）

按密切程度将与您住在一起的人（配偶、子女、重要的人、朋友）排序			跟这些人相处的关系（配偶、子女、重要的人、朋友）		
关系	年龄	性别	好	一般	不好

如果您和家人不住在一起，您经常求助的人（家庭成员、朋友、同事或邻居）			跟这些人相处的关系（家庭成员、朋友、同事或邻居）		
关系	年龄	性别	好	一般	不好

3. Friedman 家庭评估模式 包括7个方面共计34项内容（表3-3）。使用时应根据家庭具体情况选择评估内容，并不需要覆盖所有内容。

表3-3 Friedman家庭评估表

评估项目	评估内容
家庭一般资料	1. 家庭住址及类型 2. 家庭成员的职业、年龄、教育程度 3. 家庭成员的生活习惯（饮食、睡眠、家务、育婴、休假） 4. 家庭经济（主要的收入来源、医疗保险等） 5. 家庭成员的健康状况及家族史 6. 家庭健康管理状况 7. 住宅环境（对家庭成员的健康有无危险） 8. 社区环境（与邻居和友人的交往、有无社会保健设施） 9. 家庭文化背景、宗教信仰、社会阶层
家庭中患病成员的状况	1. 疾病的种类和日常生活受影响的程度 2. 愈后状况的推测 3. 日常生活能力 4. 家庭角色履行情况 5. 疾病带来的经济负担
家庭发展阶段及其发展任务	1. 家庭目前的发展阶段及发展任务 2. 家庭履行发展任务的情况
家庭结构	1. 家庭成员间的关系（患者与家庭成员间、家庭成员间） 2. 沟通与交流（思想交流、情感交流、语言交流） 3. 家庭角色（原有角色和变化后角色） 4. 家庭权力 5. 家庭与社会的交流（收集和利用社会资源的能力） 6. 价值观与信仰
家庭功能	1. 家庭成员间的情感 2. 培养子女社会化的情况 3. 家庭的自我保健行动
家庭与社会的关系	1. 家庭与亲属、社区、社会的关系 2. 家庭利用社会资源的能力
家庭应对和处理问题的能力与方法	1. 家庭成员对健康问题的认识（疾病的理解和认识等） 2. 家庭成员间情绪上的变化（不安、动摇、压力反应） 3. 家庭战胜疾病的决心（家庭成员参与护理情况等） 4. 应对健康问题的方式（接受、逃避、角色转变与调整等） 5. 生活调整（饮食、睡眠、作息时间） 6. 对家庭成员健康状况的影响（疲劳、失眠、精神压力性疾病） 7. 经济影响

二、家庭健康护理诊断

家庭健康护理诊断是社区护士对家庭目前存在的或潜在的主要健康问题进行判断的过程。

家庭健康护理诊断的步骤如下：

（一）列出家庭健康护理问题

在全面评估的基础上，社区护士能够了解家庭的基本情况，并从中发现影响家庭健康的主要问题，这些问题可能来自患病的家庭成员未被满足的照顾需要、疾病对整个家庭的影响、家庭在特定发展阶段未完成的任务、某些方面的家庭功能未正常发挥等，社区护士需逐一列出这些问题。

（二）形成家庭健康护理诊断

在列出家庭健康护理问题以后，会发现这些问题涉及家庭中的个人、家庭内部成员之间、家庭与社区之间等，结合家庭的具体需要，考虑护理措施能否解决此问题，做出家庭健康护理诊断。每个诊断通常包括 3 个部分：问题（problem，P）、表现（symptom & sign，S）和原因（etiology，E）。根据北美护理诊断协会的分类，与家庭健康护理相关的护理诊断举例如下：个人与人际层面：个人应对无效、角色执行无效、自我照顾缺陷、母乳喂养无效、照顾者角色受限、社交受损等；家庭层面：家庭功能障碍、家庭关系/功能改变、家庭应对无效等。社区护士可以根据每个家庭的实际情况灵活地确定一些具体的护理问题，即使这些问题不能用现有的护理诊断进行概括。

（三）确定家庭健康护理诊断的优先顺序

社区护士应当从有利于家庭自身应对、处理疾病和健康问题的角度判断是否提供援助、什么时候提供及提供援助的方式。当家庭健康护理诊断不止 1 个时，社区护士需要判断解决每个问题的轻重缓急及处置的优先次序。

三、家庭健康护理计划

家庭健康护理计划是以家庭健康护理诊断为依据，充分发挥家庭资源优势，确定家庭健康护理目标和选择家庭健康护理措施的过程。

（一）确定家庭健康护理目标

家庭健康护理目标指在实施护理干预后，家庭成员在认知、行为及情感上的改变，以及家庭在角色关系、内部沟通、整体功能发挥、发展任务完成等方面的改变，可分为长期目标和短期目标。长期目标指相对较长时间（如数周、数月）才能实现的目标，短期目标指在较短时间（如几天、几小时）能够达到的目标。目标的确立需要考虑家庭成员的意愿、家庭的特点和实际条件、社区护士自身的能力及社区可利用的资源等。确定目标时应考虑以下几点：①按问题的急缓和难易程度排序目标；②选择具有可行性的目标；③家庭成员的意愿优先，要切实考虑和尊重家庭成员的意见；④要根据出现的情况，及时调整目标。

（二）制定家庭健康护理计划

1. 制定原则　在制定家庭健康护理计划时应遵循以下原则：①互动性：即家庭成员要参与护理计划的制定；②特殊性：即使相同的健康问题，也会因家庭的不同而采用不同的护理措施；③实际性：应考虑时间和资源限制及家庭结构的不同，设立切合实际的目标和护理计划；④意愿性：要考虑家庭成员的想法、价值观和健康观念；⑤合作性：要与其他社区卫生工作人员合作，并充分有效地利用社区资源。

2. 计划内容　家庭健康护理计划应包括护理干预计划和护理评价计划。护理干预计划重点解决"4W1H"（when、where、who、what、how），即什么时候、在哪里、谁去做、做什么和怎样做的问题。护理评价计划可以依据家庭健康护理的目标和行动计划来制订，社区护士应当考虑什么时候评价、评价什么内容、采用什么样的评价方法和评价工具，以了解护理措施的执行情况、是否有效和是否达到预期目标等，为继续执行、修改或终止行动计划提供依据。

四、家庭健康护理实施和评价

（一）家庭健康护理实施

家庭健康护理实施是根据家庭健康护理计划付诸实践的过程。实施的内容可以概括为 3 个方面：帮助个体家庭成员、促进家庭内部互动、增强家庭与社会的联系。而 Smith 把家庭作为护理对象，将实施内容归纳为以下 5 个方面：

1. 帮助家庭应对疾病   社区护士通过提供信息、实际支持和情感支持，帮助家庭顺利地应对危机，如介绍疾病相关知识、教会患者及家属护理技能、提供患者和家属表达情感的机会、联系当地的患者互助组织及提供一些具体的护理照顾（给氧、静脉输液、伤口换药等）。同时，社区护士应挖掘家庭内部的资源和优势，有意识地引导家庭思考压力的意义和应对方法，必要时建议应对的策略。

2. 教会家庭适应发展性改变   当家庭面临发展性的转变时，需要学习新的知识和技能以适应家庭发展阶段的改变。如当家庭的第一个孩子出生时，父母需要学习正确的育婴知识和必要的技能。社区护士能够预见性地提供教育和指导，帮助家庭提前做好准备，应对即将来临的转变。

3. 帮助家庭获得所需资源和支持   社区护士能够帮助家庭充分利用内外资源和增强可获得的社会支持。首先，社区护士了解家庭内外资源，特别是社区内的互助团体、政府的福利政策、医疗资源等，应帮助家庭确认和使用这些资源。其次，社区护士采用推荐转诊、电话随访、入户访视、介绍参加社区自助小组等方式，帮助家庭增强其社会支持网络，包括正式的支持网络（卫生保健专业人员）和非正式的支持网络（朋友、邻居、社会团体等）。

4. 促进家庭的内部改变   当家庭内部原有的运作模式已经不能够适应家庭发展或环境改变的要求时，社区护士需帮助家庭成员依据其价值观和想法做出决定和选择，促成积极的家庭改变，帮助家庭建立新的运作模式。

5. 帮助家庭维持健康的生活环境   工业化过程中带来的环境改变已经不可避免地影响到了家庭的健康，如空气污染、水污染、家装过程中的甲醛污染、食品安全问题等，社区护士通过教会家庭调整室内环境的方法、向家庭介绍可能影响健康的环境因素及防范的方法、向政府部门提出改善环境的建议等方式，促进并维护家庭环境的健康。

（二）家庭健康护理评价

家庭健康护理评价是对护理干预措施是否满足家庭健康相关需要和解决家庭健康问题的判断，以确定相应护理措施的价值和有效性。评价包括过程评价和结果评价。

1. 过程评价   过程评价是对家庭健康护理过程中评估、诊断、计划、实施等不同阶段进行的评价，其目的是指导护理目标和护理措施的调整。

（1）评估阶段：评估收集的资料是否完整、是否有利于确定家庭健康问题。

（2）诊断阶段：评价护理诊断是否反映家庭主要健康问题。

（3）计划阶段：计划制定是否考虑到家庭资源、全体家庭成员对计划的态度等。

（4）实施阶段：计划是否顺利执行、有无障碍及导致障碍的因素等。

2. 结果评价   结果评价是对家庭健康护理措施是否达到预定目标的总评，从而决定终止、修改或继续家庭健康护理计划。

（1）对家庭中的个体健康的评价：家庭中患病的个体是家庭健康护理的重点对象，评价内容包括：①家庭健康护理措施对患病个体的影响、个体的健康状态和生活质量；②患者及家属对疾病的了解程度；③个体对护理措施的满意程度等。

（2）对家庭成员间互动的评价：把家庭看作一个整体来评价，了解家庭是否能够有效发挥其功能和解决自身存在的问题。内容包括：①家庭成员的相互理解情况；②家庭成员间的交流情况；③家庭成员的亲密度和爱心；④家庭成员判断和决策问题的能力；⑤家庭的角色分工。

（3）对家庭与社区关系的评价：评价家庭对社区资源的利用情况和家庭成员改善家庭环境的努力情况。

第三节　家庭访视

一、概　　述

（一）定义

家庭访视简称家访，指为了促进和维持个体和家庭的健康，在服务对象家里进行有目的的交往活动。它是开展社区护理的重要手段。

（二）目的

护士通过家庭访视，实地了解家庭环境、设备、家庭成员的健康状况、家庭结构、家庭功能，从而发现家庭的健康问题，运用家庭的内在资源和外在资源，执行护理活动，解决家庭的健康问题。

（三）类型

1. 预防性家访　目的是预防疾病和促进健康，主要用于妇幼保健性家访与计划免疫等。

2. 评估性家访　目的是对照顾对象的家庭进行评估。常用于对有家庭危机或心理问题患者的家庭及老年、体弱或残疾人的家庭环境考察。

3. 连续照顾性家访　目的是为患者提供连续性的照顾，定期进行。主要用于患有慢性病或需要康复护理的患者及肿瘤晚期与临终患者。

4. 急诊性家访　家庭成员出现意外的伤病或家中患者出现紧急情况和临时问题。

（四）优点

1. 家庭场所为照顾个体提供更多的机会，同时有利于指导家庭成员的参与。

2. 大多数人更愿意在家里接受照顾。

3. 能够观察和考虑与健康有关的环境因素，如住房状况、经济状况、环境因素等。

4. 人们在自己熟悉的环境中容易接受信息，更能理解生活方式对健康的影响。

5. 患者在家中接受护理，可减少医疗支出。

（五）缺点

1. 护士入户家访路途需花费时间。

2. 与在医院提供服务相比，工作效率低。

3. 家庭中可能存在一些不利于工作的因素，护士难以控制。

4. 过于密切的家访可能造成家庭的抵触或恐惧心理。

5. 护士的安全问题。

二、社区护士与服务家庭的关系

（一）社区护士与服务家庭关系的建立

与服务家庭建立护士-服务对象的关系对社区护理非常重要。这种关系的建立过程包括开始阶段、工作阶段和结束阶段。每个阶段都要经过一系列护士与服务家庭的接触，如家访或电话联系等。

（二）社区护士与服务家庭的关系特点

社区护士和服务对象的关系与医院护士和患者的关系有所不同。在家庭护理中，环境因素受服务对象的控制，护士被看作客人。另外，护士与家庭的服务关系持续时间较长，因而具备以下特点：

1. 家庭对家访有较多的控制力　家庭成员可以明显地拒绝合作，设立访视时间或决定是否同意护士进入他们的家。同样，护士对访视新的家庭有时也存在焦虑，担心被拒绝或家庭不配合。

2. 护理目标多为长期　如家庭中的临终关怀护理有时需要半年甚至更长时间；一个刚诊断为糖尿病的患者，需要长时间调整用药、饮食及生活方式。通过长时间的护理，加深对家庭的了解，与家庭分享经验，更好地观察护理效果。

3. 护士的服务活动与家庭成员的行为相互依赖　家庭成员对其健康有更大的控制力，护士和家庭欲获得长期的成功，需要建立共同的目标并相互配合。特别是在家庭遭遇紧急情况时，护士应考虑家庭承受的压力水平、解决问题的能力及可利用的资源等，为家庭做出合理的安排，提供适当的帮助，以加强护士与家庭的关系。

（三）护士与服务家庭应遵循的原则

1. 社区护士的服务对象强调的是整个家庭。
2. 健康服务应包括整个健康范围的需求和三级预防。
3. 家庭在有关其健康决策时有自主性。
4. 护士在服务家庭中是客人。

三、家庭访视的过程

（一）访视前准备

1. 确定访视对象，熟悉家庭一般情况及家访目的。
2. 通过电话与家庭联系，约定访视时间，了解确切地址、路径，并简要了解服务对象的状况。
3. 确定家访计划后，护士须详细阅读服务对象的健康档案。
4. 根据访视目的准备访视护理箱，基本用物有体温计、血压计、听诊器、手电筒、量尺、剪刀、止血钳、酒精、棉球、纱布、无菌手套、塑料围裙、口罩、帽子、工作服、地图、家庭护理手册等；必须规范注射器、针头、滴管、常用药物等。
5. 记录并核定家访的住户名称及访视时间安排。

（二）访视阶段工作

1. 与家庭成员进行交谈，首先讨论一些轻松的话题，以使双方放松，然后谈论有关家访的目的。
2. 访视过程应按护理程序进行，先做家庭成员个别评估，再做家庭评估，最后制定护理计划。
3. 准备实施护理计划，注意保持护理包的清洁，避免污染，并使其得到最大限度的应用。
4. 实施护理措施，进行护理操作，也可借助家里的某些物品配合操作，同时对家庭成员进行健康教育。
5. 整理用物，洗手后简要记录访视情况。
6. 根据访视对象健康问题的轻重缓急预约下次访视时间。

（三）访视后工作

1. 做好家访有关护理记录，书写阶段性访视报告，分析护理效果和预后，分析家庭关系和相互作用,提出解决问题的策略和方法,分析和总结服务的成败与经验。

2. 整理家访中收集的信息,对于新问题,护士可更改护理计划。

3. 与其他相关健康工作人员交流服务对象的情况,如个案讨论、汇报等。若现有的资源不能满足服务对象的需求且问题不在社区护士的职责和能力范围内,应为服务对象做转诊安排。

4. 访视对象的健康问题已解决,即可停止访视。

(四)家庭访视的注意事项

1. 着装　穿着适合社区护士身份的职业服装,选择整洁、协调、便于工作的服装。

2. 态度　合乎礼节,大方且稳重,能表示出对访视家庭的关心和尊重。

3. 预约　原则上需先与家庭预约,在访视前再次核对访视时间。如果预测可能因为预约使家庭有所准备而掩盖想要了解的真实情况时,可以进行临时性突击访视。

4. 介绍　初次访视时,要向访视对象进行自我介绍,与访视对象确认住址和姓名。向访视对象介绍来访的目的。为更好地收集主观资料,要仔细倾听患者和家属的主诉。

5. 记录　对收集到的主观及客观资料进行记录,注意只记录重点内容,不要为了记录而记录,忽略了访视对象的谈话。

四、社区护士的安全管理

对于社区护士而言,家庭访视比临床护理更容易出现安全问题,所有家访护士必须重视安全问题。

(一)自我保护原则

护士在家访时有可能遇到有敌意、发怒、情绪反复无常的服务对象,而且不能控制周围的陌生环境,故应采取以下安全措施:

1. 在家庭访视前尽可能通过打电话与家庭取得联系,确认住址、方向及如何到达。

2. 穿着合适、得体,或按单位规定穿制服,穿舒适的鞋,必要时能够跑动。不要佩戴贵重的首饰。

3. 随身携带身份证、工作证及少量零钱,以备打电话等急用。

4. 家访前与机构其他人员一同计划行程,包括家访的时间、走访家庭的姓名、地址、电话及交通工具等。

5. 尽量避免前往偏僻的场所或偏远的地方。如果必须去,则需有1个陪同人员。

6. 护士对家访有斟酌决定的自由,家访时先评估屋内是否安全,再决定是否进入屋内。

7. 护士在服务对象的家中发现不安全因素,如打架、酗酒、吸毒、有武器等,可立即离开。

8. 护理箱应放在护士的视野内,不用时盖好。

9. 只在计划好的时间内进行访视,如有例外应得到机构的同意。

(二)处理危险情况的原则

在家访时可能遇到现存危险或潜在危险,当护士家访时遇到家庭打架或有人手持武器等不安全情况,应遵循以下两个原则:

1. 保护家庭成员的安全　如果走访家庭中有人可能遭遇较大的危险或正在受伤,可先借机离开再报警;如果已有人受伤,则须立即通知急救中心。

2. 保护自身安全　在家访过程中遇到险情,若感觉自己的存在会使情形更加恶化时,当离开该家庭;同时可向走访家庭要求更换家访时间,并向机构通报此事。

第四节 居家护理

一、概　述

居家护理是患者在熟悉的家庭环境中接受医疗和护理,是为充分满足患者的医疗和护理需求而提供的服务。居家护理是适应大众需求的一种主要的社区护理工作方法,是住院服务的院外补充形式,在提高社会效益和经济效益方面发挥着重要作用。

(一)定义

居家护理是在有医嘱的前提下,社区护士直接到患者家中,应用护理程序,向社区中有疾病的个人(即出院患者)或长期家庭疗养的慢性病患者、残疾人、精神障碍者提供连续的、系统的基本医疗护理服务。我国多以家庭病床的形式进行居家护理。

(二)目的

1. 患者得到连续的治疗和护理,在出院后仍能获得完整的照顾,增进患者及家属的安全感。
2. 患者的生活更为方便,增强其自我照顾的意识和能力,维护尊严,提高生活质量。
3. 增强家属照顾患者的意识,使其学会相关的护理知识与技能,并维持家庭的完整性。
4. 减少家庭的经济负担,防止并发症的发生,延缓疾病的恶化,降低复发率及再住院率。
5. 扩展护理专业的工作领域,促进护理专业的发展。通过以护理为主导的工作方式,提高护理人员的成就感,肯定护理人员的专业形象,促进护理走向企业化经营。
6. 缩短患者住院时间,增加病床的利用率,降低患者的医疗费用。

(三)对象

1. 居家疗养的慢性病患者,如冠心病、高血压、肺源性心脏病、糖尿病、溃疡性结肠炎、先天畸形、慢性肾衰竭、骨和关节病变需要牵引和卧床者等。
2. 出院后病情已稳定但还需要继续治疗或康复的患者,如术后患者、脑血管意外和高位截瘫患者等。
3. 重症晚期(如癌症晚期)不希望住院而在家中进行化疗和缓解等支持疗法的患者。
4. 需要康复护理的残疾人,如高位截瘫患者、先天畸形或后天伤病造成功能障碍或残疾者。

二、居家护理的形式

居家护理主要有两种形式,即家庭护理服务中心和家庭病床,家庭病床是我国常用的居家护理形式。

(一)家庭护理服务中心

家庭护理服务中心是对家庭中需要护理服务的人提供护理的机构。一些发达国家已有这种机构,美国称之为家庭服务中心,日本称之为访问护理中心。

1. 机构设置　家庭护理服务中心一般由社会财团、医院或民间组织等设置。其经费独立核算,经费来源主要是护理保险机构,少部分由服务对象承担。

2. 工作人员　其工作人员固定,由主任 1 名,副主任 1 名,医师 1~2 名,社区护士数十名,护理员和家政服务员数十名,康复医师数名,心理咨询医师 1 名和营养师 1 名组成。其中,中心的主任和副主任多由社区护士担任,有些地方由医师担任。

3. 服务方式　首先由申请者到服务中心提出申请,服务中心接到申请后,由社区护士到申请者家中访视,进行评估。评估内容包括需要进行哪些护理、是否需要医师的诊查、家庭环境如何、是否需要改善患者的生活环境、是否需要社区市政的帮助、是否需要康复医师的服务、是否需要心理咨询医师的介入、是否需要护理员进行生活护理、是否需要家庭服务员进行家庭服务等。

（二）家庭病床

家庭病床出现于 20 世纪 50 年代,首先出现的是专科家庭病床,随后很快扩展到各类疾病的家庭病床,是我国主要的居家护理形式。

家庭病床的建立促进了医疗资源的有效利用和重新分配,可以加快医院的病床周转率,降低患者的住院费用、减轻经济负担,保持治疗的连续性,降低住院交叉感染的风险。但由于前往各个家庭进行护理需要大量护士、紧急情况抢救受限、经费支出较大等弊端,开展起来存在一定的困难,目前形成了多数家庭病床侧重治疗,而预防疾病、促进健康和增进健康的工作开展不够的局面。

1. 机构设置　目前多在综合医院负责的地段内建立家庭病床。近年来出现了设置在社区卫生服务机构的家庭病床,并有逐渐增多的趋势。综合医院设立的家庭病床其患者的诊疗费由基本医疗保险承担,但其经营费用并非独立核算,一般纳入医院的整体规划。社区卫生服务机构的家庭病床经费多数由服务对象个人承担;最近有部分地区的家庭病床加入当地的医疗保险,诊疗费按规定由医疗保险承担,巡诊费等由服务对象自理,每次 15~20 元不等,由中心独立经营。

2. 工作人员　家庭病床的工作人员多不固定,一般由医院派遣病房或门诊的医师和护士到服务对象家中进行诊疗和护理。

3. 服务内容

（1）建立家庭病床病历,制定具体的治疗、护理方案。

（2）定期访视、送医送药,提供各种必要的检查、治疗。

（3）向医生报告病情变化。

（4）指导建立合理的生活、营养、运动等制度,以促进患者康复。

（5）指导有关隔离消毒的措施。

（6）并发症的预防和治疗。

（7）介绍家庭护理的目的并指导患者或家属正确使用家庭医疗器械。

（8）褥疮的处置和预防。

（9）卫生防病保健知识宣传。

4. 家庭病床的管理制度

（1）建床制度:列为家庭病床的患者,在征得患者和家属同意、经门诊或出诊医生诊治后,认为需连续出诊两次或两次以上并需继续治疗的,可通知家庭病床科(组),由主管医生做出决定,开具建立家庭病床通知单,并办理建床手续。由具体经办人填写家庭病床登记册(登记项目包括总编号、科床号、姓名、年龄、地址、工作单位、联系人、建床诊断日期、转归、医师姓名等),并填写家庭病床一览表卡片、索引卡和通知家庭病床经管医师。

（2）查床制度:经管医师在接到建床通知后应尽快视诊患者,在 24 小时内完成建床病史,并及时做出处理措施。根据患者的病情决定查床次数,一般每周 1~2 次,病情多变或重病者应增加查床次数,疑难或危重患者要及时向上级医师汇报。有条件的单位可进行分科二级查床,即由各科的主治医师或高年资医师负责,不具备分科二级查床条件的则由家庭病床科(组)长负责。对新建床的查床要在 3 天内进行,要审查经管医师的诊断和治疗计划,指导并修改病历;对原有病床每天查床不得少于 1 次,要了解患者的病情和治疗效果,及时修正和补充诊疗措施,做好质量把关和带教工作。查床时应仔细询问病情,进行必要的检查与治疗,注意患者的心理、饮食、卫生、环境条件等,并向家属说明注意事项和护理要点。对危重患者要做好转院准备。在查床的过程中要做好病程记录和治疗记录。

（3）撤床制度：患者经治疗病情痊愈、好转、稳定，或治疗告一段落，不需要继续观察时，由经管医师决定、上级医师同意后，可予以撤床，开具撤床证明，到指定部门办理撤床手续。撤床时，经管医师及护士应向患者及其家属交代撤床后注意事项和撤床小结，并填写索引卡。若病情不宜撤床，但患者或家属要求撤床，如劝解无效，可自动办理撤床手续，并将自动撤床情况记录于撤床小结中。

（4）护理工作制度：护理人员应热情主动地为患者服务，认真执行医嘱，及时上门进行各项治疗和护理工作。护理人员上门服务时，应取得患者及家属的配合，并指导患者及家属做好力所能及的日常生活护理。按照护理操作常规进行各项护理。执行医嘱和进行各种治疗时，应仔细核对，严格执行无菌操作，并向患者及家属交代注意事项和出现问题的处理方法，必要时增加上门巡视次数。上门进行家庭治疗和护理时，应仔细观察患者的病情变化和心理变化，发现问题及时通知主管医师进行处理，并配合家属做好患者的心理护理。

5. 家庭病床的护理程序　家庭病床护理时，社区护士应以患者为中心、以家庭为单位，在护理对象的家中实施护理，护理的宗旨是以护理程序为框架、向服务对象提供身心全面、系统、整体的护理。护理程序的步骤如下：

（1）评估：通过与服务对象及家属的交谈、查体及参阅其他医务人员的记录等手段对服务对象（包括个人和家庭）的有关资料与信息进行评估。

（2）诊断：对收集的资料进行分析、整理，确定服务对象（包括个人和家庭）的需求或健康问题。

（3）计划：根据服务对象健康问题的轻重缓急程度给予排序，最急需解决的健康问题优先排列顺序后，设立长期目标和短期目标，根据目标制定相应的护理措施。

（4）实施：社区护士到服务对象家中，依据护理计划所设计的护理措施进行护理，同时对家庭进行教育以配合实施护理。护理操作后将病情及治疗、护理情况记录于护理病历中。

（5）评价：评价是否达到护理目标，如目标已达到，则可终止护理活动，若未达到目标，需修改护理计划或改变护理措施。对病情严重者，应及时汇报上级医生会诊，调整治疗及护理方案。

知识链接

家 庭 病 床

　　家庭病床是医疗单位对适合在家庭条件下进行检查、治疗和护理的某些患者在其家庭就地建立的病床，既有利于促进患者的康复，又可减轻家庭经济和人力负担。家庭病床的建立使医务人员走出医院大门，最大限度地满足社会医疗、护理需求；服务的内容也日益扩大，包括疾病普查、健康教育与咨询，预防和控制疾病的发生、发展，从治疗扩大到预防，从生理扩大到心理，从技术活动扩大到社会活动，从医院内扩大到医院外，形成了一个综合的医疗、护理体系。

（三）居家护理需满足的条件

无论哪种形式的居家护理，都需要满足以下条件，才能得到良好的发展。

1. 患者的家中必须有能承担照顾责任的人。因为护士只能定期到家中进行护理和指导，居家护理主要依赖患者自己和家属。

2. 护理经费纳入相关的保险是居家护理的基本保证。

3. 有明确的经营方向和资源管理方法。

4. 建立健全的转诊制度。要有明确的制度规定,如居家患者病情变化需要住院时如何办理住院、需要继续治疗和护理的患者出院后如何获得居家护理等。

(徐国辉　曹　丹)

？　复习思考题

1. 简述家庭生活周期与护理要点。
2. 简述家庭健康护理评估的内容和方法,以及评估工具的应用。
3. 简述社区护理人员在家庭访视过程中应对危急情况的原则。

ER-3-3

扫一扫,测一测

第四章　社区常用中医护理原则及方法

学习目标

　　掌握饮食护理、生活起居护理、情志护理的原则及方法;掌握常用中医护理技术的概念、操作方法和注意事项。熟悉常用中医护理技术的适应证。了解饮食的分类。

　　中医护理是中医学的重要组成部分,它以中医理论为指导,结合预防、保健、康复等医疗活动,对患者及老、弱、幼、残疾等特殊人群加以照料,并施以独特的护理技术,以维护人类健康。目前我国的社区卫生服务体系已初具规模,中医药健康管理服务项目已纳入基本公共卫生服务项目中,社区护理的健康观、预防观与中医护理的整体观、预防观不谋而合。中医护理技术以其简、便、效、廉等独特优势很好地适应社区卫生服务功能,深受广大社区群众的青睐,应用前景广泛。

　　《中医药健康管理服务规范》(2013年)要求,开展中医药健康管理服务的乡镇卫生院、村卫生室和社区卫生服务中心(站)每年应为65岁及以上老年人提供1次中医药健康管理服务,在中医体质辨识的基础上对不同体质的老年人从情志调摄、饮食调养、起居调摄、运动保健、穴位保健等方面进行相应的中医药保健指导;对辖区内居住的0~36月龄儿童,应向其家长提供儿童中医饮食调养、起居活动指导,并在儿童6月龄、12月龄时给家长传授摩腹和捏脊方法,在18月龄、24月龄时传授按揉迎香穴、足三里穴的方法,在30月龄、36月龄时传授按揉四神聪穴的方法。

思政元素

全面提升基层中医药服务能力

　　2015年,国务院印发《全国医疗卫生服务体系规划纲要(2015—2020年)》,提出:充分发挥中医药"治未病"和养生保健优势,发展社区健康养老服务,提高社区卫生服务机构为老年人提供日常护理、慢性病管理、康复、健康教育和咨询、中医养生保健等服务的能力,鼓励医疗机构将护理服务延伸至居民家庭。

　　2016年,国务院印发《中医药发展战略规划纲要(2016—2030年)》,提出:完善覆盖城乡的中医医疗服务网络,促进中西医结合和民族医药发展,放宽中医药服务准入,推动"互联网+"中医医疗。使中医服务机构服务的范围得到拓展。

　　2016年,中共中央、国务院发布《"健康中国2030"规划纲要》,提出:在乡镇卫生院和社区卫生服务中心建立中医馆、国医堂等中医综合服务区,推广适宜技术,所有基层医疗卫生机构都能够提供中医药服务。

　　2022年,国务院印发《基层中医药服务能力提升工程"十四五"行动计划》,指出:到2025年,社区卫生服务中心和乡镇卫生院中医馆实现全覆盖,鼓励有条件的地方对15%的社区卫生服务中心和乡镇卫生院中医馆完成服务内涵建设。

从国家战略层面对基层中医药卫生事业发展提出新的要求。基层医疗卫生机构应立足新发展阶段、贯彻新发展理念，全面提升中医药在治未病、医疗、康复、公共卫生、健康教育等领域的服务能力，持续提高基层中医药服务的可及性、便捷性、公平性，为健康中国建设和乡村振兴做出新贡献。

第一节　常用饮食护理的原则及方法

　　饮食是人体五脏六腑、四肢百骸得以濡养的源泉，是精、气、血、津液的重要来源，是维持人体生长发育和新陈代谢的必要条件。合理膳食是促进疾病痊愈和身体康复的重要环节。加强社区人群的饮食指导，科学安排饮食，养成良好的饮食习惯，使饮食与病、药及治则相宜，与四时气候相宜，以起到养生康复、促进疗效的作用。饮食调护在社区家庭中简单易行，应加以普及。

一、饮食护理的原则

　　饮食护理要遵循辨证施护的原则，时刻注意保护胃气，达到恢复正气、疗疾祛病、改善机体功能的目的。

　　（一）按时定量，种类多样

　　1. 定时进食　与脾胃弛张有序的运化功能相符，有利于消化吸收功能有节奏地进行。反之，食无定时，或饥而不食，或暴饮暴食，均会损伤脾胃，使消化能力减弱，食欲逐渐减退，损害身体健康。

　　2. 定量进食　饮食定量一是保证生命活动的需求，二是控制在脾胃运化功能承受范围之内。不可过饥过饱，切忌暴饮暴食。过饥则营养不足，正气日衰，影响疾病康复；过饱或暴饮暴食则加重胃肠负担或损伤脾胃，影响消化吸收和营养物质的输布，同样影响疾病康复。

　　3. 种类多样　饮食应多样化，不可偏食。不同食物中所含营养成分不同，因此合理搭配食物可获得均衡的营养，满足各种生理活动的需要。

　　（二）因时制宜，因人制宜

　　1. 因时制宜　根据春、夏、秋、冬四时气候变化合理调配饮食。春夏之季，阳长阴消，气候由温和逐渐转为炎热。春季饮食宜辛温升散，夏季宜清淡、生津、解暑为佳；秋冬之季，阴长阳消，气候由凉而寒，秋季饮食应以滋阴润肺为主，冬季应以滋阴潜阳、热量较高的食物为佳。

　　2. 因人制宜　根据年龄、体质、性别调配饮食。人的年龄有老幼，消化能力有强弱，体质有强弱，体型有胖瘦，故饮食护理要因人而异。

　　（三）辨证施食，调和气味

　　1. 辨证施食　在辨证的基础上，结合食物的四气五味，给予患者补虚泻实、调整阴阳的饮食护理，如表证用解表饮食、便秘用通便饮食、虚证用补虚饮食等。

　　2. 调和四气　指寒热温凉调和。根据食物寒热温凉的不同性质，结合春夏秋冬四季的寒暑变化，科学调配适合于病症的饮食，寒证用热性饮食、热证用寒性饮食。

　　3. 调和五味　根据食物的酸、苦、甘、辛、咸五味对人体的作用调和五味，不可偏嗜。五味与五脏有密切关系，即酸入肝，苦入心，甘入脾，辛入肺，咸入肾。五脏的阴精来源于饮食五味，但五味太过又可损伤五脏。因此，五味应调和适当，与病变相宜，能辅助治疗，促进疾病好转。

（四）卫生清洁，习惯良好

1. 卫生清洁　饮食不洁可导致胃肠疾病或加重原有病情，故应注意食品购置、加工、保存各环节的卫生。

2. 习惯良好　养成良好的进食习惯。进食宜和缓，细嚼慢咽；进食宜专心，注意力集中；进食宜愉悦，选择良好的用餐环境并保持愉快的心情；食后要漱口，保持口腔清洁卫生；夜晚睡前不宜进食。

二、饮食护理的方法

（一）饮食调理

1. 根据不同病证给予合适饮食　疾病有寒热、虚实、阴阳、表里之别，社区护士应根据患者的病情，指导其选择不同属性的食物，以配合"虚则补之""实则泻之""寒者热之""热者寒之"的治疗原则。不同药物的性味、功能、主治不同，食物同样具有各自的性味、功能和主治，饮食调理应以辨证为依据。

（1）热证：宜清热、生津、养阴，选择寒凉和平性食物，忌辛辣、烟酒及温热性食品。

（2）寒证：宜温里、散寒、助阳，选择温热食物，忌生冷、寒凉食物。

（3）虚证：宜补虚益损，选择补益类食物。阳虚者宜温补，忌寒凉食物；阴虚者宜清补，忌温燥食物；气虚者可随病证不同辨证施食。虚证患者多脾胃虚弱，进补时不宜使用滋腻、硬固之品，以清淡而富含营养为宜。

（4）实证：根据病情之表里寒热和轻重缓急辨证施食，遵循急则治标、缓则治本和标本兼治的原则进行调护，一般不宜施补。

（5）外感病证：饮食宜清淡，可食葱、姜等辛温发散之品，忌油腻厚味。

2. 根据不同的治则进行饮食调护　食物的性能（即食性）同中药的性能（即药性）一样，具有四气、五味、归经及升、降、浮、沉的作用趋势，重视食性对药性的影响，根据治疗原则选择适宜的食物，可增强药效。如热证患者用寒药治疗时，可辅以寒性食物；寒证患者用热药治疗时，可辅以热性食物；实证患者用泻法治疗时，可用攻伐性食物；虚证患者用补法治疗时，可辅以补益食物。

3. 根据四时气候特点进行饮食调护　春季为万物生发之始，忌油腻、辛辣食品，以免助阳外泄，宜食清淡瓜果、豆类。夏季天气炎热，暑热夹湿，脾胃易受困，应进食清淡、生津、消暑之品，如西瓜、冬瓜、绿豆汤、乌梅小豆汤、藿香茶等，忌食生冷或不洁食物，尤其是过于寒凉、厚味之品，以免损伤脾胃；阳虚体质常服用人参、鹿茸之品者，也应注意节制。秋季万物收敛，凉风初长，燥气袭人，易致肺系病证（如哮喘、咳嗽等）复发，饮食应以滋阴润肺为主，可适当食用芝麻、蜂蜜、菠萝、乳品、甘蔗、糯米等生津滋润之品，少食葱、姜、辣椒等辛辣之品；进补时应在平补的基础上配以生津养液之品。冬季天气寒冷，万物伏藏，宜食用具有滋阴潜阳作用且热量较高的食物，如谷类、羊肉、狗肉、龟、鳖、木耳等，而且宜热饮热食，忌生冷、过咸食品，以保护阳气。冬季以养精、藏精为主，此时进补可扶正固本，有助于体内阴精的潜藏，增强抗病能力。

4. 特殊人群饮食调护　社区中的老、弱、幼及孕产妇等都是社区护理的重点对象，由于身体状况具有特殊性，故应针对其机体需要给予相应的饮食调补。

（1）孕产妇：在妊娠期，由于胎儿生长发育的需要，母体的阴血相对不足而阳气偏胜，宜食性味甘平、甘凉的补益之品,如鱼肉、乳类、蔬菜、水果等,忌食辛辣、温燥之物,以免助阳生火扰动胎气,即"产前宜凉"。胎儿娩出时母体气血受到不同程度的损伤,故哺乳期机体多虚多瘀,宜食富含营养、易消化、补而不腻之物,如小米粥、大枣、骨头汤、鸡汤、蛋类等,忌寒凉、辛辣、酸性食物,即"产后宜热"。

（2）儿童：儿童形体未充,为稚阴稚阳之体,宜食性味平和、易于消化且健脾开胃的食物,且食物品种宜多样化,粗细结合、荤素搭配,不可偏嗜,忌食滋腻、峻补之品。

（3）老年人或大病初愈者：脾胃功能虚弱,运化无力,宜食清淡、温热、熟软之品,忌食生冷、硬固、不易消化之物,且因其体质虚弱,不宜大剂量强补,而应少量多次进补,防止偏补太过或因补滞邪。肠燥便秘者,宜多食含油脂的植物种仁或富含膳食纤维的菜根等。

（二）社区常见病证饮食宜忌与食疗

1. 肺系病证 肺系病证指在外感、内伤等因素影响下,导致肺功能失调和肺组织病理变化的一类病证。社区较常见的肺系病证包括咳嗽、哮喘、肺痈、肺痨、肺癌等,多以气机升降失常的症状为主,如咳嗽、咳痰、呼吸困难等,常影响工作和学习,致生活质量降低。

肺系病证宜食用清淡素食和水果,忌辛辣、烟酒、油腻食物。肺寒咳嗽、痰多、胸闷者,可选用芥菜生姜饴糖液（《食疗本草学》）,取芥菜250g、生姜10g,捣烂绞汁加饴糖50ml,混匀,每日2～3次分服。肺热咳血者,可予萝卜膏（《中国防痨杂志》）,取萝卜1 000g切碎,以3 000ml水煎煮约半小时,去渣再煎浓缩至100ml,加入溶化的明矾10g、蜂蜜100g混匀,共煮沸后待冷备用,早晚空腹服用,每次服50ml。痰热咳嗽或肺燥咳嗽、痰液浓稠者,可予茼蒿蜂蜜液（《食疗本草学》）,取茼蒿菜120g切碎,加水煎汤取汁,加入蜂蜜30g,分2～3次服食。

2. 心脑病证 社区常见的心脑病证有心悸、胸痹心痛、眩晕、中风等。心系病证主要表现为血液循环障碍和神志活动异常,脑病主要表现为神志异常。

心脑病证的饮食调护应结合生化检查区别对待。血脂正常者,一般营养食品均可食用；血脂增高者,以清淡素食为主,忌食动物内脏及浓茶、咖啡、烟酒、辛辣刺激之品。高血压、高脂血症、冠心病、动脉粥样硬化等患者可给予柿子山楂茶（《食疗本草学》）,取柿子10g、山楂12g、茶叶3g,以沸水浸泡,频频饮用；也可予香菇降脂汤（《食疗本草学》）,取香菇90g,加适量植物油、少许食盐炒过后煮汤食用。

3. 脾胃肠病证 社区常见的脾胃肠病证包括胃痛、呕吐、噎膈、呃逆、泄泻、便秘等。脾胃同居中焦,功能各异,患病后往往相互影响。脾为阴土,易被湿困而失健运,脾病多虚；胃为阳土,常为寒热所伤,易化燥伤阴,胃病多实。

脾胃肠病证以富有营养、温热、易消化的食物为宜,忌生冷、煎炸及壅滞脾胃气机的食物。噎膈、胃胀作痛者,可予鲜韭汁（《食疗本草学》）,取韭菜500g,捣碎绞取汁液,可用红糖调味,每次服50ml,每天3次。脾胃虚弱呕逆上气者,可予刀豆散（《医级》）,将刀豆子研为细末,每次以温开水送服10g。消化不良少时腹泻或久泻而脾阳不足者,可予苹果山药散（《食疗本草学》）,将苹果30g、山药30g共研为细末,每次取15～20g,加白糖适量,以温开水送服。消化不良、食积不化者,可予大山楂丸（《中药制剂手册》）。

4. 肝胆病证 社区常见的肝胆病证包括黄疸、腹胀、胁痛等。

肝胆病证饮食以清淡蔬菜、瘦肉、鸡、鱼类为宜,忌辛辣、烟酒、动物内脏等。肝硬化腹水者,宜低盐或无盐饮食；肝性脑病者,应控制动物蛋白的摄入量；胆石症者,可予鲜萝卜汁（《食医心镜》）,取鲜萝卜250g,捣烂取汁,冷服,每次2汤匙,每天2～3次。

5. 肾膀胱病证 社区常见的肾膀胱病证包括水肿、淋证、消渴等。

肾膀胱病证饮食宜清淡、富有营养,忌盐、碱过多和酸辣刺激之品。水肿者,可选用冬瓜、赤小豆、薏苡仁、黑鱼、鲫鱼等利尿消肿之品。淋浊者,忌脂肪、蛋类食物。消渴者,需根据血糖控制含淀粉的食物及糖分较高的水果摄入量,可适量食用蔬菜、豆制品、瘦肉。阳虚精少致腰背酸痛、阳痿、尿频者,可选用鹿肉杜仲汤(《食疗本草学》),取鹿肉 120g、杜仲 12g,加水煎煮至肉熟,稍加调味品,饮汤食肉。肾虚阳痿者,可食用海参瘦肉汤(《随息居饮食谱》),取海参 250g、猪瘦肉 250g,加水煨炖,加食盐少许,饮汤食肉。

6. 外感病证　外感病证指感受外邪,正邪相争,导致脏腑功能失常的一类病证,以发热为主要表现。社区常见的外感病证包括感冒、外感发热、痢疾等。

外感病证高热期以清淡的流质或半流质饮食为宜,多食新鲜水果,忌辛辣、油腻煎炸食物,以防伤阴动火;恢复期仍宜清淡少油饮食,以免复发。感冒初起或风寒感冒无汗轻症者,可予葱白粥(《济生秘览》),取连根葱白 20 根、粳米 60g,加水适量煮成稀粥,趁热服食。风热感冒、头痛、目痛者,可予桑菊薄荷茶(《食疗本草学》),取菊花 6g、薄荷 10g、金银花 10g、桑叶 10g,沸水浸泡,代茶饮。

(三)有特殊作用的食物

1. 具有解表作用的食物

(1)具有发散风寒作用的食物:生姜、葱白、大蒜等。

(2)具有疏散风热作用的食物:淡豆豉、茶叶、荷叶等。

2. 具有清热作用的食物

(1)具有清热泻火作用的食物:苦瓜、杨梅、苋菜、松花蛋、百合等。

(2)具有清热凉血作用的食物:莲藕、荠菜、芹菜、丝瓜、黑木耳等。

(3)具有清热解表作用的食物:绿豆、白扁豆、黄豆、黑豆、赤小豆、冬瓜、苦瓜、南瓜、西红柿等。

(4)具有清热燥湿作用的食物:香椿、荞麦等。

(5)具有清热解暑作用的食物:西瓜、冬瓜、黄瓜、绿豆、苦瓜等。

3. 具有健脾和胃助消化作用的食物　大枣、生姜、山药、山楂、大蒜、小茴香、胡椒等。

4. 具有润肠通便作用的食物　香蕉、甜杏仁、核桃仁、松子仁、芝麻、菠菜、蜂蜜等。

5. 具有祛湿利水作用的食物　乌鲤鱼、鲫鱼、冬瓜、西瓜、黄瓜、绿豆、薏苡仁、葫芦等。

6. 具有止咳平喘化痰作用的食物

(1)具有止咳平喘作用的食物:鸭梨、杏仁、柿子、冬瓜仁、罗汉果、乌梅、冰糖等。

(2)具有清热化痰作用的食物:海蜇、胡萝卜、茶叶、橘子等。

(3)具有温化寒痰作用的食物:生姜、核桃仁等。

7. 具有祛风湿作用的食物　薏苡仁、鸡血、猪血、黄鳝、樱桃等。

8. 具有涩肠止泻作用的食物　山楂、乌梅、莲子、山药、薏苡仁、大蒜等。

9. 具有驱虫作用的食物　乌梅、石榴、南瓜子、大蒜、醋等。

10. 具有补益作用的食物

(1)具有补气、补阳作用的食物:海参、海虾、鱿鱼、鲢鱼、羊肉、狗肉、牛肉、兔肉、核桃仁、韭菜、山药、大枣、黑木耳、糯米等。

(2)具有补血、补阴作用的食物:甲鱼、燕窝、干贝、鳝鱼、鸡蛋、黑木耳、荔枝、松子仁等。

11. 具有降糖作用的食物　苦瓜、冬瓜、南瓜、洋葱、茭白、豇豆、豌豆、山药等。

12. 具有降脂、降压、防血管硬化作用的食物　紫菜、海参、海蜇、芹菜、荸荠、洋葱、山楂、乌梅、黑木耳、香菇、西红柿、大蒜、生姜、大豆、蘑菇等。

13. 具有抗癌作用的食物　绿豆、大蒜、无花果、杏仁、荸荠、乌梅、百合、黑木耳、扁豆、白萝卜、胡萝卜、卷心菜、花菜、大白菜、西红柿、韭菜、莴苣、南瓜等。

14. 具有养血安神作用的食物　酸枣、黄花菜、百合、莲子等。

15. 具有止血作用的食物　黑木耳、茄子、萝卜、菠菜、乌梅、香蕉等。

16. 具有活血作用的食物　山楂、茄子、韭菜、栗子、生藕、红糖等。

第二节　生活起居护理的原则及方法

人体的起居应与四时昼夜阴阳之气相适应。社区护士应通过多种形式的健康教育活动，向社区居民宣传中医药预防保健、生活起居养生调摄知识，以增强居民的健康意识和自我保健能力，促使人们根据气候变化、体质强弱等具体情况自觉采纳有益于健康的起居方式，增强体质，消除或减轻影响健康的危险因素，预防疾病，促进健康，提高生活质量。

一、生活起居护理的原则

（一）顺应自然

人与自然是一个统一的整体，自然界的各种变化都会影响人的生命活动，使之发生相应的变化。因此，生活起居的调摄需顺应春生、夏长、秋收、冬藏的自然规律。

1. 顺应四时阴阳　自然界有春、夏、秋、冬四季变化，人体的生命活动应与四季变化相适应，保持人与自然环境的协调统一，以祛病延年。因此，要做到春防风，夏防暑，长夏防湿，秋防燥，冬防寒。春季养阳，早起锻炼，抒发气机吸取新鲜空气；防止体内阳气过分消耗，尤其是慢性阳虚的个体，应抓紧春季时间补益阳气，还要注意"春捂"，防止风邪侵袭。夏季养阳与护阴并重，宜于清晨或傍晚锻炼，白天炎热当阴居避暑，防止多汗伤津，夜间不贪凉夜露，避免感受寒凉之邪，并应适当饮用生津止渴的降温饮料。长夏时尤应注意防范湿邪侵袭。秋季以"收养之道"为主，注意收敛精气；秋季燥邪较甚，昼夜温差大，还应注意冷暖，保养阴津。冬季养精固阳，防寒保暖，饮食宜热；慢性阴虚津亏个体值此季节填补阴津，可预防来年春夏阳亢之时对阴津的耗散。

2. 顺应昼夜晨昏　一天之中有昼夜晨昏的变化，人体的阳气随着昼夜晨昏阶段的不同，在一天中呈现朝生夕衰的变化规律。因此，某些虚弱或病后者，由于机体阴阳平衡失调、自身调节能力减弱，对昼夜的变化反应特别敏感，从而使疾病出现"旦慧""昼安""夕加""夜甚"的现象，故对虚弱患者尤其是老年患者应加强夜间观察，以防出现意外情况。

顺应自然是人们生活起居不可违背的基本原则，必须根据四时阴阳的变化规律进行生活护理，以达到天人合一，病却康健。

（二）平衡阴阳

中医整体观认为生命活动是外环境和内环境在不同层面、阴阳两个方面保持对立统一的协调关系的结果。阴阳失衡是导致疾病的最根本原因，护理的重点是调整阴阳。根据阴阳偏胜偏衰的病理变化情况制定护理措施，进行生活起居护理，既要顺应外界自然环境达到阴阳平衡，也要调整机体内环境的阴阳平衡，做到内外环境的平衡，以达到"阴平阳秘，精神乃治"。

（三）起居有常

起居作息要符合自然界阳气消长的规律及人体的生理常规，其中最重要的是昼夜节律。春夏宜养阳，秋冬宜养阴。春季宜夜卧早起，外出散步，无拘无束，保持情志舒畅，以应生发之气；夏季宜晚睡早起，使志无怒，以应长养之气；秋季宜早睡早起，神态安静，以应收敛之气；冬季宜早睡晚起，神态静谧，避寒就暖，减少运动，以应潜藏之气。作息时间不仅顺应一年的季节而异，也应根据一天中昼夜晨昏的变化而有所不同，在白昼阳气隆盛之时从事日常活动，夜晚阳气衰微之时卧床休息，以保持阴阳协调平衡。在社区护理过程中，应指导人们按时起居，养成规律的睡眠习惯,不要过长也不要过短,过长会导致精神倦怠、气血瘀滞,过短则因睡眠不足耗伤正气。

（四）劳逸适度

劳,是人体产生疲劳的一种状态或活动;逸,即改变产生疲劳状态或活动,使人体产生舒适并得到休息的活动及状态。劳逸之间的转化是辩证的,也是动态的。每天要保持适度的活动,以促进气血流畅,使筋骨坚实、神清气爽,增强抗御外邪的能力,有利于机体各功能的恢复与促进,但要遵循相因、相宜的原则,根据不同的体质、爱好、客观环境、身体状况等合理安排,如散步、打太极拳等,活动量要适度,避免剧烈运动。尤其是恢复期或慢性病患者,在病情允许的情况下更应注意动静结合,以不感劳累为原则。对虚证、体弱者,虽以静养为主,但也应在床上或室内适当活动。做到劳逸适度应注意以下几点:

1. 体力活动 包括劳动和运动。适度的劳动和运动有利于气血通畅、舒展筋骨、增强体质,提高抵御外邪的能力。过度安逸易使气血瘀滞,诱发各种疾病;劳累过度,超出了自身的承受能力,则会损伤正气,影响康复能力。故社区护士应指导人们做到"动静结合""形劳而不倦"。

2. 脑力活动 包括精神和娱乐活动。适当的娱乐活动可使人保持心情舒畅、精神愉悦,有利于疾病的康复。因此,社区护士应根据居民个体特点、个人爱好等,安排适当和适度的娱乐活动(如下棋、打牌、看电视、参加或观看文艺节目等),以调节人们的精神生活。

3. 房事活动 性生活是人的正常生理需求,但必须适度。在患病期间,由于正气受损,应节制房事、保存肾精,"惜精"和"节欲"养生尤为重要。

4. 休息和睡眠 休息可消除疲劳,恢复体力和精力,增强机体的抗病能力。睡眠是一种必要和重要的休息形式,也是充足休息的保证。充足、高质量的睡眠可消除疲劳,恢复精力,增强免疫力,有助于健康的维护及疾病的好转和康复。

（五）慎避外邪

慎避外邪即注意避免外邪的侵入,防止疾病的发生。中医学认为,任何疾病的发生和发展都是正气与邪气双方斗争的结果,正气虚弱者更易感受风、寒、暑、湿、燥、火六淫和疫疠之气等外邪的侵袭。"虚邪贼风,避之有时""避其毒气"等是"治未病"的预防观和养生观在中医护理中的具体体现。护理患者时要特别注意气候反常和疫疠之气的流行,及时采取有效措施,增强机体防御能力,提高适应性,以避免受到外邪侵袭。

（六）形神共养

"形乃神之宅,神乃形之主",形神统一是生命存在的重要表现形式。养形,是对人的五脏六腑、气血津液、五官九窍、四肢百骸等形体的保养和护理,通过适当的休息和活动、提供良好的医疗护理和物质条件来实现;养神,主要是对人的精神调摄,通过各种方式调节人的精神情志活动,使其保持精神愉快、心情舒畅的最佳精神状态,从而达到邪退正复之目的。

二、生活起居护理的方法

生活起居环境直接影响着健康的维护和疾病的康复,社区护士应指导社区相关机构和社区民众努力创造一个安静、安全、整洁、舒适、便利的生活起居环境,使人们心情愉悦,安居乐业,真正达到社区健康的目的。

（一）优化环境

1. 自然环境 良好的自然环境有益于人体的新陈代谢活动,应加强社区的环境绿化、美化,给社区居民创建一个有利于身心健康的自然环境。

2. 居室环境 居室安静,通风整洁,温湿度适宜,光线适度。

居室安静、整洁不仅能使人心情愉快、身体舒适，还能使人睡眠充足、食欲旺盛，有利于健康。反之，嘈杂的环境不利于休息，还可使人产生很多不适症状，如心悸、坐卧不安、烦躁、惊悸等，不仅不利于健康，还会影响疾病的康复，甚至诱发疾病，如心脏病患者可因骤听高声喊叫或突然开门而引起心绞痛发作、失眠者稍有声响就难以入睡、高血压患者因噪声致血压升高等。

居室经常通风换气能使人神清气爽、肺气宣通、食欲增进。每天至少通风1~2次，具体通风的次数和每次持续的时间应根据季节和室内的空气状况而定。夏季天气炎热，易感暑热，一般宜在上午8：00—10：00通风换气，保持凉爽；冬季气候寒凉，可短时间轮流开窗通风换气。通风时避免对流风，尤其身体虚弱或已经感受寒邪者，要注意保暖。刚装修的居室尤需加强通风换气，以防急性或慢性中毒的发生。

适宜的温湿度可使人感到轻松、舒适、安宁。一般来说，老年、体弱、阳虚或感受风寒者，应安排在向阳的房间，室温宜高；青壮年、阴虚、实热或感受暑热者，常怕热喜凉，可安排在阴面房间，室温宜低。湿度过高，汗液蒸发受阻，会使人感到胸中满闷、困倦乏力，特别对于一些慢性风寒湿痹者，湿度过高可使病情加重；湿度过低，则易导致口干唇燥、咽喉干痛，特别是阴虚肺热者，会出现呛咳不止。因此，对感受燥邪而致病的阴虚者，室内湿度宜偏高，可在地面洒水或应用加湿器等；对感受湿邪而致病的阳虚者，室内湿度宜偏低，可经常开窗通风，降低湿度。

自然的光照使人舒适、欢快，有利于健康。应根据时间和病情，对光线进行相应的调节。休息时光线宜暗；长期卧床者，应尽量将床摆放在靠近窗户的位置，以得到更多的阳光，有利于患者早期康复；热证、肝阳亢盛、肝风内动的患者，光线宜稍暗；寒证、风寒湿痹证患者，光线需充足。

（二）安卧有方

睡眠是人的生理需要之一，睡眠时人体组织器官多处于休整状态，气血主要灌注于心、肝、脾、肺、肾五脏，使其得到补充和修复。安卧有方可以保证高质量睡眠，从而消除疲劳、恢复精力，有利于健康，需注意以下几个方面：①必须保证充足的睡眠，中老年人每天睡眠时间以8~10小时为宜；②卧床软硬适宜，过硬易导致全身肌肉不能松弛而影响休息，过软则脊柱周围韧带和椎间关节负荷过重，会引起腰痛；③枕头高度10~15cm为宜，过低可致头部血管过度充血，醒后出现头面浮肿，过高可使脑部血流不畅，易造成脑血栓而引起缺血性中风；④正确的睡眠姿势，一般主张右侧卧位，微屈双腿，全身自然放松，一手屈肘平放，一手自然放在大腿上，这样心脏位置较高，有利于心脏排血，并减轻负担，同时，由于肝脏位于右侧，右侧卧可使肝脏获得较多供血，有利于促进新陈代谢；⑤养成良好的饮食习惯，晚饭不宜吃得过饱，也不宜吃刺激性和兴奋性食物，"胃不和则卧不安"；⑥睡前宜梳头，宜用热水浴足。

（三）衣着宜忌

衣服的松紧、厚薄、质地、颜色等与人体健康密切相关。服装宜松不宜紧，内衣应选择质地柔软、吸水性好的棉织品。

第三节　常用情志护理的原则及方法

情志护理指在社区护理工作中，护理人员通过观察、了解服务对象的情志变化，掌握其心理状态，设法预防和消除不良情绪的影响，使服务对象处于最佳心理状态，以利于健康的维护和疾病的康复。

人有喜、怒、忧、思、悲、恐、惊七种情志变化，在正常情况下，七情仅是精神活动的外在表现，并不成为致病因素，但长期或突然遭受某种精神刺激，则可能使人体阴阳失调、气血紊乱、脏腑经络功能失常而发生疾病，如"怒伤肝，喜伤心，忧伤肺，思伤脾，恐伤肾"，这时七情便成为一种致病因素。同时,人的精神状态对疾病的发展和治疗也有很大的影响。因此,应加强对患者的情志护理,避免并消除紧张、恐惧、忧虑、烦恼、愤怒等不良情绪,使其树立战胜疾病、恢复健康的信心和勇气,以提高社区整体健康水平。

一、情志护理的原则

(一)诚挚体贴,无微不至

人在患病或健康状态不佳时,以及一些老年人,往往会产生各种心理反应和改变,导致情绪状态和行为不同于正常人,如依赖性增强、猜疑心加重、主观感觉异常、情绪容易激动和不稳定,从而表现出寂寞、苦闷、忧愁、悲哀、焦虑等不良状态。护理人员应体谅他们的疾苦,动态了解其细微的情志变化,态度要和蔼,语言要亲切,动作要轻盈,衣着要整洁,室内外环境尽量保持安静、舒适,为其提供安全感。

(二)有的放矢,因人施护

由于患者的年龄、体质、性格、性别不同,加之家庭背景、生活阅历、文化程度、所从事的职业和所患疾病等差异,即使面对同样的情志刺激,也会出现不同的情绪反应,因此要因人而异,有的放矢地进行情志护理。

1. 年龄差异　儿童脏腑娇嫩,气血未充,大脑发育不完善,易因惊、恐致病;成年人血气方刚,且处在各种复杂的环境中,易因恼怒、忧思致病;老年人常有孤独感,易因忧郁、悲伤、思虑而致病等。

2. 性格差异　一般而言,性格开朗乐观者心胸宽广,遇事心气平静而自安,较配合治疗和护理;性格忧郁者心胸狭窄,感情脆弱,常有情绪波动,缺乏战胜疾病的信心,需要耐心安慰和开导,消除其顾虑,使其积极配合治疗和护理。对情绪激动者,应注意交谈的态度和语气,待其情绪稳定后再进行劝导和安慰。

3. 体质差异　体质偏阳者多性格外向,喜动好强,自尊心强,易急躁,自制力较差,可通过垂钓磨炼意志,以消除心脾燥热;体质偏阴者多性格内向,喜静少动或胆小易惊,多忧愁悲伤,郁郁寡欢,可选择弈棋等,以扩大社交领域,促进人际关系。

4. 性别差异　男性属阳,以气为主,情感粗犷,刚强豪放,易因狂喜大怒致病;女性属阴,以血为先,情感细腻而脆弱,一般比男性更易于为情志所困,常因忧郁、悲哀而致病。

(三)清静养神,宁心寡欲

七情六欲为人之常情,但七情过激可使气血紊乱,导致疾病的发生或加重,患病之人对情志刺激更为敏感。因此,精神调摄非常重要,要采取多种措施保持情绪稳定,避免不良刺激。疾病恢复期的患者,尤其是高血压或脑出血患者,常因过度兴奋致病情加重,保持平和的心态尤为重要。

(四)怡情畅志,乐观愉快

保持乐观愉快的情绪能使气血调和、脏腑功能正常,有益于健康。对于患者而言,乐观的心情可以促使病情好转。社区护士应帮助患者尽快适应角色转换,患同种疾病的患者可相互鼓励;同时,营造轻松的氛围,如适时播放音乐、相声等,使患者保持乐观的情绪和愉悦的心情。

二、情志护理的方法

(一)说理开导

说理开导指通过正面的说理,使人们认识到情志对健康的影响,从而自觉地调和情绪,增强战胜疾病、促进健康的信心，积极配合治疗和护理，使机体早日康复。

首先要不断提高护理人员的自身综合素质，态度要真诚热情，要有同情心和责任感，以取得社区居民的信任，再针对不同的病症，做到有的放矢，动之以情，晓之以理，喻之以例，明之以法，从而使人们以良好的精神状态投身于维护和促进健康的活动中。在疾病的初始阶段，对不重视或对疾病认识不足的个体，应告知疾病的原因、性质、危害及病情的程度，使其对疾病有正确的认识和态度，既不轻视忽略，又不畏惧恐慌；在疾病的发展阶段，针对某些忧心忡忡、对治疗失去信心的患者，及时地进行劝告，阐明只要很好地配合医护人员的治疗和护理，可达到恢复健康的目的，以增加患者战胜疾病的信心；在疾病的恢复阶段，应指导调养，并提出具体的方案，督促其实施；对完全丧失生活能力、精神压力较大者，应该在生活上全面照顾，在精心护理的同时，多向其介绍身残志坚的残疾人事迹或请取得显著疗效的患者介绍体会，帮助他们坚定生活的信心和勇气。同时，提倡护理人员提出观点，启发患者自我分析，及时化解焦虑、沮丧、恐惧、愤怒等不良的情绪，帮助其从各种不正常的心态中解脱出来，以加速康复的进程。另外，在进行说理开导时，护理人员应注意保护患者的隐私。

（二）移情易性

移情，指排遣情思，将思想焦点转移他处，在护理工作中，主要指将患者的注意力从疾病转移到其他方面；易性，指改易心志，包括排除或改变患者的不良习惯或使不良情绪适度宣泄，使其恢复正常习惯或心态，以有利于疾病的康复。身心疾病患者的注意力往往在疾病上，担忧病情加重、不易治愈、影响工作学习和生活及家人嫌弃等，陷入忧愁、烦恼之中不能自拔。护理人员应采用言语诱导的方法转移患者的注意力，使其忘却病痛，克服紧张、烦闷的情绪，达到心态平衡。移情易性的方法有很多，如听广播、看电视、看书读报、下棋交友等。也可配合群体心理治疗，通过参加群体活动交流与疾病做斗争的经验，相互启发、相互鼓舞，自然地形成一种亲近合作的内部关系，产生一种轻松、愉快、超脱的共鸣，以增强治疗效果。护理实践中应根据个体的素质、爱好、环境与条件等决定具体的方法。

（三）以情胜情

以情胜情是以中医五行相克理论为依据，创立的独特的情志护理方法，即有意识地采用一种情志抑制另一种情志，以淡化甚至消除不良情绪，恢复正常精神状态的护理方法。根据五行相克的规律，怒胜思，思胜恐，恐胜喜，喜胜悲，悲胜怒。朱丹溪提出："怒伤，以忧胜之，以恐解之；喜伤，以恐胜之，以怒解之；忧伤，以喜胜之，以思解之；思伤，以怒胜之，以喜解之；恐伤，以思胜之，以忧解之；惊伤，以忧胜之，以恐解之；悲伤，以恐胜之，以怒解之。"对于过怒所致疾病，可以怆恻苦楚之言感之，如值患者嗔怒之际，尽量宽慰劝解患者，晓之以理，若能令其感动，则气可随之而泄；对于突然或过度喜悦造成的精神散乱，施恐怖以治之，如对患者骤然施予平素畏惧的事物，则有以水折火之效；对于过度思虑所致疾病，以怒而激之等，如夺其所爱，使患者气结得以尽情宣泄。

以情胜情主要包括采用悲哀、喜乐、惊恐、激怒、思虑等情志刺激纠正相应所胜的情志，但应注意，运用时并不能完全按照五行制胜的原理简单机械地生搬硬套，而应具体情况具体分析。

（四）顺情从意

顺情从意指顺从个体的意志、情绪，特别是精神状态忧郁和感到压抑之人，应尽可能地满足其合理的心身需要。患者在患病的过程中情绪多有反常，对此，尽可能顺其情、从其意，以利于身心健康。对于患者心理上的欲望，若是合理的，应尽量满足，如创造条件以改变环境，或对其想法表示同情、理解和支持等；对错误、不切实际的欲望，固然不能纵容迁就，而应当采取说服教育等方法处理。在患者对所患疾病有思想顾虑时，可以为其讲述有关的医学知识，帮助其消除疑虑；对重病者，更应耐心解释，尽量解除患者的不安情绪及悲观失望的状态；对完全丧失生活能力的患者，在生活上全面照顾、精心护理的同时，更要帮助其树立战胜疾病的信心和勇气。

（五）发泄解郁

发泄可使压抑和忧郁得以释放，情释开怀，身心得舒。发泄解郁，要求患者能自我调节，发泄抑情，化郁而畅。患者如能将病情或郁闷的情绪向护士或好友诉说，不仅对分析病情大有好处，也是一种"心理疏泄"，可使心情舒畅，为治疗创造条件。

第四节　常用中医护理技术

一、熏 洗 疗 法

熏洗疗法是将药物煎汤，趁热在患处进行熏蒸、坐浴、冲洗的方法。此法具有宣通表里、活血化瘀、消肿止痛、清热解毒、祛风杀虫止痒、清洁疮面、生肌收口等作用。

（一）适应证

熏洗疗法适用于疮疡、筋骨疼痛、目赤肿痛、皮肤病、阴痒带下、肛门疾病等。

（二）物品准备

治疗盘、治疗碗、中药液、毛巾、橡皮单、镊子、绷带或胶布、纱布、面盆或坐浴盆、坐浴架、大浴巾等（根据熏洗部位选用以上物品）。

（三）操作方法

1. 四肢熏洗法　将煎好的药液倒入盆内，加热水至所需容量，将橡皮单垫于盆下，将患者的患肢架于盆上，用浴巾围盖患肢及盆，用药液的蒸气熏蒸患部，待药液不烫时揭去浴巾，将患处浸入药液中泡洗。

2. 眼部熏洗法　将煎好的药液趁热倒入治疗碗中，碗口围一纱布，中间露一小孔。将患眼对准小孔接受熏蒸，待药液不烫时，用镊子夹纱布蘸药液轻轻擦洗患眼。

3. 坐浴法　将煎好的药液倒入坐浴盆内，加热水至所需容量，置盆于坐浴架上，盖上有孔木盖，必要时用屏风遮挡患者。患者暴露臀部坐在木盖上，患处对准盖孔进行熏蒸，待药液不烫时拿掉木盖，臀部坐于盆内泡洗。

（四）注意事项

1. 注意保温。室内应温暖避风，暴露部位尽可能采取保暖措施。
2. 熏洗时药液不可过热，防止烫伤。
3. 熏洗包扎部位时，应揭去敷料，熏洗完毕更换消毒敷料，重新包扎。
4. 孕妇及月经期禁用坐浴法。

二、拔 罐 疗 法

拔罐疗法是一种以罐为工具，借助热力排出其中的空气，造成负压，使之吸附于腧穴或应拔部位的体表而产生刺激，使局部皮肤充血、瘀血，以达到防治疾病目的的方法。

（一）适应证

拔罐疗法具有通经活络、行气活血、消肿止痛、祛风散寒等作用，其适用范围广泛，如风湿痹痛、各种神经麻痹、腹痛、背腰痛、痛经、头痛、感冒、咳嗽、哮喘、消化不良、胃脘痛、眩晕、丹毒、

ER-4-3

拔罐法

红丝疔、毒蛇咬伤、疮疡初起未溃等。

（二）罐具

常用的罐具有竹罐、陶罐、玻璃罐、抽气罐等。

（三）操作方法

1. 拔罐方法　拔罐常用以下几种方法：

（1）火罐法：利用燃烧时火焰的热力，排去空气，使罐内形成负压，借以将罐吸附在皮肤上。具体操作方法有投火法和闪火法两种。①闪火法：用镊子或止血钳夹住95%的酒精棉球，点燃后在罐内绕一圈立即退出，然后迅速将罐扣在施术部位。②投火法：将酒精棉球或纸片点燃后投入罐内，迅速将罐扣在施术部位，此法适用于侧面横位拔罐。

（2）水罐法：此法一般适用于竹罐。将竹罐倒置在清水或药液中，煮沸1~2分钟，用镊子夹住罐底提出液面，甩去水液，趁热吸附在皮肤上。

（3）抽气罐法：抽气罐目前多用透明塑料制成，上面加置活塞。先将抽气罐紧扣在需拔罐的部位上，用抽气筒将罐内的空气抽出，使之产生所需负压，即能吸住，此法适用于任何部位拔罐。

2. 拔罐的应用

（1）留罐：又称坐罐，即拔罐后留置10~15分钟，罐大、吸拔力强的应减少留罐时间。单罐、多罐皆可应用。

（2）走罐：又称推罐，一般用于肌肉丰厚的部位，需选口径较大的玻璃罐。先在罐口或施术部位的皮肤上涂抹凡士林等润滑剂，再将罐拔住，然后右手握住罐体，上下反复推移，至施术部位皮肤潮红充血甚或瘀血时为止。

（3）闪罐：将罐拔住后立即取下，再迅速拔住，如此反复多次，直至皮肤潮红为度。

（4）针罐：此法是将针刺与拔罐相结合应用的一种方法。先针刺，待得气后留针，再以针为中心将火罐拔上，留置10~15分钟，然后起罐起针。

（四）注意事项

1. 选择适当体位和肌肉丰厚的部位施以拔罐疗法。体位不当、骨骼凹凸不平、毛发较多的部位均不适宜拔罐。

2. 根据施术部位的面积大小选择大小适宜的罐具。操作必须迅速，才能使罐吸附有力。

3. 用火罐时应注意勿灼伤或烫伤皮肤。若因烫伤或留罐时间过长而致皮肤起水疱时，小水疱无需处理，敷以无菌纱布防止擦破即可；水疱较大时，消毒后用注射器抽吸出渗出液，覆盖无菌敷料，以防感染。

4. 皮肤过敏、溃疡、水肿和大血管走行的部位不宜拔罐。高热抽搐者和孕妇的腹部、腰骶部亦不宜拔罐。

5. 起罐手法要轻缓，一手抵住罐口缘皮肤轻轻向下按压，使空气进入罐内，即可将罐取下，切忌暴力上提或旋转提拔，以防拉伤皮肤。

三、刮 痧 疗 法

刮痧疗法是采用边缘光滑的器具，如刮痧板（多用水牛角、黄牛角制成）、铜钱、硬币、陶瓷片、小汤匙等，蘸植物油或清水在患者体表部位从上到下、从内到外刮动，使局部出现细小的皮下出血点，状如砂粒，以促进全身气血流畅，邪气外透于表，从而防治疾病的治疗方法。

ER-4-1

刮痧法

（一）适应证

刮痧疗法临床应用较为广泛，过去主要用于痧证，现已扩展用于呼吸系统和消化系统等疾病，如痧证、中暑、伤暑、湿温初起、感冒、发热、咳嗽、咽喉肿痛、呕吐、腹痛、疳积、伤食、头痛、头晕、小腿痉挛、汗出不畅、风湿痹痛等。

（二）物品准备

刮痧板，或边缘光滑、没有缺损的铜钱或硬币或瓷汤匙，小碗或酒盅（盛少许植物油或清水）。

（三）操作方法

1. 刮痧部位　主要在背部，有时亦可在颈部、前胸、四肢。

2. 刮痧方法　患者暴露施术部位，术者右手持刮痧工具，蘸取植物油或清水，在确定的体表部位轻轻向下顺刮或从内向外刮动，逐渐加重用力，刮 10～20 次，以出现紫红色斑点或斑块为度。刮痧时应用腕力，力量柔和均匀，沿同一方向刮动，通常先刮颈项部，再刮脊柱两侧，最后刮胸部及四肢。刮背部时，应向脊柱两侧沿肋间隙呈弧线由内向外刮，每次 8～10 条，每条长 6～15cm。

（四）注意事项

1. 室内空气要流通，但应注意保暖，勿使患者感受风寒。

2. 患者体位根据病情而定，一般选取仰卧、俯卧、仰靠、侧卧等，以患者舒适为度。

3. 皮肤有溃烂、损伤、炎症等均不宜采用本法。

4. 掌握刮痧力度，由上而下顺刮，并时时蘸植物油或清水保持肌肤润滑，避免刮伤皮肤。

5. 刮痧时注意患者的病情变化，如病情不减反而更加不适者，应立即送往医院诊治。

6. 刮痧完毕应擦净油渍或水渍，嘱患者休息片刻，保持情绪平静，并嘱忌食生冷、油腻、刺激食品。

7. 刮痧时间一般为 20 分钟左右，或以患者能耐受为度。

四、灸　　法

灸法指用某些燃烧材料熏灼或温熨体表的一定部位，借灸火的热力和药物的作用，通过刺激经络腧穴达到温经通络、活血行气、散寒祛湿、消肿散结、回阳救逆及预防保健的作用。《医学入门》说："凡病，药之不及，针之不到，必须灸之。"施灸的材料很多，但以艾叶制成的艾绒为主。

（一）适应证

灸法主要用于慢性虚弱性疾病及风寒湿邪为患的病证，如中焦虚寒性呕吐、腹痛、腹泻，脾肾阳虚、元气暴脱所致的久泄、遗尿、遗精、阳痿、虚脱、休克，气虚下陷所致的脏器下垂，风寒湿痹而致的腰腿痛。

（二）物品准备

治疗盘、艾条或艾炷、火柴、凡士林、棉签、镊子、弯盘、浴巾、屏风。间接灸时还应准备姜片、蒜片、食盐、附子饼等。

（三）操作方法

1. 艾炷灸　将艾绒搓成圆锥形的艾炷，大小视病情而定。燃烧一个艾炷称一壮。

（1）直接灸：将大小适宜的艾炷直接放在皮肤上施灸的方法。根据施灸程度的不同，分为瘢痕灸和无瘢痕灸。施灸时，每壮必须燃尽，然后除去灰烬，继续易炷再灸，一般灸 7～9 壮，灸后局部起疱化脓，愈后留有瘢痕，称瘢痕灸。每壮不必燃尽，当燃剩 2/5 左右患者有灼痛感时，即换炷再灸，连灸 3～7 壮，以局部皮肤充血、红润为度，灸后不化脓、不留瘢痕，称无瘢痕灸。

（2）间接灸：又称隔物灸，即在艾炷与皮肤之间隔上某种药物而施灸的方法。根据不同的病证选用不同的隔物，如隔姜灸、隔蒜灸、隔盐灸。

2. 艾条灸　将艾条一头点燃，置于距施灸皮肤 2～3cm 处进行熏灸；或与施灸部位的距离不固定,而是一上一下活动地施灸,使患者局部有温热感而无灼痛感。一般灸3～5分钟。

3. 温针灸　温针灸是针刺与艾灸相结合的一种方法。针刺入腧穴得气后,将纯净细软的艾绒捏在针尾上,或将一段长2cm左右的艾条插在针尾上,点燃施灸。待艾绒或艾条燃尽后除去灰烬,将针取出。

（四）注意事项

1. 施灸时应防止艾火脱落烧伤皮肤和点燃衣服被褥。

2. 一般先灸上部,后灸下部;先腰背部,后胸腹部;先头身,后四肢。壮数先少后多,艾炷先小后大。

3. 黏膜附近、颜面、五官和大血管走行部位不宜采用瘢痕灸。实证、热证、阴虚发热、孕妇腹部和腰骶部不宜施灸。

4. 灸后局部出现微红灼热属正常现象,无需处理。如局部出现水疱,小者可自行吸收,无需特殊处理;如水疱较大,可用无菌毫针刺破水疱,放出液体,覆盖无菌纱布,保持局部清洁、干燥,防止感染。

五、药　熨　法

药熨法是将中药加热后用布包好,置于身体的一定部位或特定穴位来回烫熨,利用热力和药物的作用达到行气活血、散寒定痛、祛瘀消肿等治疗目的的一种治疗方法。

（一）适应证

1. 风寒湿邪引起的关节冷痛、酸痛、沉重、麻木。

2. 扭挫伤引起的局部青紫、肿痛、腰背不适。

3. 脾胃虚弱所致的消化不良、便溏、腹部闷胀、寒性呕吐、腹泻等。

（二）操作方法

1. 盐熨法　取粗盐250～500g,放入铁锅内,急火炒热至60～70℃后用布包好,在患处不停地烫熨。

2. 吴茱萸熨法　取吴茱萸500g,或加生盐90g,炒热烫熨。

3. 姜熨法　将连皮生姜切碎炒热,用布包好,烫熨患处,姜冷后加入姜汁炒热再熨。

4. 醋熨法　取粗盐250g,放入铁锅爆炒,将陈醋250ml慢慢洒入盐中,边洒边炒,用布包裹烫熨患处。用于妇女月经病、小腿转筋。

5. 坎离砂熨法　将坎离砂放入治疗碗内,加适量2%醋酸或食醋,以竹片或木棒迅速拌至均匀潮湿,装入布袋,待温度升至45～50℃后敷患处。

（三）注意事项

1. 热证、实证、局部皮肤破损或局部感觉障碍,以及麻醉后知觉尚未恢复者禁用。

2. 严格掌握热熨温度,温度太低效果差,温度太高易烫伤皮肤,应以患者感到舒适为度。热熨前局部可先涂以薄油脂保护皮肤,刚开始烫熨时药包较热熨速宜快,温度低时熨速宜慢,注意观察患者对温度的反应,避免烫伤。

3. 准备两个热熨包交替使用,效果更好。

4. 随时观察皮肤有无潮红、水疱,如有烫伤,立即停止药熨,烫伤局部涂烫伤药物。

六、贴　药　法

贴药法又称薄贴法,是将药物贴附于体表局部或腧穴的一种操作方法,其剂型有膏贴、饼贴、叶贴、皮贴、花贴和药膜贴。

（一）适应证

适用于内、外、妇、儿、骨伤科等多种疾病，如疖肿、疮疡、瘰疬、乳核、风湿痹痛、哮喘、胸痹、偏头痛、口眼㖞斜、癥瘕积聚、腰腿痛、腹痛、腹泻等。

（二）物品准备

治疗盘、遵医嘱配制的药物、酒精灯、火柴、剪刀、棉花、纱布、胶布、绷带、保险刀、滑石粉、棉签。

（三）操作方法

1. 备齐用物，携至床旁，做好解释，核对医嘱。

2. 协助患者取合适体位，暴露贴药部位，注意保暖。

3. 暴露患处（揭去原来贴药），清洁皮肤。擦洗皮肤上的贴药痕迹，观察疮面情况及贴药效果。

4. 遵照医嘱使用已经配制的药物，并根据病灶范围选择大小合适的膏药，剪去膏药周边四角，将膏药背面置酒精灯上加热，使之烊化便于贴于患处。

5. 操作完毕协助患者着衣，整理床单位，安置舒适的体位。

6. 整理所用物品，做好记录并签字。

（四）注意事项

1. 贴药的时间视病情而定，膏药应逐渐加温，以烊化为度，烘烤过久易烫伤皮肤或药膏外溢。

2. 贴药后如出现皮肤发红，起丘疹、水疱、瘙痒、糜烂等，应停止用药，及时报告医师。

3. 膏药不可去之过早，以防创面不慎受伤，再次引起感染。

4. 皮肤过敏者慎用。

5. 除去膏药后用松节油擦拭残留的膏药。

七、耳穴贴压法

耳穴贴压法是用胶布将药豆或磁珠准确地粘贴于耳穴，给予适度的揉、按、捏、压，使局部产生热、麻、胀、痛等刺激感应，以达到治疗目的的一种外治疗法。

（一）适应证

耳穴贴压法适用于多种疾病，如胆石症、胆囊炎、腹痛、痛经、颈椎病、失眠、高血压、眩晕、便秘、哮喘、尿潴留等。

（二）物品准备

治疗盘、药豆（如王不留行籽等）或磁珠、皮肤消毒液、棉签、镊子、探棒、胶布、弯盘等。

（三）操作方法

探查耳穴，找出阳性反应点，并结合病情确定主穴和辅穴。将胶布剪成小方块，中心粘贴药豆或磁珠备用。皮肤消毒后，左手托持耳廓，右手用镊子夹取胶布，将药豆或磁珠对准穴位贴压其上，轻轻揉按1～2分钟。每次贴压5～7个耳穴为宜，每天按压3～5次，隔1～3天换1次，两组穴位交替贴压。两耳交替或同时贴压。

（四）注意事项

1. 注意防水，以免胶布脱落。

2. 夏季易出汗，贴压耳穴不宜过多，时间不宜过长，以防胶布潮湿或皮肤感染。

3. 耳廓皮肤有炎症或冻伤者不宜采用。

4. 过度饥饿、疲劳、精神高度紧张、年老体弱者及孕妇按压力度宜轻，急性疼痛性病症患者宜重手法强刺激，习惯性流产者慎用。

八、0～36 月龄儿童中医保健技术

（一）摩腹

摩腹是一种按摩方法，主要对腹部进行有规律的特定按摩，可健脾助运，使气血生化旺盛，起到防治脾胃诸疾和全身疾病的作用。

1. 适应证　适用于小儿腹泻、腹痛、厌食、呕吐、腹胀、疳积、便秘等。

2. 操作方法　双手掌按压在小儿腹部，向外侧分推 50～100 次，力度适中，再将手掌或示指、中指、环指的掌面附着于小儿腹部，以前臂运动带动手掌做有节律的环形移动，每次 3～5 分钟。

3. 注意事项

（1）顺时针摩为泻（即与肠道蠕动方向相同），有理气通便的功效；逆时针摩为补，可达到止泻效果；往返摩腹为平补平泻。

（2）注意保温，室内应温暖避风，暴露部位尽可能采取保暖措施。

（3）掌握摩腹力度，轻重适当。

（4）腹部脏器损伤者不宜采用。

（二）捏脊

通过连续捏拿脊柱部肌肤所产生的良性刺激而治疗或预防疾病的一种疗法。脊柱为督脉走行部位，督脉督率阳气、统摄真元，自下而上捏脊能调阴阳、理气血、和脏腑、通经络、培元气，具有强健身体的功能。

1. 适应证　捏脊有消食积、健脾胃、通经络的作用，适用于小儿疳积、消化不良、厌食、腹泻、呕吐、便秘、咳喘、夜啼等症，也可作为保健方法。

2. 操作方法　小儿俯卧，暴露背部。操作者半握拳，示指抵于背脊上，双手的拇指和示指合力夹住肌肉并提起，拇指和示指向前推动，做翻卷动作，两手交替前移，自长强穴（尾骨处）起，沿直线一直捏到大椎穴（第七颈椎棘突下凹陷中），连续 3 遍。宜空腹时捏脊，手法宜轻柔。饭后不宜捏脊，需休息 2 小时后再进行。

3. 注意事项

（1）背部皮肤破损或有皮肤病者，禁用捏脊疗法。

（2）极度疲劳、饥饿或饱餐后半小时内，慎用捏脊疗法。

（3）选择舒适体位，注意室内保暖，避开风口，以免受凉。

（4）操作者双手保持清洁，指甲修剪圆润，防止操作时划伤皮肤。

（三）按揉迎香穴

迎香穴是手阳明大肠经与足阳明胃经的交会穴，主要接收阳明胃经的五谷浊气，并向胃经输送大肠经的清阳之气。

1. 适应证　本法有疏散风热、通利鼻窍的作用，适用于小儿鼻炎、鼻塞、鼻窦炎、流涕、牙痛、感冒等。

2. 操作方法

（1）定位：迎香穴在鼻翼外缘中点旁，当鼻唇沟中。

（2）按揉：双手拇指按于两侧下颌部，中指按于两侧迎香穴做顺时针方向按揉，每次 1～3 分钟。伤风感冒、鼻流清涕或鼻塞不通时可适当增加按揉频率。

3. 注意事项

（1）操作者双手保持清洁，指甲修剪圆润，防止操作时划伤皮肤。

（2）天气寒冷时要保持双手温暖，可搓热后再操作，避免刺激小儿。

（3）手法轻重适当，切忌用力过急、过猛，按揉至皮肤微微发热或有红晕即可。

（4）对于哭闹严重的小儿应耐心交流，使其配合治疗。

（四）按揉足三里穴

足三里穴属足阳明胃经，能防治多种疾病，是强身健体的要穴。

1. 适应证　本法主要适用于治疗小儿各种肠胃病症，如呕吐、腹胀、肠鸣、消化不良、泄泻、便秘、疳积等病症，起到调理脾胃、补中益气、通经活络、疏风化湿、扶正祛邪等作用。

2. 操作方法

（1）定位：足三里穴位于小腿前外侧，当犊鼻下3寸，距胫骨前缘一横指处。

（2）按揉：以拇指指腹按揉足三里穴，每次1～3分钟，以产生酸、麻、胀、痛等感觉为宜。

3. 注意事项

（1）操作者双手保持清洁，指甲修剪圆润，防止操作时划伤皮肤。

（2）天气寒冷时要保持双手温暖，可搓热后再操作，避免刺激小儿。

（3）手法轻重适当，切忌用力过急、过猛，按揉至皮肤微微发热或有红晕即可。

（4）对于哭闹严重的小儿应耐心交流，使其配合治疗。

（五）按揉四神聪

四神聪共有4穴，是一组经外奇穴。

1. 适应证　适用于头痛、脑血管病、注意缺陷多动障碍、大脑发育不全、精神病等。

2. 操作方法

（1）定位：四神聪位于头顶部，当百会（头部正中线与两耳尖连线的交点处）前、后、左、右各旁开1寸处，共4穴。

（2）按揉：双手拇指指端着力，对称地压附在百会穴前、后或左、右两个穴上，其余四指分扶穴周头部。拇指稍用力做持续按压，每穴按压半分钟左右；以腕关节和拇指的掌指关节带动指端做轻柔的摆动或小幅度的环旋活动，每穴按揉半分钟。

3. 注意事项

（1）2岁以内的婴幼儿因囟门未闭合，按摩头部时应尽量避开囟门。

（2）操作者双手保持清洁，指甲修剪圆润，防止操作时划伤皮肤。

（3）天气寒冷时要保持双手温暖，可搓热后再操作，避免刺激小儿。

（4）手法轻重适当，切忌用力过急、过猛。

（5）对于哭闹严重的小儿应耐心交流，使其配合治疗。

知识链接

注重治未病　我国推进儿童中医保健进社区进家庭

2021年11月，国家卫生健康委印发《健康儿童行动提升计划（2021—2025年）》，鼓励医疗卫生机构运用中医药技术方法开展儿童基本医疗和预防保健，提出加强儿童中医药服务，推进儿童中医保健进社区进家庭。提升计划提出，各级中医医疗机构要加强对基层医疗卫生机构的业务指导，提高基层医疗卫生机构中医师的儿童保健和儿科诊疗服务能力；鼓励家庭医生开展中医治未病服务；基层医疗卫生机构和各级妇幼保健机构要推广中医治未病理念和方法，普及儿童中医药保健知识，提升群众中医药保健意识；0至36个月儿童中医药健康管理服务率达到85%以上。

同时，提升计划提出，在基层医疗卫生机构运用中医药技术方法开展儿童基本医疗和预防保健；加强儿科中医药人才培养；积极推广应用小儿推拿等中医药适宜技术，强化中医药在儿童医疗保健中的重要作用；建设一批中医儿科特色专科。

（王红艳）

？　复习思考题

1. 简述中医饮食与情志护理的原则与方法。
2. 简述社区常用中医护理技术应用程序。
3. 简述耳穴贴压的注意事项。

ER-4-7

扫一扫，测一测

第五章　社区常见慢性病护理

　　掌握慢性病的特点及危险因素;掌握社区常见慢性病的护理及预防措施。熟悉三级预防策略;熟悉社区常见慢性病的病因及临床表现。了解慢性病社区管理;了解社区常见慢性病的流行病学特点及治疗原则。

　　随着医学科学的发展和社会的进步,以及人们生活方式的改变,社区人群的疾病和死亡原因已从以传染病为主转变为以慢性非传染病(简称慢性病)为主,如慢性阻塞性肺疾病、冠心病、高血压、糖尿病、恶性肿瘤等已经成为威胁我国人民健康的主要疾病,在城市尤为突出。世界卫生组织报告,发展中国家慢性病致死已是 15 岁以上人口死亡的重要原因。慢性病直接影响社区人群的身心健康和生活质量,同时,慢性病又常是终身性疾病,疼痛、伤残、治疗费用等都给慢性病患者、家庭及社会带来了巨大负担。

第一节　概　　述

　　世界卫生组织称慢性病为非传染性疾病,在我国称其为慢性非传染性疾病,主要包括慢性阻塞性肺疾病、心脑血管病、糖尿病、恶性肿瘤等一系列非传染性疾病。

一、慢性病的定义及特点

(一)慢性病的定义

　　慢性病的定义有很多。1956 年美国慢性病委员会提出"慢性病具有以下 1 种或 1 种以上的特征:是永久性的,会造成残疾,有不可逆转的病理变化,根据病情需要进行不同的康复训练和长期的治疗和照顾"。美国疾病控制与预防中心将慢性病定义为"一种长期的、不能够自然消退、几乎不能完全治愈的疾病"。慢性病不是特指某种疾病,而是对一类起病隐匿、病程长且病情迁延不愈、缺乏明确的传染性生物病因证据、病因复杂或病因尚未完全明确的疾病的概括性总称。总之,慢性病是一个长期的、不可逆的病理损害过程,可造成人体多种功能障碍,需要长期的治疗、护理和特殊康复训练。

(二)慢性病的特点

　　1. 病因复杂,没有明确的病因　现代病因学研究证明,慢性病的发生与遗传因素、环境因素、生活行为因素、心理因素和卫生服务因素有关,故而有"一果多因,一因多果,一体多病"等特点。

　　2. 起病隐匿,潜伏期长　慢性病早期没有明显症状或症状较轻,因而易被忽视,在病因的长期作用下,器官损伤逐渐累积。有些患者在体检时发现异常,有些患者出现典型症状时意识到自己可能患病而就医,因而得到证实。

3. 不可治愈　慢性病的病理改变是不可逆的,在现有的医疗条件下不能治愈。但是通过现代医疗技术的控制,如治疗用药、护理、康复等,可以延缓或暂时控制疾病的发展,减少残疾的发生,最大限度地促进疾病的康复,提高患者的自理能力,提高生活质量。

4. 病程长　慢性病标准病程指 3 个月及以上,迁延不愈,伴随终生,最终可能导致残疾,甚至危及生命。

5. 一些危险因素可以预防　如吸烟、酗酒、肥胖、不健康生活行为等。

6. 对生活质量影响大　因病程长且不可治愈,多数患者可能同时患多种慢性病,需要患者改变原有的生活方式或人生目标以适应疾病的变化,对患者生活质量影响较大。

二、慢性病的危险因素与不良影响

(一)慢性病的危险因素

慢性病的主要危险因素可分为行为因素、环境因素、不可改变因素及其他因素四大类。其中年龄、性别、遗传等因素是不可改变的,而行为和环境因素是可以改变的。慢性病的发生与流行不是由单个因素引起的,往往是多个危险因素综合作用的结果。而多个因素的作用常常不是单个因素作用的简单相加,存在多个危险因素之间的交互和协同作用。

1. 行为因素　包括吸烟、饮酒、不合理膳食及缺乏体力活动等不良生活习惯。

(1)吸烟:烟草中含有苯和焦油,还有多种致癌物质。吸烟与肺癌、慢性支气管炎、高血压、冠心病等有关,还可引起肺、心血管、胃肠道疾病和各种肿瘤,加重糖尿病,引起阿尔茨海默病。吸烟可导致不孕、不育,孕妇吸烟可影响胎儿的正常发育。

(2)饮酒:饮酒与冠心病、原发性高血压密切相关,中度饮酒即可增加脑卒中和原发性高血压的风险。饮酒可使某些癌症的发病率增加。饮酒与吸烟协同作用可使多种癌症的发病率明显增加。

(3)不合理膳食:不合理的膳食结构是慢性病发生的主要原因之一。不合理膳食包括高胆固醇饮食、高脂肪饮食、高盐饮食、刺激性饮食及不良饮食习惯,如嗜食腌制食物、暴饮暴食、粗纤维食物摄入过少等。营养失衡造成相关慢性病的发病率升高。

(4)缺乏体力活动:由于生活节奏加快和交通工具日益便利,人们常常以车代步,很多体力劳动被机械取代,导致活动范围缩小,运动量不足,越来越多的人采取了静息的生活方式。热量摄入增加而消耗减少,导致超重和肥胖的人数增加,2 型糖尿病、冠心病、高血压、胆囊疾病、社会心理问题和某些类型的恶性肿瘤发病风险增加。世界卫生组织的研究显示,全世界每年有 200 多万人因缺乏体力活动而死亡,每个国家有 65%~85% 的成年人由于没有足够的体力活动而致健康受到影响。

2. 环境因素　包括自然环境、社会环境和心理环境。

(1)自然环境:环境污染破坏了生态平衡和人们正常的生活条件,对人体健康产生直接、间接或潜在的有害影响。汽车尾气、工业废气、废水对外部大环境的污染,以及室内装修、厨房烹饪油烟对生活环境的污染,都是导致肺癌、白血病等恶性肿瘤及慢性阻塞性肺疾病的危险因素。

(2)社会环境:卫生政策、卫生资源配置、医疗系统的可利用程度、社会风俗习惯、人口的构成与流动状况、个人的受教育程度、社会经济地位等社会因素也影响着居民的健康。

(3)心理环境:现代社会生活工作节奏加快,竞争激烈,人际关系复杂,使生活中的紧张刺激增加,生活、工作、家庭、社会等压力直接影响个体的精神和心理。愤怒、紧张、恐惧、焦虑、忧愁、悲伤、痛苦等情绪虽然是适应环境的必要反应,但强度过大或持续时间过久都会使人的心理活动失去平衡,导致神经系统功能失调,对健康产生不良影响。长期面对高强度压力,可使机体处于疾病易感状态,如血压升高、心率加快、免疫功能降低。如果这些消极情绪经常反复出现,引起长期或过度的精神紧张,还可产生神经功能紊乱、内分泌失调、血压持续升高等病理改变,从而导致某些器官、系统的疾病。

3. 不可改变因素　包括年龄、性别及生物遗传因素,这些因素在目前的医疗条件下是不可改变的。如许多慢性病的发病率与年龄成正比,即年龄越大,患病的概率越大。

4. 其他因素　如家庭因素。许多慢性病可能与家庭共同生活习惯有关,如高血压、糖尿病、乳腺癌、消化性溃疡、精神分裂症、冠心病等都有家族倾向。

（二）慢性病的不良影响

慢性病对患者的影响不仅局限于身体功能的损害,而且涉及患者生活的各方面,包括身体、心理、社会、经济,患者的家庭、家属、照顾者也会受到不同程度的影响。慢性病的影响程度受发病时间、疾病性质、患者年龄及个性、是否有残障及功能障碍、残障及功能障碍的程度等因素制约。

1. 对患者的影响　慢性病的各种症状及后遗症,如疲劳、疼痛、畸形和残疾等,会使患者身心受到很大的伤害。

（1）对身体功能和日常生活的影响:患者易因抵抗力下降而发生感染,易出现消化、排泄功能紊乱等,导致营养不良、便秘、尿失禁、尿潴留等。长期缺乏运动可导致关节挛缩变形、骨质疏松、肌肉失用性萎缩及各系统功能受损等。长期卧床易发生压疮、深静脉血栓等。永久性病理损害影响患者的日常生活和自理能力。

（2）对心理的影响:疾病带来的痛苦和身体不适、长期用药、身心状况及生活方式的改变等,使患者的情绪不稳定,出现烦躁、焦虑、忧郁、无助、失落等心理反应。有些患者还可能出现人格障碍,或因患病后的失落感而产生自我毁灭性行为(如自杀)。同时,患者依赖性增加,行为幼稚,但自尊心强,敏感易激怒。另外,慢性病耗费大量的医疗费用,造成个人、家庭和社会的沉重负担,加重患者的精神压力。

（3）对职业的影响:慢性病可能要求患者的生活方式发生一定程度的改变,必然对患者的工作性质、工作时间、工作责任等产生影响,成就感降低或丧失。有时需要患者调换工作,甚至停止工作而提前退休。对于事业成功者,职业的影响会使其产生巨大的心理落差,引发悲观厌世的心理。

（4）对社交功能的影响:因体能减低、病态的身体及缺乏自信等,阻碍患者参与社交活动而疏远朋友、同事,拒绝或避免与他人交往,导致性格孤僻、情绪低落等。特别当身体有残障时,患者不愿意将自己身体的残缺显露给别人,而拒绝参加社交活动,造成其社交孤立感,表现为缺少朋友,拒绝朋友及亲人的帮助,性格孤僻,从而导致情绪低落,甚至丧失生活的信心。

2. 对家庭的影响　慢性病患者的家庭成员扮演着多种角色,包括抢救生命、防止意外发生、协助并监督患者按计划接受治疗等。当某一家庭成员生病时,整个家庭必须全力应对疾病所造成的角色改变、精神心理压力、经济压力等问题,每一位家庭成员都会受到不同程度的影响。

（1）对家庭成员情绪的影响:由于患者的痛苦、对患者的照顾及经济等原因,使家庭成员的情绪发生变化,出现焦虑、内疚、否认、退缩、愤怒等不良情绪。

（2）对家庭角色、家庭功能及关系的影响:有些慢性病是突然急性发作的,如脑卒中、心肌梗死等,家庭需要在较短的时间内做出必要的调整,包括家庭结构、个人角色和情绪等。慢性病患者在家中疗养有利于康复和生活质量的提高,但长期照顾患者会影响照顾者的身体和精神健康,他们会感到虚弱、筋疲力尽、孤独甚至绝望。

（3）对家庭经济的影响:慢性病患者长期医疗、护理、营养保健费用,以及疾病对患者工作的影响，使家庭收入减少，给家庭带来经济负担，会直接影响家庭结构和功能的完整性、有效性，甚至导致家庭系统不能正常运转。

3. 对社会的影响

（1）社会负担加重：由于慢性病患者工作能力衰退和生活自理能力减弱，导致社会工作效率降低，社会负担、经济负担加重，对整个社会产生一定的不利影响。在某些地区，慢性病与贫困形成恶性循环，使人们陷入"因病致贫，因病返贫"的困境。

（2）需要完善医疗保险制度和福利保障体系：由于慢性病患者需要终身治疗疾病，使其对完善社会医疗保险制度和社会互助措施等福利保障体系的需求更为迫切。

三、慢性病的社区管理

慢性病已经成为严重威胁人类健康的一类疾病，慢性病的发病、患病、死亡人数不断增加，对患者个人和社会产生很大危害。实践证明，仅靠强化专科技术并不能有效控制慢性病的流行，而从群体的角度出发、重视疾病发生发展的全过程、不断加强社区预防和管理，才能更好地防治慢性病。

（一）概念

慢性病社区管理是社区卫生服务人员针对社区常见的对群众健康及社会危害较大的慢性病，有计划地采取措施，主动、连续地对患者和高危人群进行指导干预，从而降低疾病的发病率、延缓疾病进程、减少并发症、降低伤残率、延长患者寿命、提高生活质量的一种健康管理方法。目前纳入社区慢性病管理范围的主要为原发性高血压和2型糖尿病。

（二）意义

1. 有利于提高疾病防治效果　很多慢性病患者由于发现、治疗不及时，出现了严重并发症，导致继发性残疾，甚至死亡。通过社区管理，及早筛查出慢性病患者，早期开展治疗和康复，可以有效控制病情进展，减少并发症及伤残和过早死亡，提高患者生存质量。

2. 有利于降低医疗费用　慢性病通常病程长且迁延不愈，需要长期治疗和护理，给患者及社会带来沉重负担。通过采取健康教育、健康促进等群体预防措施，在发病之前尽早利用医疗资源，可有效减少发病之后产生的巨大医疗开支，减轻国民经济负担。

（三）工作任务

根据2017年颁发的《国家基本公共卫生服务规范（第三版）》要求，基层医疗卫生机构要对慢性病患者开展健康管理，并对服务内容做出了规定，包括筛查、随访评估、分类干预、健康体检。

1. 筛查　指主动地从社区表面健康的人群中筛查出慢性病患者及高危人群，通常有以下几种筛查方法：

（1）建立健康档案：居民健康档案包括基本资料、个体健康状况、健康检查资料、生活方式和行为习惯、家族史、既往史等。可以通过开展义诊宣传、出诊服务、电话预约上门等方式建档。在为社区居民建档的过程中，发现慢性病患者，并将其纳入慢性病管理。

（2）门诊就诊：指从就诊于门诊的社区居民中发现慢性病患者并进行登记。《中国防治慢性病中长期规划（2017—2025年）》提出，全面实施35岁以上人群首诊测血压，从而早期发现高血压患者及高危人群。

（3）健康体检：由于慢性病在发病早期症状和体征并不典型，多不易被察觉，因此健康体检便至关重要。通过体检可以早期发现慢性病患者及高危人群。如通过液基薄层细胞学检查（TCT）和人乳头瘤病毒（HPV）检测，及早筛查出宫颈癌患者，早期干预治疗，从而大幅提高患者生存率。

2. 随访评估 随访是社区卫生服务人员对就诊患者在一定时间内的追踪观察。对于慢性病患者，社区卫生服务人员应定期开展随访评估，及时掌握患者病情进展情况。随访包括预约患者到门诊就诊、电话追踪和家庭访视等方式。对于原发性高血压患者及 2 型糖尿病患者，每年至少提供 4 次面对面的随访，并填写患者随访服务记录表（附录一、附录二）。随访内容包括：

（1）测量疾病监测指标，如血压、空腹血糖等，并评估患者是否存在危急情况。如患者情况危急或者存在不能处理的其他疾病时，必须在紧急处理后转诊至上级医院，并在转诊后 2 周内主动随访转诊情况。

（2）对于无危急情况、不需紧急转诊的患者，评估其上次随访后的症状及体征。

（3）评估患者上次随访后在各级医疗机构所做的辅助检查的结果，并做好记录。

（4）评估患者生活方式情况，包括吸烟、饮酒、运动、饮食情况（如食盐摄入量、主食摄入量）、遵医行为等，同时对患者进行生活方式指导，与患者共同制定下次随访目标。

（5）评估患者服药情况，包括用药种类及剂量、药物不良反应、服药依从性等。

3. 分类干预 根据随访评估的结果，对不同病情的患者开展分类干预。

（1）对于生理监测指标控制满意（如糖尿病患者空腹血糖<7.0mmol/L）、无药物不良反应、无新发并发症或原有并发症无加重的患者，预约下一次随访。

（2）对于初次出现生理监测指标控制不满意或者有药物不良反应的患者，根据其服药依从性情况进行指导，适当调整用药剂量或种类，2 周后随访。

（3）对于连续两次出现生理监测指标控制不满意或者药物不良反应没有改善、有新的并发症出现或者原有并发症加重的患者，要建议其转诊到上级医院，2 周内主动随访转诊结果。

（4）不论患者属于上述哪一种情况，均应对其开展健康指导，并与其协商共同制定疾病管理和生活方式改进目标，在下一次随访时进行评估。告知患者身体出现哪些症状或体征属于疾病的异常情况，一旦发现异常，应立即就诊。

4. 健康体检 对于确诊的慢性病患者，指导其每年进行 1 次较全面的健康检查。体检的内容通常包括以下几个方面：

（1）一般状况：包括体温、脉搏、呼吸、血压、身高、体重、腰围等。

（2）生活方式情况：包括体育锻炼、饮食习惯、吸烟、饮酒等情况。

（3）脏器功能：包括视力、听力和运动功能评定等。

（4）查体：包括皮肤、浅表淋巴结、心脏、肺、腹部等常规体格检查。

（5）其他：可以根据各地实际情况及不同人群情况，有选择地开展辅助检查。

（四）慢性病自我管理

1. 慢性病自我管理的概念 慢性病自我管理指在卫生保健人员的指导和协助下，慢性病患者个人承担一部分预防性或治疗性卫生保健活动。其原则是"医患合作、病友互助、自我管理"。

2. 慢性病自我管理的必要性 慢性病患者需要长期治疗，但只有 20%～30% 的急危重症患者需要临床医生提供住院治疗，大多数病情平稳的患者长时间在社区和家庭中度过，因此不适用传统的以医生为主导、患者被动接受的保健服务模式。慢性病管理应以患者为中心，倡导患者积极参与自身保健服务，主动承担日常管理、监测与反馈等任务，不断提高自身保健能力，远离危险因素，采取有益健康的措施，提高生活质量。

3. 慢性病患者的自我管理任务 慢性病是一种长期性疾病，需要患者从医疗行为、生活方式、角色和情绪等方面开展自我管理。

（1）医疗和行为管理：如遵医嘱用药、及时就诊、自测血压或血糖、胰岛素注射、戒烟限酒、体育锻炼、合理饮食等。

（2）角色管理：适应患者角色，妥善处理患者角色及日常角色的关系，减轻患病对日常生活的影响,在疾病允许的范围内自主参与家务、工作、社会交往等活动。

（3）情绪管理：由于慢性病病程长且不能治愈,甚至会导致残疾和早亡,患者可能出现挫败感、愤怒、担忧未来生活等不良情绪,而这些情绪又可能影响病情及生活,因此患者要学会情绪管理,及时调整不良情绪。

思政元素

防治慢性病,做自己健康的第一责任人

随着医疗卫生体制改革的不断加深,国家的卫生保健策略也在不断调整,从以治病为中心向以人的健康为中心转变,从"重治疗、轻预防"逐渐转变为"预防为主,防治结合"。在慢性病的发生发展过程中,吸烟、酗酒、饮食结构不合理等不良生活方式和行为习惯是非常重要的影响因素,而这些不良的生活方式和行为习惯可以通过自身的努力实现转变。《中国防治慢性病中长期规划（2017—2025 年）》提出,要构建"自我为主、人际互助、社会支持、政府指导"的健康管理模式,倡导"每个人是自己健康第一责任人"的理念。通过健康教育、健康促进等活动,加强群众自我保健意识,不断提升自身健康素养水平,在日常生活中养成健康的生活方式和行为习惯。

四、三级预防策略

为进一步提高社区居民预防和控制疾病的意识和能力,形成健康的生活方式,有效减少慢性病的发生、发展,社区开展三级阶梯的预防干预措施,对社区疾病早发现、早诊断、早治疗,真正帮助社区居民解决困难,达到医护和谐、健康促进的作用。

（一）一级预防

一级预防又称病因预防（etiologic prevention）,指在疾病尚未发生时针对致病因素（或危险因素）采取措施,是预防疾病和消灭疾病的根本措施。世界卫生组织提出的人类健康四大基石——合理膳食、适量运动、戒烟限酒、心理平衡是一级预防的基本原则,是疾病尚未发生时针对病因而采取的措施,也是预防疾病最初、最基本的措施。

（二）二级预防

二级预防指在发病初期为阻止或减缓疾病的发生、发展而采取的措施。二级预防的措施包括早期发现、早期诊断、早期治疗,故二级预防又称三早预防。慢性病大多病因复杂,要完全做到一级预防是很难的。但由于慢性病的发生多是致病因素长期作用的结果,因此做到早期发现、早期诊断并给予早期治疗是可行的,可通过普查、筛检、定期健康检查来实现。二级预防的有效措施是加强宣教和提高医务人员的诊断、治疗水平。通过普查、筛检、定期健康检查及群众的自我监护,及早发现疾病初期（亚临床型）患者,并使之得到及时合理的治疗。

（三）三级预防

三级预防又称临床预防（clinical prevention）,指在疾病的临床期为了减少疾病的危害而采取的措施。三级预防可以防止伤残和促进功能恢复,提高患者生命质量,延长寿命,降低病死率。三级预防包括对症治疗和康复治疗。对症治疗可以改善症状、减少疾病的不良反应,防止复发转移,预防并发症和伤残率等。对已丧失劳动力或伤残者,应提供康复治疗,促进身心早日康复,使其恢复劳动力,争取病而不残或残而不废,保存其创造经济价值和社会价值的能力。康复治疗包括功能康复、心理康复、社会康复和职业康复。疾病进入后期阶段,机体已失去调节代偿能力,将出现伤残或死亡的结局,采取对症治疗减少痛苦、延长生命,并实施各种康复治疗,力求病而不残、残而不废,促进康复。

三级阶梯预防是社区健康促进的重要手段和方式,也是现代医学为社区居民提供健康保障的途径之一,值得推广。

第二节　常见慢性病的社区护理

一、慢性阻塞性肺疾病

慢性阻塞性肺疾病(chronic obstructive pulmonary disease,COPD)简称慢阻肺,是由慢性支气管炎或肺气肿导致的以气流受限为特征的疾病。慢性支气管炎指各种感染或非感染因素引起的慢性气道黏膜炎症;肺气肿指终末细支气管远端气腔的持久扩大。阻塞性肺气肿是慢性支气管炎最常见的并发症。气流受限一般呈进行性发展,可伴有气道高反应性。COPD 是一种反复发作、病情不断恶化的慢性疾病,每次发作后临床症状有所缓解,但往往肺功能继续恶化,最终导致肺源性心脏病。COPD 是呼吸系统的常见病和多发病,常并发肺动脉高压、肺源性心脏病、心力衰竭、呼吸衰竭,严重影响患者的生活质量。

(一)病因
COPD 的确切发病原因至今尚不清楚,国际公认的致病因素分为个体因素和环境因素两类:

1. 个体因素

(1)遗传因素:已知的遗传因素为 α1- 抗胰蛋白酶缺乏。重度 α1- 抗胰蛋白酶缺乏与非吸烟者的肺气肿有关。

(2)气道高反应性:与机体某些基因和环境因素有关。

(3)其他因素:机体防御和免疫功能减低、自主神经功能失调、营养、气温变化也可诱发 COPD 和加重病情。

2. 环境因素

(1)吸烟:为重要的危险因素,同时也是发病的主要原因之一。流行病学调查显示,吸烟者死于肺气肿的概率较不吸烟者高 10 倍,吸烟时间越长、量越大病死率越高。

(2)大气污染:吸入粉尘和化学物质(如烟雾、过敏原、工业废气及室内空气污染等)的浓度越大或接触时间越长,发生 COPD 的概率越大。大气污染严重的地区较污染轻的地区发病率高。

(3)感染:是 COPD 发生发展的重要因素之一,长期、反复感染,尤其病毒、细菌和支原体感染,是 COPD 急性加重的主要因素。

(4)社会经济地位:COPD 发病与社会经济地位呈负相关,可能与室内外空气污染程度、营养状况差异及其他社会经济地位有一定的内在联系。

(二)流行病学特点
COPD 是全球四大常见死亡病因之一,《2019 全球健康预测》报告显示,全球十大死因中 COPD 由 2000 年的第四位上升到了第三位。2019 年,30～79 岁人群的 COPD 全球患病率为 10.3%,约 3.92 亿人,多数来自中低收入国家。2018 年我国 COPD 流行病学调查结果表明,60 岁以上人群患病率已超过 27%,40 岁以上则达 13.7%,20 岁及以上的成年人为 8.6%。COPD 具有高病死率、高患病率特点,尤其在中老年人群中影响较大,严重危害人们的身体健康,给社会和家庭带来巨大的经济负担。

(三)临床表现
1. 咳嗽、咳痰　咳嗽常为首发症状,咳嗽后可咳少量白色黏液或浆液性泡沫痰,晨间咳嗽咳痰较明显,合并感染时痰量增多,可呈脓性痰。由慢性支气管炎引起的肺气肿,可有多年咳嗽、咳痰病史。慢性咳嗽随病情的发展可终身不愈,咳痰量在急性发作期增多,并可有脓性痰。

2. 呼吸困难　进行性加重的呼吸困难是 COPD 的标志性症状。早期仅在活动时出现，以后逐渐加重，轻微活动甚至休息时也可出现明显的呼吸困难，感染时呼吸困难加重。

3. 肺气肿体征　桶状胸，呼吸浅快；触觉语颤减弱或消失；肺部叩诊呈过清音，心浊音界缩小，肺下界和肝浊音界下降；两肺呼吸音减弱，呼气延长，可闻及干啰音和 / 或湿啰音。

4. 其他表现　随病情发展，疾病晚期有疲劳、体重下降、食欲减退等。

（四）治疗原则

COPD 的治疗原则是保持呼吸道通畅以改善呼吸功能，积极控制感染，合理使用抗生素。此外，还应合理给氧，予解痉、平喘、止咳、祛痰等药物，加强运动及呼吸肌功能锻炼，增强体质。治疗目的是控制各种症状及并发症，阻止病情的发展和疾病反复加重，延缓肺功能减退，改善患者活动能力，提高生活质量。

（五）家庭与社区护理

1. 家庭护理指导　保持室内空气清新，室内温度 18～20℃，湿度 50%～60%，每天定时通风 2 次，每次 15～30 分钟，避免吸入刺激性气体、粉尘、烟雾等。指导患者采取舒适体位，保证充足睡眠。视患者具体情况适当安排活动量，以不感到疲劳为宜，病情较重者应卧床休息。注重个人卫生，加强口腔护理及皮肤护理，预防感染。提高抗病能力，根据患者的情况，结合不同的季节进行循序渐进的耐寒锻炼。可在初春、秋末及发病前用药，如注射疫苗等，提高机体免疫力和预防感冒。保持心情舒畅，避免情绪对疾病的影响，创造有利条件促进患者睡眠。对吸烟的患者劝导戒烟，同时也要避免被动吸烟。鼓励患者坚持治疗，按时服药，定期体检；注意合理饮食，增加营养；加强康复训练，最大限度地改善患者的预后。

2. 饮食护理指导　保证充足的营养，给予高蛋白、高热量、高维生素、易消化的食物；少量多餐，以免过饱引起不适；避免食物过冷、过热、生硬；避免食用汽水、啤酒、豆类、马铃薯等易产气的食品，以防腹胀影响膈肌运动。忌烟、酒、油炸食物等。

3. 呼吸功能健康指导

（1）教会患者有效咳嗽及排痰：患者尽可能取坐位，指导患者先缓慢深呼吸（腹式呼吸），然后屏气片刻，躯干前倾，两臂屈曲用肘部轻轻向两胁下加压，突然咳嗽时腹壁内陷，连续咳嗽 2～3 声，张口咳出痰液。

（2）呼吸肌训练：加强呼吸肌肌力和耐力，改善呼吸功能。

1）腹式呼吸训练：患者取立位、坐位或半卧位。指导患者用鼻吸气，经口呼气，呼吸要缓慢、均匀，切勿用力呼气。一手放于腹部，一手放于胸前，吸气时尽力挺腹，胸部不动，让膈肌最大限度地下降，腹肌松弛，腹部鼓起；呼气时用口缓慢呼气，腹肌收缩，膈肌松弛，因腹腔内压力增高而使膈肌上抬，促使气体排出，腹部内陷，吸气与呼气时间之比为 1:2 或 1:3。每分钟呼吸保持在 7～8 次左右，可减少能量消耗。每天 2 次，每次 10～20 分钟，随后可增加训练次数和时间。

2）缩唇呼吸法：通过缩唇形成微弱阻力延长呼气时间。在呼气时将口唇缩成吹笛状，使气体经缩窄的口唇缓慢呼出，其作用是增加呼气时支气管内压，防止小气道过早陷闭，利于肺泡气排出，改善肺泡有效通气量。吸气与呼气时间之比为 1:2 或 1:3，尽量深吸慢呼，每分钟 7～8 次，每次 10～20 分钟，每天 2 次。

（3）全身运动锻炼：根据患者病情选择合适的锻炼方式，如行走、慢跑、骑自行车、做操、打太极拳等，逐渐提高呼吸肌耐力，改善肺功能。餐后 2 小时内避免运动，强度以能与人交谈且不发生明显气促为宜。

（4）家庭氧疗指导：长期家庭氧疗可提高患者的生活质量，延长寿命。向患者讲明长期家庭氧疗的目的、作用和注意事项。采用鼻导管持续低流量、低浓度吸氧，氧流量 1～2L/min，浓度

25%～29%，每天持续吸氧15小时以上，保持流量和浓度恒定。指导安全用氧，严格防火、防热、防油、防震，防止发生意外。每天更换鼻导管，防止阻塞。定期更换、清洗、消毒氧气装置，防止感染。

（5）心理指导：由于长期缺氧，COPD患者常感到生命受到威胁，甚至对治疗失去信心和勇气。病情较轻处于疾病代偿期的患者往往抱有侥幸心理，对疾病的预防和康复不予重视，因而不能有效地控制疾病的发展。因此，要做好患者的心理指导，使患者在短时间内接受现实、稳定情绪，积极主动地预防疾病发作，坚持治疗和康复训练，最大限度地改变疾病的预后和身心状况。鼓励患者以积极的心态对待疾病，培养听音乐、种植花草等生活爱好以分散注意力，缓解焦虑、紧张情绪。

（六）预防

1. 一级预防　是降低COPD发病率的关键。教育社区群众了解和预防COPD的重要性及基本方法是做好一级预防的基础和前提。针对健康人群尤其是高危人群开展各种形式的健康教育，降低和控制危险因素。在生活中避免COPD的病因和各种诱因，保持健康的生活习惯，戒烟、酒；注意环境卫生，避免污染，房间经常通风，避免吸入有害气体，保持室内合适的温度和湿度；注意体育锻炼和耐寒锻炼，提高抗病能力；在寒冷和气候变化时注意保暖，防止感冒；注意饮食，增加营养；加强劳动保护，减少有害气体吸入；提高健康人群对疾病危险因素的认识，增强自我保健意识。

2. 二级预防　早诊早治并坚持长期随访是成功治疗COPD的关键。通过对危险因素的筛查发现潜在的患者，对其进行管理、监测，做到早期发现、早期诊断、早期治疗，并建立健康档案，及时监测各种指标，分析、查找危险因素，确定可干预的危险因素，如吸烟、职业接触、环境污染等，采取有针对性的干预措施。

3. 三级预防　对患者进行规范化治疗和康复指导，重点是控制或切断慢性支气管炎→哮喘→肺气肿→右心衰竭→死亡的传统病理演进过程。通过健康教育提高患者对疾病的认识，改变态度，纠正不良的生活行为，戒烟、适量健身，开展家庭氧疗，避免呼吸道感染。医患共同制定治疗方案，及时将药物和保健知识技能送达患者。指导患者积极防治呼吸道疾病，多饮水，以湿润呼吸道、稀释痰液；使用抗炎、解痉、平喘、止咳、祛痰等药物。恢复期给予康复训练指导，积极进行呼吸肌和全身运动锻炼，维持健康状态，延缓疾病的发展和并发症的出现，提高生活质量。

知识链接

做好肺功能检查，预防慢阻肺

慢阻肺患者肺功能受损，严重危害生命健康。很多慢阻肺患者早期症状不明显，早期发现、早期诊断、早期治疗对于慢阻肺的防控至关重要。肺功能检查是诊断慢阻肺的金标准，并且安全无创，可以用于早期诊断慢阻肺。

肺功能检查的步骤如下：

1. 受试者取坐位，双脚着地。
2. 按指导者指令练习用力呼吸动作。
3. 用嘴紧密包裹咬口器，夹上鼻夹，保证口鼻不漏气。
4. 完全吸气，然后快速、用力、完全呼气。
5. 呼气完全后按指令立刻用力快速吸气至完全。
6. 重复步骤4～5，至少完成3次测定。

二、高 血 压

高血压指在静息状态下动脉收缩压和/或舒张压增高（≥140/90mmHg），常伴有脂肪和糖代谢紊乱及心、脑、肾和视网膜等器官功能性或器质性改变，以器官重塑为特征的全身性疾病。病因不明的血压升高称为原发性高血压（essential hypertension），又称高血压病，占高血压患者总数的95%以上。有明确病因、血压升高仅是某些疾病的一种症状，称为继发性高血压（secondary hypertension），占高血压患者总数的5%以下。高血压是常见病、多发病，可引起心、脑、肾等脏器的并发症。在世界许多国家，高血压都是造成残疾和死亡的主要原因之一，严重危害人类的健康。我国高血压人群的特点可以用"三高"和"三低"描述，即患病率高、危害性高、增长趋势高，知晓率低、治疗率低和控制率低。高血压被列为国家社区慢性病管理和预防的重点疾病。根据《中国高血压防治指南（2018年修订版）》，我国血压水平分类及高血压分级标准见表5-1。

表5-1 血压水平分类和高血压分级标准

分类	收缩压（mmHg）		舒张压（mmHg）
正常血压	<120	和	<80
正常高值	120～139	和/或	80～89
高血压	≥140	和/或	≥90
1级高血压（轻度）	140～159	和/或	90～99
2级高血压（中度）	160～179	和/或	100～109
3级高血压（重度）	≥180	和/或	≥110
单纯收缩期高血压	≥140	和	<90

注：当收缩压和舒张压分属于不同分级时，以较高的级别作为标准。

（一）病因

原发性高血压的病因尚未完全清楚，危险因素一般分为不可改变因素和可改变因素两类。前者主要包括遗传因素、年龄、性别等，后者主要为不良生活方式，在高血压的预防中起着至关重要的作用。目前认为高血压是遗传因素和环境因素共同作用的结果，主要病因包括：

1. 遗传 高血压有明显的家族聚集性。父母血压均正常，子女患高血压的概率低于父母一方患高血压者；父母都患高血压，子女发生高血压的概率高达46%，但并不是每个子女都会患高血压。约60%的患者有高血压家族史，环境因素也起着重要作用。其遗传性主要体现在高血压的发生率、血压升高程度、并发症发生率及其他有关因素等方面。

2. 肥胖 肥胖是高血压的重要危险因素。一般采用体重指数（body mass index，BMI）来衡量肥胖程度，BMI=体重（kg）/[身高（m）]^2，20～24为正常范围。肥胖者发生高血压的概率较体重正常者高2～4倍，且肥胖的高血压患者较体重正常的高血压患者更容易患冠心病。对肥胖者和中度超重者，减肥可降低血压。

3. 饮食因素 食盐摄入过多与高血压的发生密切相关，高钠饮食可使血压升高，而低钠饮食可降低血压。《中国居民膳食指南（2022）》建议成人每天盐的摄入量不超过5g，每天食盐平均摄入量增加2g，收缩压和舒张压分别升高2.0mmHg和1.2mmHg。此外，钾、钙和镁摄入过少、优质蛋白质摄入不足也被认为是使血压升高的因素之一。摄入过多的饱和脂肪酸，即不饱和脂肪酸与饱和脂肪酸的比值降低，也会使血压升高。

4. 高脂血症 血液中过量的胆固醇和脂肪会引起动脉粥样硬化，广泛的动脉粥样硬化可导致高血压。

5. 吸烟 烟草中的有害物质可损伤动脉内膜，引发动脉粥样硬化，并刺激交感神经引起小动脉收缩，使血压升高。吸烟者高血压患病率明显高于不吸烟者。

6. 大量饮酒 长期大量饮酒是高血压发病的危险因素，还容易引起顽固性高血压。酒精可使高血压患者对降压药的敏感性下降。

7. 心理因素 长期劳累、精神紧张、睡眠不足、焦虑、恐惧和抑郁，以及长期的噪声及视觉刺激，都可引起高血压。

8. 缺乏锻炼 运动不仅可使收缩压和舒张压下降（约6～7mmHg），且对减轻体重、增强体力、降低胰岛素抵抗有利。缺乏运动及体力活动是造成超重或肥胖的主要原因之一，可增加高血压患者心血管疾病的风险。

（二）流行病学特点

高血压的患病率在全球均较高，与工业化程度有关，同时也存在地区和种族差异。中国高血压调查最新数据显示，我国18岁及以上居民高血压患病粗率为27.5%，与前五次全国范围内的高血压抽样调查相比，患病率总体呈增高的态势。我国高血压患病率和流行存在地区、城乡和民族的差别，北方高于南方，城市高于农村，东部高于西部，高原少数民族地区患病率较高；在性别方面，男性高于女性；发病率随年龄的增长而升高，60岁以上可达33%，65岁以上可达50%，其中半数以上是收缩期高血压。

（三）临床表现

高血压的主要危害是血压持续升高损害重要组织器官。95%的原发性高血压起病隐匿，病情发展缓慢，早期常无任何症状，易在精神紧张、情绪波动或劳累后血压升高，去除病因或休息后血压降至正常。随着病情的发展，血压升高经休息不能降至正常，需要服降压药治疗。早期高血压患者可表现为头痛、头晕、耳鸣、心悸、眼花、注意力不集中、记忆力减退、手脚麻木、疲乏无力、易烦躁等非特异性症状，后期血压常持续在较高水平，并伴有脑、心、肾等靶器官受损的表现。

1. 脑部损害 头痛、头晕是高血压的常见症状，如血压急剧升高可引起脑血管痉挛，多发生于早晨，位于枕部、前额或颞部；短暂的脑血管痉挛可引起短暂性脑缺血发作，出现头痛、失语、肢体瘫痪等，数分钟或数天恢复；广泛而急剧的脑血管痉挛可引起脑水肿，使颅内压增高，表现为血压急剧升高、剧烈头痛、呕吐、抽搐或昏迷，又称高血压脑病；长期高血压导致血管病变，当血压急剧升高时可引起脑出血，表现为头痛、失语、偏瘫、呕吐、嗜睡或昏迷。

2. 心脏损害 可出现心悸、气短、胸痛、踝部水肿；高血压心脏病时心尖搏动向左下移动，呈抬举性，心界向左下扩大，主动脉瓣区第二心音亢进，心尖部可闻及收缩期吹风样杂音，最终导致充血性心力衰竭。长期高血压可引起心脏结构和功能改变，包括心肌肥厚、心脏扩大、冠状动脉硬化等。在心功能代偿期可无明显症状，到失代偿期时常发生左心衰竭；至病变晚期可出现心律失常，合并冠状动脉硬化的患者可发生心绞痛或心肌梗死。

3. 肾脏损害 长期高血压可引起肾小动脉硬化，导致肾功能减退，表现为夜尿增多、蛋白尿、血尿、管型尿。晚期可出现氮质血症和尿毒症等肾衰竭表现。

4. 眼底改变 高血压可引起眼底病变，表现为视力下降、视物模糊、视网膜动脉痉挛、变细，逐步发展至视网膜动脉狭窄、动静脉交叉压迫、眼底出血或棉絮状渗出、视神经乳头水肿。

（四）诊断标准

根据《中国高血压防治指南（2018年修订版）》，成人在未使用降压药的情况下，非同日3次测量血压，收缩压≥140mmHg和/或舒张压≥90mmHg，同时排除由其他疾病导致的继发性高血压，即可诊断为高血压。患者既往有高血压病史，目前正在使用降压药，血压虽低于140/90mmHg，亦应诊断为高血压。

（五）治疗原则

高血压的治疗目的是最大限度地降低心血管并发症的发病率、病残率和病死率，同时干预所有的已知可逆性危险因素，并适当处理同时存在的各种临床情况。血压控制目标一般低于140/90mmHg；糖尿病或慢性肾病合并高血压的患者，血压控制在130/80mmHg以下；老年收缩期高血压患者的降压目标为收缩压140～150mmHg，舒张压<90mmHg但不低于65～70mmHg。

高血压的治疗方法分为非药物治疗和药物治疗两种。

1. 非药物治疗 主要是改变不良生活方式，消除不利于心理和身体健康的行为和习惯。首先是通过减少总热量的摄入和增加体育锻炼减轻体重；其次采用合理膳食，降低血脂、限制钠盐摄入量；最后减轻精神压力，保持心理平衡，严格戒烟。非药物治疗是轻度高血压的主要治疗方法，也是控制中、重度高血压的基础。

2. 药物治疗 原则是采用较小剂量获得有效疗效且使不良反应减至最小；24小时内稳定降压，有效防止靶器官损伤；低剂量单药效果不佳时可采用两种或两种以上联合用药；避免频繁换药；个体化治疗，坚持长期用药。降压药种类很多，大致可分6类，即利尿剂、β受体阻滞剂、钙通道阻滞剂、血管紧张素转换酶抑制剂、血管紧张素Ⅱ受体阻滞剂及α受体阻滞剂。当出现高血压急症时必须紧急处理，常静脉应用硝普钠、硝酸甘油迅速降压。

（六）家庭与社区护理

通过健康教育，提高患者及家属的遵医嘱行为，提高药物治疗的依从性，将血压控制在理想水平，防止血压大范围的波动。

1. 用药指导 轻、中度高血压一般选用1种降压药，先从小剂量开始，逐渐增加剂量，降至目标血压后改用维持剂量，保持血压稳定，必要时联合用药达到最佳的降压效果。不能随意增减剂量或更换药物，更不能随意停药。尽量使用长效降压药，改善治疗依从性和预防血压波动过大。用药期间定期测量血压，观察药物的作用和副作用。

2. 饮食指导 限制钠盐摄入量，高血压患者每天盐的摄入量不超过5g；避免摄入过多的腌制食品，不吃腌菜、腐乳、腌熏食物，少用含钠盐的味精、小苏打。限制能量的摄入，控制体重。指导患者适当进食瘦肉、家禽、鱼、蛋、奶等，适当增加降脂食物的摄入量，如洋葱、大蒜、香菇、木耳等，避免刺激性食品。减少脂肪的摄入量，食用油每天用量20～25g，其中饱和脂肪酸不超过10%，少食用动物性脂肪。每日摄入足量的新鲜蔬菜和水果，多食用绿叶蔬菜。保证足够的钾、钙摄入量，有研究报道，人的食物中含钾量每增加1mg，则血压下降1%，指导患者多食用香蕉、橙、绿叶蔬菜等。高血压患者还应补充钙质，多食用含钙丰富的绿色蔬菜、萝卜、海带、鱼、虾、奶等。增加维生素和纤维素的摄入量，富含维生素C的食品对高血压患者有益，纤维素能预防便秘。酗酒、吸烟是高血压发病的危险因素，故需指导患者戒烟限酒。

3. 生活指导 指导患者劳逸结合，坚持有规律的生活，保证充足睡眠。心理平衡，保持积极向上的生活态度，消除或避免各种不良因素对情绪的影响。少量多餐，不宜过饱，保持大便通畅，坚持低盐、低脂、低胆固醇和少糖、高纤维素的饮食原则，戒烟限酒。在血压稳定期洗澡，且水温不宜过热或过冷，以40℃为宜，洗澡时间不要过长，不要洗蒸汽桑拿浴。适量运动，选择骑自行车、健身操、快步行走、游泳等方式进行循序渐进的有氧运动，做到持之以恒，避免参加举重、俯卧撑等强度大的运动，避免参加竞争性质的运动。

4. 家庭随访 定期对社区高血压患者进行家庭随访，教会患者自测血压的方法，评价患者健康状况及护理后的效果，建立健康档案，并定期复查以便及时发现问题及时处理。

（七）预防

高血压的预防以提高知晓率、服药率和控制率，预防和控制高血压并发症，降低致残率和病死率为目标。采用三级预防措施：

1. 一级预防 目的是避免或推迟高血压的发生。一级预防可以使高血压的发病率下降

55%，并发症的发生率也随之下降。对一般人群，通过以倡导健康生活方式为主要内容的健康教育和健康促进活动，提高自我保健意识和防护能力；指导人群合理膳食，适当运动，保持心态平衡，戒烟限酒，建立健康的生活方式；定期测量血压，每年至少测量 1 次血压，可以早期发现、早期诊断。对高危人群，每年至少测量 1 次血压，35 岁以上人群首诊时必须有血压记录；同时实施危险因素筛查和监测，如血脂、体重指数等；开展行为干预，如指导戒烟、减轻体重等。

2. 二级预防   目的是早期发现、早期诊断、早期治疗，在落实一级预防措施的基础上进行系统正规的降压治疗。对已患高血压者，通过建立健康档案、定期随访、用药指导和健康教育等手段，进行规范化治疗和管理，防止高血压加重，预防并发症。对高血压人群的血压动态变化、影响因素变化、认知情况变化、行为变化等进行评估，根据实际情况采取合适有效的干预措施。

3. 三级预防   目的是抢救重度高血压患者，有效预防并发症，同时积极进行康复治疗，减少残障的发生。高血压患者除坚持健康的生活方式外，还需遵医嘱服药。目前高血压患者的用药存在三大误区，即不愿服药、不难受不服药、不按医嘱服药。除少数早期发现、病情轻且能遵照科学生活方式的患者外，绝大多数高血压患者需终生服药，一旦停药，血压会升高，不仅损害心、脑、肾等靶器官，而且增加治疗难度，因此指导患者根据病情、季节、工作情况调整药物用量尤为重要。提高患者的服药依从性，保证血压控制在理想水平。

三、冠 心 病

冠心病是冠状动脉粥样硬化性心脏病（coronary atherosclerotic heart disease，CHD）的简称，又称为缺血性心脏病，指因冠状动脉粥样硬化，使血管腔狭窄或阻塞，和 / 或冠状动脉功能改变（痉挛）导致心肌缺血、缺氧，甚至坏死而引起的心脏病。冠心病分为无症状性心肌缺血、心绞痛、心肌梗死、缺血性心肌病和猝死 5 种类型。冠心病的患病率和病死率高，严重危害人民健康。

（一）病因

冠心病的病因是多方面的，其发生发展主要与高脂血症、高血压、糖尿病、吸烟、饮酒、肥胖、饮食习惯和体力活动、性格和社会心理因素等有关，主要病因是冠状动脉粥样硬化。促使动脉粥样硬化的因素很多，主要的易患因素（危险因素）包括以下两大方面：

1. 可改变的易患因素

（1）血脂异常：血脂与动脉粥样硬化密切相关，目前认为总胆固醇和低密度脂蛋白胆固醇增高、高密度脂蛋白胆固醇降低、载脂蛋白 A 和载脂蛋白 B 增高都是冠心病的危险因素。

（2）高血压：高血压与冠心病的发病密切相关，血压增高（无论是收缩压还是舒张压）是冠心病的主要危险因素之一。60%～70% 的冠状动脉粥样硬化患者有高血压，高血压患者患冠心病的概率较血压正常者高 3～4 倍。

（3）糖尿病：糖尿病患者冠心病的患病率是非糖尿病患者的 3～5 倍，冠心病患者糖耐量减低也非常常见。冠心病是糖尿病的重要并发症，糖尿病患者冠状动脉粥样硬化发生较早且更为常见。由于糖尿病患者多伴有血脂代谢紊乱，同时高血糖损伤动脉血管内膜、凝血因子Ⅷ增高、血小板黏附增加，使动脉硬化发病率明显增加。

（4）吸烟：吸烟者冠心病的发病率和病死率较不吸烟者高 2～6 倍，且与每天吸烟量成正比。吸烟可造成动脉壁氧含量不足，促进动脉硬化的形成；烟草中的尼古丁可使心率加快，心肌耗氧量增加，外周血管和冠状动脉收缩，使血压升高；同时还可以使血液中一氧化碳浓度增高，导致血液携氧能力下降，诱发和加重动脉粥样硬化。被动吸烟也是冠心病的危险因素。

（5）体力活动减少：缺乏运动常与肥胖、血中高密度脂蛋白减少有关。不同职业发病率的回顾性研究表明：久坐职业人群与积极活动职业人群相比，冠心病的危险增加 1.9 倍；经常锻炼者血脂异常发生率低，从事中等强度体力活动者冠心病的病死率比活动少者降低 1/3。

（6）肥胖：肥胖多并发血脂异常、高血压等。体重超过标准体重20%者易患冠心病，尤其是短期内体重明显增加者。

（7）饮食习惯：常进食高热量、富含动物脂肪、高胆固醇、高糖、高盐食物者易发生冠心病，因胆固醇、动物脂肪、饱和脂肪酸及热量摄入过多而体力活动较少者易发生营养过剩，导致肥胖，使冠心病患病率增高。

（8）性格和社会心理因素：研究表明A型性格者易急躁、好胜心较强、竞争意识重，若不注意劳逸结合，很容易诱发冠心病。

2. 不可改变的易患因素

（1）年龄：任何年龄均可发生冠心病，但多见于40岁以上的中老年人，50岁以后进展较快。致死性心肌梗死患者中约80%是65岁以上的老年人。

（2）性别：男性多于女性，男性冠心病病死率约为女性的2倍，但女性更年期后发病率增加，绝经后发病率与男性相同。

（3）遗传：动脉粥样硬化有家族聚集倾向，具有早发冠心病家族史（男性60岁前，女性50岁前）的子女易患冠心病。有早发缺血性心血管疾病、高血压、糖尿病、冠心病家族史及家族性高血脂症者发病率明显增高。

（二）流行病学特点

冠心病多发生在40岁以后，脑力劳动者患病率较高，男性多于女性，城市多于农村，北方高于南方。近年来，中国冠心病的发病率和病死率迅速上升，随着生活方式的改变，还呈现出年轻化的趋势，严重威胁人民的健康。目前我国冠心病的特点是发病率高、控制率低、病死率高，但控制危险因素能降低发病率和病死率。

（三）临床表现

1. 疼痛　主要表现为发作性胸痛或胸部不适。疼痛多发生于胸骨中、上段，可波及心前区或放射至左肩部，疼痛可表现为压榨性紧缩、发闷感，有时可呈窒息样且伴有濒死感。心绞痛持续时间多为3～5分钟，一般不超过15分钟，休息或舌下含服硝酸甘油可缓解；如果持续时间延长，超过30分钟，舌下含服硝酸甘油无效，则高度怀疑急性心肌梗死，应立即开始抢救。

2. 心律失常　见于75%～95%的患者，多发生在起病1～2天内，尤以24小时内最多见，可伴乏力、头晕、昏厥等症状。以室性心律失常最多，尤其是室性期前收缩。冠心病患者如发生急性心肌梗死，常伴有心律失常，前壁心肌梗死易发生室性心律失常，下壁心肌梗死易发生房室传导阻滞。这些都是导致急性心肌梗死患者死亡的主要原因。

3. 心力衰竭　发生率约为32%～48%。主要是急性左心衰竭，可发生于最初几天内，或在疼痛、休克好转阶段出现。患者突然出现呼吸困难、咳嗽、发绀、烦躁等，严重者可发生肺水肿，随后可发生右心衰竭表现。

4. 低血压和休克　心肌梗死多在起病后数小时至1周内出现疼痛引起的血压下降，休克的发生率约为20%，主要为心源性休克，为心肌广泛坏死（40%以上）、心排血量急剧下降所致。若疼痛缓解而收缩压仍低于80mmHg，有烦躁不安、面色苍白、皮肤湿冷、脉搏细数、大汗淋漓、尿量减少（<20ml/h）、反应迟钝，甚至昏厥者，为休克表现。

5. 发热　急性心肌梗死患者在起病后24～48小时可出现中等程度的发热。

（四）诊断标准

1. 诊断　主要通过临床表现、心肌酶学检查和心电图诊断心绞痛或心肌梗死。近年来，发展了许多新的检查方法和技术，如放射性核素检查、超声心动图、冠状动脉造影、血管内超声等。其中，冠状动脉造影是诊断冠心病的金标准。

2. 冠心病患者急诊就医指征　睡眠中突然呼吸困难，不能平卧，坐起后症状稍缓解；喘息伴咳嗽，吐泡沫痰或粉红色泡沫样痰；持续性胸前区绞痛、压榨感、脉律不齐等。

（五）治疗原则

冠心病的治疗原则是改善冠状动脉供血和减少心肌耗氧，根据患者的具体情况选择不同的治疗方法。冠心病的治疗方法主要有以下 3 种：

1. 药物治疗 主要有抗血小板聚集药，以阿司匹林最为常用；冠状动脉扩张药，以硝酸甘油类为主。

2. 介入治疗 主要针对药物治疗不能控制的冠心病患者，方法有经皮腔内冠状动脉成形术（PTCA）、冠状动脉内斑块旋切术、冠状动脉支架植入术等。

3. 外科手术治疗 主要是冠状动脉旁路移植术。

（六）家庭与社区护理

1. 一般护理 心绞痛发作时应及时镇痛和安慰患者，以稳定情绪避免病情加重；发作时应让患者立即休息，减少心脏负担；休息环境应保持安静，尽量减少干扰；迅速舌下含服硝酸甘油 0.5～1mg，有条件者给予吸氧。指导患者夜间不要猛然起床，以免诱发心绞痛。心肌梗死患者应及时送往医院治疗，以免贻误救治时机。

2. 家庭用药指导 冠心病的药物治疗主要针对导致冠心病的主要因素和已经发生的相关并发症。如选用降脂药控制高脂血症；用小剂量阿司匹林抗血小板聚集；老年女性可适当使用雌激素、孕激素，以降低低密度脂蛋白（LDL），增加高密度脂蛋白（HDL）；使用长效硝酸盐类、β 受体阻滞剂、钙通道阻滞剂等抗心肌缺血；使用抗血栓药对晚期冠心病患者有一定作用。指导冠心病患者及家属提高服药的依从性，督促患者按时服药，提醒患者外出时随身携带硝酸甘油、速效救心丸等药物，在胸痛发作时每隔 5 分钟含服硝酸甘油 0.5mg，直至疼痛缓解，并注意用药后平卧休息，防止发生低血压；如果疼痛持续 15～30 分钟不能缓解，应立即就诊。

3. 建立良好的生活方式 帮助患者改变不良生活方式，指导患者消除或避免危害心脏健康的危险因素，建立良好的生活方式。

（1）合理膳食，防止高脂血症：限制总热量，限制脂肪，特别是动物脂肪的摄入，宜摄入低热量、低盐、低脂、低胆固醇、富含维生素和纤维素的食物，提倡清淡饮食，多食用富含维生素 C 的新鲜蔬菜和水果，以及粗纤维食物，如芹菜、粗粮等，避免暴饮暴食，定时定量，少食多餐，忌食刺激性食物或饮料。

（2）控制体重：超重者要改变饮食结构，适当控制饮食量，增加体力活动，减轻体重。

（3）适当运动：运动强度应循序渐进，以不增加心脏负荷和不引起不适为原则。生活有规律，劳逸结合。根据患者的具体情况决定活动量和时间，可做一些力所能及的家务，进行骑自行车、散步、做广播操、游泳等有氧运动。

（4）戒烟、限酒：吸烟是冠心病的危险因素，应积极劝导患者戒烟，并监督实施戒烟计划，同时也要防止患者被动吸烟，限制其饮酒。

（5）心理指导：指导患者保持乐观、平和、舒畅的心情，正确对待疾病。指导家属积极支持和配合患者，为患者创造一个良好的身心修养环境，如患者出现紧张、焦虑或烦躁等不良情绪时，应予以理解，并设法给予疏导，减轻患者的压力。

（6）日常生活指导：指导患者洗澡时水温要适中，不宜过高或过低，洗澡的时间要适当，一般不超过半小时，以免加重心脏负担。平时要预防和治疗便秘，最好使用坐式马桶，不要用力排便，以免诱发心绞痛。要注意休息，避免劳累。

（七）预防

降低发病的危险因素是社区人群预防冠心病的关键。对社区人群实施健康教育，通过实施三级预防措施提高社区人群的自我保健意识和能力。

1. 一级预防 主要针对有危险因素存在但未发生疾病的社区人群。措施有：

（1）控制原发病，预防高血压：高血压是冠心病的主要危险因素之一，通过对高危人群的健康教育、改善生活方式，降低危险因素和发病率，做到早期预防。

（2）改善饮食结构：建立合理的膳食营养结构和良好的饮食习惯，减少膳食中的饱和脂肪酸和胆固醇，增加不饱和脂肪酸的含量。同时，膳食脂肪应限制在总热量的 30% 以内，胆固醇的摄入量限制在 300mg/d 以内。限制食盐的摄入，每人每天盐摄入量不超过 6g 为宜。控制每天总热量的摄入，预防热量过剩，达到控制体重的目的。以谷物、豆类、蔬菜、水果等高纤维、低脂肪食物为主；控制肥肉、动物内脏、蛋黄、全脂奶制品的摄入量。

（3）建立健康的生活方式：鼓励社区人群参加各种活动和体育锻炼，如步行、慢跑、骑自行车、游泳等，一般每天或隔天运动 30 分钟，以达到调节精神情绪和改善心肺功能的目的。

（4）改变不良生活习惯、戒烟：我国人群吸烟率较高，其致病危险度亦很高，因此，控制人群的吸烟率是冠心病一级预防的关键。通过健康教育和卫生宣传，帮助社区人群建立不吸烟的健康保健观念，降低人群吸烟率。

2. 二级预防　重点是社区的监测和发病的筛查，做到早期发现、早期治疗。采取药物或非药物治疗方法预防冠心病复发或加重。如高脂血症合并冠心病，首先应治疗原发病，控制高血脂，然后才是冠心病的治疗。同时要做好用药和改变生活方式的指导，提高患者用药的依从性，维持治疗效果，避免和减少并发症的发生。

3. 三级预防　针对患者采取预防措施，包括抢救危重患者、预防并发症和死亡、康复治疗、功能恢复。对已确诊的患者，通过健康教育和指导，使其坚持药物治疗，最大限度地控制病情，改善生活质量。

四、脑血管疾病

脑血管疾病是引起脑组织缺血性或出血性意外的脑部血管疾病的总称。脑血管疾病是目前我国居民最主要的死亡原因，也是中老年人致残的重要原因。脑血管疾病具有发病率高、复发率高、病死率高等特点，高脂饮食、暴饮暴食、吸烟饮酒等不良生活习惯都是导致脑血管疾病的危险因素。

（一）病因及危险因素

1. 病因　高血压、动脉粥样硬化是脑血管疾病的常见病因，其他常见病因有：

（1）血管壁病变：动脉粥样硬化及高血压性动脉硬化最常见，其次为动脉炎（钩端螺旋体、风湿、结核、梅毒所致）、发育异常（先天性脑动脉瘤、脑动脉畸形）、外伤所致的动脉损伤等。

（2）血液流变学异常及血液成分改变：①血液黏滞度增高，如高脂血症、高血糖症、高蛋白血症、白血病、严重贫血、红细胞增多症等；②凝血功能异常，如血小板减少性紫癜、血友病、使用抗凝药、弥散性血管内凝血（DIC）等，此外，妊娠、产后及术后也可出现高凝状态。

（3）血流动力学改变：如高血压、低血压或血压急骤波动、心功能障碍、心律失常等。

（4）其他：如各种栓子（空气、脂肪、血栓、肿瘤和寄生虫等）引起的脑栓塞、脑血管痉挛，颈椎病、肿瘤等压迫大血管影响供血等。

2. 危险因素　脑血管疾病的危险因素主要分为两类，包括无法干预的因素，如高龄、性别、遗传因素等，以及可以干预的因素，具体如下：

（1）高血压：是最重要、独立的危险因素，血压升高与脑血管病的发病率、病死率上升有密切关系。无论收缩压还是舒张压，其升高都与脑血管疾病的发生率成正比。高血压对于出血性和缺血性脑血管疾病都是重要的发病原因。控制血压可明显减少脑血管病，同时有助于预防和减少其他靶器官的损害。

（2）心脏病：各种类型的心脏病都与脑血管病密切相关，心脏病也是世界公认的脑血管疾病危险因素，如心脏瓣膜病、冠心病、高血压心脏病、心律失常、心力衰竭等。无论血压处于何种水平，有心脏病者发生脑血管意外的危险都比无心脏病者高 2 倍以上。心脏病诱发脑血管疾病的原因有：①心源性栓子脱落发生脑栓塞；②在动脉硬化及心脏病的基础上，由血流动力学及血液黏滞度改变易诱发脑血栓形成。

（3）糖尿病：是缺血性脑血管疾病的重要危险因素，同时是缺血性脑卒中的独立危险因素。长时间的糖尿病可引发大血管动脉粥样硬化及微血管病变，又可使血液凝固性和血液黏滞度增加，形成脑血栓。脑血管病的病情轻重和预后与血糖水平和糖尿病病情控制程度密切相关。

（4）高胆固醇血症和高脂血症：高脂血症可增加血液黏滞度，加速脑动脉硬化的发生。高胆固醇血症，特别是低密度脂蛋白（LDL）增高与缺血性脑血管疾病发生有关。

（5）短暂性脑缺血发作（TIA）：是各种脑血管疾病特别是缺血性脑血管疾病的危险因素。约 20% 的脑梗死患者有 TIA 病史；TIA 患者脑血管疾病的年发病率为 1%～5%；TIA 发生越频繁，脑血管疾病的发病率越高。

（6）吸烟与饮酒：经常吸烟是公认的缺血性脑卒中的危险因素之一，其危险度随吸烟量增加而增加，长期被动吸烟也可增加脑血管病的发病危险。吸烟可提高血浆纤维蛋白原的含量，增加血液黏稠度及血管壁的损伤；尼古丁刺激交感神经使血管收缩，血压升高；脑血管疾病的危险性与吸烟量及持续时间有关。酒精摄入量与出血性脑卒中有直接的剂量相关性，长期大量饮酒和急性酒精中毒是导致年轻人脑梗死的危险因素，同样，老年人大量饮酒也是缺血性脑卒中的危险因素。酗酒可引起血压升高，酗酒者脑血管疾病的发病率是一般人的 4～5 倍，特别是可增加出血性脑血管疾病的危险。

（7）其他因素：包括体力活动减少、饮食（高盐、高脂、高胆固醇）、肥胖、药物滥用及社会心理因素等。

（二）流行病学特点

我国脑血管病具有发病率高、复发率高、病死率高、致残率高的特点，给人们的生活带来非常严重的影响。在存活的脑血管疾病患者中，3/4 的患者有不同程度的劳动力丧失，其中重度致残率占 40% 以上，给社会和家庭带来极大的负担。

随着社会人口老龄化及城镇化进程的加速，卒中危险因素流行趋势明显，疾病负担日益增加。我国卒中患病率整体呈上升趋势，2019 年我国缺血性卒中患病率为 1 700/10 万，出血性卒中患病率为 306/10 万。至 2019 年，我国 40 岁及以上人群现患和曾患卒中人数约为 1 704 万。卒中是我国成人致死、致残的首要原因，卒中是一种可防可控的疾病，早期筛查、早期干预尤为重要。因此，为遏制卒中疾病负担增长态势，应开展社区流行病学、诊治进展、防治体系建设、高危人群筛查和干预等方面工作。

（三）临床表现

1. 脑卒中的先兆症状 约 60% 以上患者在发病前数小时至 1 个月内可能出现先兆症状，如脸部、手臂或腿部麻木，尤其是身体单侧，说话困难或理解困难，单眼或双眼视物不清，行走困难，头晕眼花，平衡或协调能力异常，不明原因的剧烈头痛等。

2. 出血性脑卒中的临床表现 多突然发病，症状的轻重主要取决于出血量和出血部位。症状在数分钟至数小时内达高峰，多有血压明显升高，常有头痛、呕吐、肢体瘫痪、失语和意识障碍。蛛网膜下腔出血时突发头部剧烈胀痛或炸裂样痛，位于前额、枕部或全头部，常伴恶心、喷射状呕吐。50% 的患者发病时有短暂的意识障碍或烦躁、谵妄等精神症状，脑膜刺激征阳性。

3. 缺血性脑卒中的临床表现 脑血栓形成的患者多在安静状态下发病，发病较缓，有先兆症状，意识清楚，偏瘫，失语，症状和体征因受累血管不同而异。脑栓塞的患者有心肌梗死等病史，发病急，表现为偏瘫、短暂意识丧失、肢体抽搐。

4. 功能障碍 由于病变的性质、部位和范围不同，患者可能发生 1 种或同时发生几种功能障碍，常见的有：①运动障碍，为最常见的障碍，多表现为一侧肢体瘫痪，即偏瘫；②共济失调，表现为四肢协调动作和行走时的身体平衡障碍；③感觉障碍，出现痛觉、触觉、温度觉、视觉、本体觉减退或丧失；④言语障碍，可出现失语、构音障碍等；⑤认知障碍，主要包括意识障碍、记忆力障碍、智力障碍、失认症、失用症等；⑥日常生活活动能力障碍，脑卒中患者由于出现多种功能障碍，常导致日常生活活动能力严重障碍；⑦心理障碍；⑧自主神经功能障碍等。

（四）诊断标准

根据病史和临床表现，对疑为脑卒中的患者尽快进行头颅 CT 检查，对疑为蛛网膜下腔出血的患者争取进行脑血管造影或磁共振成像检查，以明确出血原因及病变性质。对不具备上述条件而又需要尽快明确诊断者，可行腰椎穿刺。

（五）治疗原则

1. 急性期治疗　缺血性脑卒中的治疗要点是溶栓、抗凝，防止并发症的发生。溶栓治疗越早效果越好，病残程度有可能越低，但必须严格掌握适应证和禁忌证，否则容易合并颅内出血或其他内脏出血，增加病死率和致残率。出血性脑卒中的治疗要点是止血和降低颅内压，以免导致急性脑功能障碍，采取止血、控制脑水肿、降低颅内压、处理并发症的综合措施。

2. 恢复期治疗　目的是纠正脑卒中病因或危险因素，防止复发。促进瘫痪肢体的功能恢复，改善脑功能，减少后遗症。可选用非药物治疗方法，如功能锻炼、理疗、体疗、针灸等；也可选用促进神经代谢的药物，如吡拉西坦、胞二磷胆碱、脑活素、辅酶 Q、B 族维生素、维生素 E 及血管扩张药等，还可选用活血化瘀、益气通络、益肝补肾、化痰开窍的中药方剂。避免情绪激动，生活规律，合理膳食，预防和治疗便秘。

（六）家庭与社区护理

通过家庭与社区康复护理，使多数患者能达到生活自理，争取回归社会。少数重度残疾或高龄患者的康复护理目标为提高生存质量，最大限度地保留生活自理能力，防止功能衰退，回归家庭。

1. 家庭日常生活护理　长期卧床患者除保持清洁外，要定时翻身、按摩，对骨突易受压部位使用减压贴保护皮肤，特别要保护骨突部位的皮肤完整性，避免拖、拉、拽。床铺要保持清洁干燥，防止压疮。

2. 口腔护理　保持口腔清洁，饭后及时漱口，及时清除呼吸道分泌物，并定时翻身、拍背、呼吸训练，促进排痰，预防呼吸道感染及肺炎。指导患者使用方便的生活用具，如拐杖、轮椅，吃饭时可选用汤勺等。

3. 饮食护理　脑卒中患者要摄入足够的营养和水分。评估患者的呕吐反射与吞咽情况，对口腔、咽喉部分瘫痪的患者，要耐心地喂饭，让患者取半卧位，将食物放入患者口中的健侧，慢慢咽下，不要催促患者，避免发生呛咳或误吸。患者常因害怕呛入或进食困难感到窘迫或挫败感，拒绝进食或进食减少，无法获得足够的营养，需鼓励患者尽量自己进食、适量多进食，对无法吞咽、不能进食的患者，应协助及鼓励患者进行鼻饲。

4. 康复护理　康复治疗是脑血管疾病治疗的重要组成部分，通过康复治疗可促使神经功能的恢复和代偿，最大限度地减少损害，减轻残疾程度。社区护理人员应到患者家中进行康复护理，与患者、照顾者一起制定康复护理计划，身体条件允许的患者可以到社区医院的康复训练室，在专业康复师的指导下进行康复训练；社区护士与康复治疗人员积极配合，协同工作，做好患者的康复护理，达到回归家庭、回归社会的理想目标。

（1）肢体功能锻炼：保持卧床患者身体各关节处于功能位，注意瘫痪肢体的位置摆放，防止关节变形而失去功能。系统进行患侧肢体运动，在瘫痪期间可早期进行被动运动，原则是先上肢后下肢，先大关节后小关节，运动幅度由小到大，运动时间由短到长，逐渐增加活动量，鼓励患者多使用患肢，以加强患肢的肌力。协助患者练习床上翻身、床上坐起、床边行走、室内行走及一些小关节的精细运动。主动活动与被动活动相结合，床上锻炼与下地锻炼相结合，全身锻炼与局部锻炼相结合。鼓励患者完成力所能及的生活自理活动，如床上移动、翻身、坐起、吃饭、梳头等，循序渐进，坚持锻炼。

1）保持肢体功能位置，对抗痉挛：健侧卧位时患侧上肢伸展，置于前面的枕头上，下肢屈髋、屈膝，踝背屈，足部不要悬空。患侧卧位时，头用枕头支撑，躯干稍后仰，后方垫枕头，患髋伸展，膝轻度屈曲，健侧上肢置于躯体上方或稍后方，注意手中不握任何物品。

2）体位变换：每1~2小时更换体位一次。可使肢体的肌张力保持平衡，预防痉挛，还可预防压疮和肺部感染。

3）肢体被动运动，防止关节疼痛、挛缩：一般从肢体的近端到远端，动作要轻柔缓慢。被动运动不能防止失用性肌萎缩，也没有直接促进功能恢复的作用，因此要尽早进行主动运动训练。

（2）语言功能锻炼：指导家属与失语患者说话时要有耐心，不要催促患者，给患者充分的思考和反应时间。与患者讲话时，语言尽量简练、易懂，不要过于复杂，一次只说一件事情。要与患者交谈其最感兴趣的话题，鼓励患者讲话。在交流过程中，要维持目光交流，也可利用手势等身体语言进行沟通，患者在回答问题时可以用最简单的词语，如"是"或"否"，并多鼓励患者，减轻其挫败感，增加自信心。对失语患者可采用发音训练，可从字、词开始，逐渐发展至句子，强化刺激，反复矫正直至患者理解。

（3）进食训练：首先要确定患者吞咽障碍的程度，调整饮食结构和种类，先予流质饮食，再予半流质饮食，过渡至软食，最后正常饮食。进食速度宜慢，少食多餐。进食体位采取躯干后倾、轻度屈颈位，能较好地防止误吸。对咽部施以压力和冰冷刺激都有助于咽反射恢复。

（4）排泄功能训练：患者出现便秘或尿失禁的原因往往是注意力不集中、记忆力缺失或情绪障碍、无法沟通等。保证患者有充足的入量，使排尿次数增加，以防尿路感染；晚间适当减少饮水量，以免影响患者夜间睡眠。保持会阴部清洁，指导患者按时排尿。尽量不要行导尿，要进行大小便训练。尿失禁的患者可以穿纸尿裤，及时清理，女性患者要及时清洗外阴。若留置导尿管，一次性放尿量不能超过1 000ml，以防腹腔内压力突然降低，血液大量滞留在腹腔血管内，引起血压下降而虚脱；另外，膀胱内压突然降低，也可导致膀胱黏膜急剧充血而发生血尿。为防止便秘，应增加患者的饮水量和粗纤维食物的摄入量，行腹部按摩，必要时给予开塞露通便，养成定时排便的习惯，于早餐后30分钟排便可增强训练效果。

5. 心理护理　脑血管疾病患者不仅存在不同程度的语言、肢体功能障碍，也同样存在不同程度的心理障碍，并引起社会适应能力障碍。告知患者和家属有关病情，让患者了解自己的功能残疾情况，鼓励患者表达自己的感受。指导家属关心患者，为患者创造良好的生活环境，提高患者的自我适应能力和社会适应能力。

（七）预防

1. 一级预防　在脑血管病发生前，通过控制相关的因素而抑制发病。在社区进行健康教育和健康管理，加强早期干预，加强宣传教育的力度，利用一切与患者及家属接触的机会，采用专题讲座、板报及宣传资料等多种形式，使社区居民了解脑血管疾病的危险因素，改变不良的生活习惯，如避免精神紧张和过度劳累，注意合理饮食，戒烟戒酒，多食水果和蔬菜，控制体重，积极治疗高血压、冠心病、糖尿病等。避免一切危险因素，力求预防或推迟脑卒中发生。让社区人群了解自己的血压，定期体检；加强社区高危人群预防，筛查具有脑血管疾病危险因素的高危个体，让其在一般预防的基础上进行强化预防。

2. 二级预防　主要是预防或降低再次发生脑血管病的危险，减轻残疾程度。对于第一次患脑梗死者，必须及时治疗，并且尽早开展二级预防工作，积极分析首发脑梗死的病因和机制，通过病史、查体和辅助检查明确脑梗死的类型、病因及危险因素，采取有效的针对性干预措施，预防脑梗死复发。具有脑卒中危险因素但未合并其他慢性病者，要加强脑血管疾病危险因素的监测，主要监测内容为血压、血糖、血脂和短暂性脑缺血发作。通过监测，争取做到早期发现、及早采取有效的干预措施,避免脑卒中的发生。脑卒中患者的家属也应被纳入高危人群进行管理,尤其是已患有高血压、糖尿病、高脂血症的家属,应与患者同步管理,并加强脑血管疾病的预防措施。

3. 三级预防　对于已经发生脑梗死者,要积极治疗并发症,如对脑梗死造成的残疾早期进行康复功能训练、心理辅导、知识普及等,以减少后遗症带来的伤害,提高生活质量。通过健康教育使患者尽快稳定情绪,并明确脑卒中的管理目标,让患者及家属树立战胜疾病的信心,使患者能主动配合治疗、护理及功能锻炼,恢复部分或全部机体功能,减轻残疾,降低致残率,减轻家庭和社会的负担。

五、糖　尿　病

糖尿病是由遗传因素、免疫功能紊乱、微生物感染及其毒素、自由基毒素、精神因素等多种致病因素作用于机体,引起胰岛素缺乏或机体对胰岛素抵抗,导致以糖及脂质代谢紊乱为主的综合征,以血糖升高为基本特征。久病可导致眼、肾、神经、心脏、血管等组织慢性进行性损害,终致失明、下肢坏疽、尿毒症、脑卒中或心肌梗死等,甚至危及生命。重症或应激时可发生糖尿病酮症酸中毒、高渗性昏迷等急性代谢紊乱,是继心脑血管病、肿瘤之后的第三位"健康杀手"。糖尿病使患者生活质量降低、寿命缩短、病死率增高,因此应积极开展社区防治。

目前常将糖尿病分为四大类型:1 型糖尿病、2 型糖尿病、特殊类型糖尿病和妊娠糖尿病。1 型糖尿病占 5%~10%;临床最常见的是 2 型糖尿病,占 90%~95%;特殊类型糖尿病仅占不足 1%;妊娠糖尿病患者分娩后血糖可恢复正常,但大部分患者以后可发展为 2 型糖尿病。

(一)病因

糖尿病的病因和发病机制尚未完全清楚,目前公认与遗传、自身免疫和环境因素有关,临床最为常见的 2 型糖尿病与以下危险因素有关:

1. 遗传因素　国内外报道普遍认为糖尿病有遗传易感性,有明显的家族、种族聚集现象。特别是 2 型糖尿病,通常表现有家族聚集性。美国卫生和营养调查发现,约 35% 的 2 型糖尿病患者的双亲中有 1 人或 2 人患有糖尿病,27% 的糖耐量减低患者的双亲中有 1 人或 2 人患有糖尿病。

2. 肥胖　目前认为肥胖是糖尿病的一个重要诱发因素,且肥胖程度与糖尿病的发病率呈正相关,且肥胖是 2 型糖尿病的一个极其重要的危险因素。肥胖者胰岛素受体减少,对胰岛素的敏感性降低,向心性肥胖与糖尿病和心脑血管病的发生关系尤其密切。

3. 总热量摄入过多和 / 或体力活动减少　由于经济的快速发展,人民的生活水平不断提高,营养过剩,体力活动明显减少,导致超重和肥胖者越来越多,这是 2 型糖尿病的重要危险因素。

4. 人口老龄化　糖尿病的患病率随年龄的增加而升高,约 50% 的 2 型糖尿病患者于 55 岁以后发病,年龄越大患糖尿病的概率越大。由于经济的发展、生活水平的提高、医疗条件的改善,使人均寿命延长,也是糖尿病患病率增高的因素。

5. 其他　临床流行病学调查表明,糖耐量减低、空腹血糖受损、原发性高血压、高脂血症、吸烟、妊娠和宫内营养不良致出生低体重的人群都是 2 型糖尿病的高危人群。

(二)流行病学特点

随着社会经济的发展和居民生活水平的提高,糖尿病的患病率正逐渐上升,已成为严重威胁人类健康的世界性公共卫生问题。根据国际糖尿病联盟(International Diabetes Federation,IDF)统计,2019 年全球约有 4.63 亿人患糖尿病,有 420 万人死于糖尿病,预计到 2045 年,全球糖尿病患病人数将增加到 7.002 亿。我国糖尿病患病率也呈迅速上升趋势,2010 年我国成年人糖尿病患病率为 9.7%，2013 年调查的结果显示，成年人糖尿病患病率增长到 10.4%，2015—2017 年的流调结果显示糖尿病患病率已达到 11.2%。预计到 2025 年，我国糖尿病患病总人数将接近 1 亿。因此，加强糖尿病防治，降低发病率、减少并发症，是目前卫生保健工作的一项迫切任务。

知识链接

慢性病健康管理在社区糖尿病患者护理中的运用

高血糖会导致机体血容量增加，肾脏负荷加重，导致水钠潴留、血压升高等。慢性病健康管理针对这些症状在延续护理中对糖尿病患者开展有计划、有规律地随访干预，并根据患者的文化背景，提供连续性、综合性、协调性卫生保健服务，有效发挥社区护士专业作用。服务过程中，让社区居民全面认识糖尿病，知晓发病诱因、机理，提高自我防护能力，避免并发症，达到治疗的有效性。因此，慢性病健康管理是一项惠及社区居民、意义重大的卫生工作，不仅可提高患者的治疗效果，减少并发症的发生，促进康复，而且在提高社区患者的生活质量、促进医患关系等方面发挥着重要作用。

（三）临床表现

糖尿病多起病缓慢，逐渐进展。临床表现归纳为两大方面：一是糖、脂肪和蛋白质代谢紊乱的症状，二是器官并发症和功能障碍的表现。初诊时患者可有以下表现：

1. 慢性代谢紊乱的表现　部分患者有典型的"三多一少"症状，即多饮、多食、多尿、体重减轻。2 型糖尿病患者症状多不明显，若出现典型的"三多一少"症状常提示患病已达 5～10 年并可能有不同程度的并发症。

2. 急性代谢紊乱的表现

（1）酮症酸中毒：最常见。1 型糖尿病有自发酮症酸中毒的倾向，2 型糖尿病患者常在一些应激情况下发生酮症酸中毒，常见的有感染、手术、外伤等。

糖尿病酮症酸中毒的急诊就医指征：精神极差，软弱无力，神志恍惚；病情突然加重，多饮、多尿；食欲突然下降，并有轻度恶心、呕吐；患者出现高热；少数患者突发腹痛。

糖尿病酮症酸中毒的早期阶段仅有多尿、多饮、疲倦等症状；病情恶化时，出现食欲减退、恶心、呕吐、尿量增多，伴有头痛、嗜睡、呼吸加深加快（酸中毒大呼吸）、呼吸有烂苹果味；后期患者脱水明显，尿少、皮肤干燥弹性差、眼球下陷、脉细速、血压下降以至昏迷、死亡。

（2）糖尿病非酮症高渗性昏迷：虽然较少见，但病死率高，多见于 50～70 岁，约 2/3 的患者发病前无糖尿病病史或仅有轻症。常见诱因有感染、急性胃肠炎、胰腺炎、脑血管意外、严重肾脏疾病、血液或腹膜透析治疗及使用某些药物（如糖皮质激素、免疫抑制剂、噻嗪类利尿药等）。起病时先有多尿、多饮，但多食不明显，或食欲减退，脱水随病程进展逐渐加重，出现嗜睡、幻觉、定向障碍、偏盲、偏瘫等，最后陷入昏迷。

3. 慢性器官功能障碍表现　患者可有眼、肾、神经、血管并发症及器官功能障碍的表现。糖尿病的慢性并发症有大血管病变和微血管病变。大血管病变主要累及主动脉、冠状动脉、脑动脉和肢体动脉，引起冠心病、脑血管病、下肢动脉硬化等，病史超过 10 年者可出现肾动脉硬化，导致肾功能损害。微血管病变主要引起糖尿病肾病、视网膜病变和神经病变。糖尿病肾病是 1 型糖尿病的主要死因；视网膜病变是患者失明的主要原因；神经病变表现为多发周围神经病变，出现肢端感觉异常，表现为肢体对称性感觉异常，如疼痛、烧灼感等。慢性并发症是糖尿病的主要致残和致死原因。另外，继发于神经病变、下肢血管病变和感染等因素的糖尿病足可致残，严重影响糖尿病患者的生活质量。

4. 感染　糖尿病患者容易发生感染，皮肤易发生疖、痈等化脓性感染，有时可引起败血症；

泌尿系统感染以肾盂肾炎、膀胱炎为多见。肺结核发病率亦高,病变以渗出性为主,其进展快且易形成空洞。发生这些感染就诊时可发现糖尿病。

5. 无任何症状　部分糖尿病患者无任何症状,往往经常规体检、术前检查等发现血糖升高。流行病学调查显示,至少约一半糖尿病患者无任何症状,仅在检测血糖后确诊。

(四)诊断标准

糖尿病症状 + 任意时间血糖≥11.1mmol/L,或空腹血糖≥7.0mmol/L,可诊断为糖尿病。口服葡萄糖耐量试验(oral glucose tolerance test, OGTT)2 小时血糖≥11.1mmol/L 也可诊断为糖尿病。空腹血糖≥6.1mmol/L 但<7.0mmol/L,可诊断为空腹血糖受损,需进行口服葡萄糖耐量试验。空腹血糖正常,口服葡萄糖耐量试验 2 小时后血糖≥7.8mmol/L,但未达到 11.1mmol/L 为糖耐量减低。儿童糖尿病的诊断标准与成人一致。

(五)治疗原则

糖尿病的治疗目标在于纠正代谢紊乱,长期稳定和控制血糖,使血糖接近正常水平,防止和延缓并发症的发生和发展,提高生活质量,延长寿命。肥胖患者应减轻体重,儿童患者应保证其正常的生长发育;控制症状,预防和减少并发症的发生、发展,降低病死率。治疗原则强调早期、长期、综合治疗及治疗措施个体化。

糖尿病的治疗措施被喻为"五驾马车",即健康教育、饮食管理、运动疗法、药物治疗和血糖监测。健康教育是提高糖尿病患者自我管理能力和促进糖尿病长期管理的主要手段;饮食管理是最基本的治疗措施,以控制总热量为原则,给予适量碳水化合物、低脂肪、适当蛋白质、高纤维素、高维生素、低盐饮食;运动疗法提倡适当规律运动,注意循序渐进和长期坚持;口服降糖药/注射胰岛素治疗是糖尿病患者控制血糖的主要手段,目前常用的降糖药有磺脲类、双胍类、α-糖苷酶抑制剂、非磺脲类胰岛素促泌剂、胰岛素增敏剂等,胰岛素分为速效、中效和长效等制剂。血糖监测是判断血糖控制效果的有效手段。

(六)家庭与社区护理

糖尿病的家庭与社区护理同样包括"五驾马车"的五个方面。

1. 健康教育　居"五驾马车"首位,是糖尿病治疗的根本。糖尿病患者的管理人尤其是社区护理人员是健康教育的主力军,肩负着糖尿病教育的重任。其核心问题是促使个体或群体改变不健康的行为和生活方式。通过健康教育可以提高患者对糖尿病的认识,了解持久高血糖的危害及控制高血糖的可能性和重要性,加强自我监护和自我保健能力,主动与医务人员配合治疗。控制糖尿病,需要患者、家属和医务人员之间密切合作,应为每一位患者制定有针对性的健康教育计划。

2. 饮食管理　每一位糖尿病患者都应充分认识到"饮食管理是糖尿病治疗的基石"。许多轻度糖尿病患者只需进行恰当的饮食管理并配合适当的运动,即可达到防治要求。对于需要药物治疗的糖尿病患者,如果忽视饮食管理,即使进行药物治疗也难以奏效。

饮食管理的目的是限制饮食中总热量的摄入量,改善胰岛素的敏感性,降低血糖。其原则是平衡膳食,保证营养需要;避免高糖食物、油腻食物,多吃富含膳食纤维的食品;烹调以清淡为主;定时定量,少量多餐;忌烟酒,食盐摄入量<10g/d。良好的糖尿病饮食管理需满足以下五方面要求:

(1)个体化饮食处方:根据患者的年龄、身高、体重、代谢指标、脏器功能制定个体化饮食处方,保证生理需求且降低代谢负担。

(2)均衡营养:在等热量的情况下,尽可能选择多种类别的食物,达到营养全面均衡。蛋白质摄入量建议为 1.0～1.5g/(kg·d),以优质蛋白为主,可改善胰岛素抵抗,降低年龄相关的肌肉衰减等。

(3)控制血糖:供能营养素应以碳水化合物为主(50%～55%),宜多选择高能量密度且富含膳食纤维、低升糖指数的食物,增加蔬菜和适当比例的低糖水果。

(4)改善血脂:选择较好的脂肪来源,如菜油、豆油、橄榄油等。

(5)改变进食习惯:先汤菜后主食,有利于减少心率波动。

3. 运动疗法　糖尿病患者在专业人员的指导下,每天进行适当强度的某种体育活动,并持续相当一段时间。

(1)运动疗法的作用:运动可提高胰岛素敏感性,促进葡萄糖进入肌肉细胞,增加肌肉和组织利用葡萄糖,使血糖下降;改善脂类代谢,促使肌肉利用脂肪酸,降低血清甘油三酯、极低密度脂蛋白,提高高密度脂蛋白,从而减少胆固醇,降低血压,有利于预防冠心病、动脉硬化及血栓形成等并发症;改善血液循环与肌肉张力,防止骨质疏松;还可减轻患者的压力、缓解紧张,使心情舒畅。

(2)运动疗法的原则:糖尿病患者运动应循序渐进,持之以恒;不宜参加比赛和剧烈活动;运动场地应空气清新,地面平整;最好与他人一起运动,发生意外时可得到及时救助;每周至少运动4次,每次30~60分钟,选择轻中度的有氧运动,以身体能耐受、无不良反应为宜。

(3)运动疗法的适应证:病情控制稳定的2型糖尿病,尤其2型糖尿病伴超重,是最佳适应证;稳定期的1型糖尿病;稳定期的妊娠糖尿病。

(4)运动疗法的禁忌证:糖尿病控制较差、严重的眼底病变、严重心血管并发症、严重糖尿病肾病、严重糖尿病足、新近发生的血栓。糖尿病患者中老年人居多,常伴发心脑血管病或其他系统疾病,故应严格掌握运动疗法的适应证,并在医生指导下进行。

(5)运动疗法的方式和类型:长期运动是糖尿病运动疗法的主要方式。建议选择有氧运动,如步行、慢跑、骑自行车、游泳、登山、打太极拳、做保健体操等。

(6)运动疗法的注意事项:运动时间宜相对固定,运动前后应测血糖;运动前做好准备活动;运动中若出现胸痛、胸闷症状,应立即停止运动,原地休息,舌下含服硝酸甘油,如症状不缓解应立即就医;发生低血糖时应立即停止运动,饮用含糖饮料或进食含糖食品,若不能缓解,应立即就医;病情控制不佳、有急性并发症、慢性并发症处于进展期的患者不宜参加运动;运动时随身携带糖尿病急救卡,注明姓名、地址、电话号码,以便得到救助。

4. 用药指导　强调坚持长期服药及饮食配合的重要性,必要时家属参与督促患者。对于使用胰岛素的患者,应教会患者或家属辨认不同类型的胰岛素,指导准确抽吸和注射,注意轮换注射部位,并定期评估注射部位,预防脂肪萎缩和硬结形成。同时要防止发生低血糖,教会患者及家属掌握低血糖的表现及处理措施。

5. 并发症的护理

(1)低血糖:是糖尿病治疗过程中常见的并发症。轻度低血糖可出现心慌、手抖、饥饿、出冷汗等表现,严重时可出现抽搐、意识障碍、昏迷,甚至死亡。预防低血糖应注意以下几点:药物治疗逐渐加量,谨慎调整;定时、定量进食;在体力活动前应适当增加食物摄入量。如发生低血糖,意识清楚者应尽快饮用含糖饮料,如橙汁、糖水、可乐等,或进食糖果、点心;意识不清者应立即送往医院治疗。要注意检查低血糖的原因,予以纠正。有阿卡波糖用药史者,只能用葡萄糖注射液治疗。对重症或无法口服药物者,予50%葡萄糖注射液50ml静脉注射。大剂量应用胰岛素或口服降糖药的患者,存在再发低血糖的危险,需要持续维持静脉滴注葡萄糖注射液。

(2)糖尿病足:糖尿病引起神经病变及不同程度的末梢血管病变,导致下肢感染、溃疡形成和/或深部组织坏死,出现糖尿病足。糖尿病足的主要表现有下肢疼痛、皮肤溃疡、间歇性跛行和足部坏疽,创口久不愈合,严重者不得不截肢致残。预防糖尿病足要做到:经常检查双脚,鞋袜要舒适,正确修剪趾甲,每天坚持小腿和足部运动30~60分钟,小心处理伤口。对于小伤口,应先用消毒剂(如碘伏)彻底清洁,然后用无菌纱布覆盖。避免使用碘酒等强刺激性消毒剂;不要使用深色消毒剂(如甲紫),避免药品的颜色遮盖伤口感染的征兆;不要使用腐蚀性药物(如鸡眼膏等），以免发生皮肤溃疡。若伤口在 2～3 天仍未愈合，应尽早就医。同时要每天做足部检查，及时发现微小损伤和感染，采取处理措施。泡脚水温不宜超过体表温度，以免足部烫伤，泡脚的时间一般不超过 10 分钟，不要用力搓揉以免造成皮肤破损。洗完脚后要用柔软、干燥、浅色毛巾将脚擦干，注意擦干趾缝间的水渍。

（3）感染的预防护理：保持皮肤清洁，做到勤洗澡、勤换衣服，衣服要柔软、透气，避免皮肤感染。保持口腔清洁，做到勤漱口、勤刷牙，防止口腔感染。保持会阴部清洁，特别是女性患者，要勤清洗会阴，并教会患者清洗会阴的方法，防止发生会阴部感染及尿路感染。做好足部护理，避免长时间用热水泡脚（≤5 分钟），使用电热毯、热水袋暖脚时防止烫伤。积极预防糖尿病足，每天检查足部皮肤，尽早发现溃疡并及时就诊处置，降低感染风险。

（七）预防

1. 一级预防　以社区为基础，以一般人群和重点人群为对象，目的是预防和延缓高危人群发生糖尿病，目标是纠正可控制的糖尿病危险因素，预防糖尿病的发生。

（1）在一般人群中宣传糖尿病的防治知识：通过健康教育和健康促进手段，提高全社会对糖尿病危害的认识。提倡健康的生活方式，加强体育锻炼和体力活动。注意蛋白质、脂肪和碳水化合物摄入的比例，多吃蔬菜和水果，戒烟限酒，限盐，防止能量的过度摄入，预防和控制肥胖。

（2）在重点人群中加强糖尿病筛查：一旦发现糖耐量减低或空腹血糖受损，应及早干预，以降低糖尿病的发病率。重点人群包括：年龄≥45 岁，BMI≥24，以往有糖耐量减低或空腹血糖受损；有糖尿病家族史者；有高密度脂蛋白胆固醇降低［≤0.91mmol/L（35mg/dl）］和 / 或高甘油三酯血症［（≥2.75mmol/L（250mg/dl）］者；有高血压病史（成人血压≥140/90mmHg）和 / 或心脑血管病变者；年龄≥30 岁的妊娠妇女；有妊娠糖尿病史者；曾有分娩巨大胎儿（出生体重≥4kg）者；有不能解释的滞产者；有多囊卵巢综合征病史者；常年不参加体力活动者；使用某些特殊药物者，如糖皮质激素、利尿剂等。

2. 二级预防　目标是及早发现无症状糖尿病患者，预防糖尿病并发症，保护脏器功能。对以社区为单元的人群或高危人群开展筛查，对早期发现的糖尿病患者和糖耐量减低人群进行早期干预治疗和管理，防止和减少糖尿病并发症的发生。筛选的依据以血糖为准。对 2 型糖尿病患者定期进行糖尿病并发症及相关疾病的筛查，了解患者有无糖尿病并发症及有关的疾病或代谢紊乱，如高血压、血脂异常或心脑血管疾病等，以采取相关的治疗措施，达到全面治疗的目标。

糖尿病并发症筛查：对于新发现的糖尿病患者，尤其 2 型糖尿病患者，应尽可能早地进行并发症筛查，以及时发现和处理。初步检查项目应包括：①视力检测、扩瞳查眼底；②标准 12 导联心电图、卧位和立位血压；③尿常规、尿镜检、24 小时尿白蛋白定量检查或尿白蛋白与肌酐比值、血肌酐和尿素氮；④四肢腱反射、音叉振动觉或尼龙丝触觉；⑤足背动脉、胫后动脉搏动情况和缺血表现、皮肤色泽、皮肤完整性、溃疡、真菌感染、胼胝、毳毛脱落等；⑥血脂（总胆固醇、甘油三酯、高密度脂蛋白、低密度脂蛋白）、尿酸、电解质。

干预治疗有行为方式和药物干预两方面。行为方式干预包括限制总热量、减少脂肪摄入量、增加纤维素摄入量、增加体育活动等。药物干预可使用二甲双胍、α- 糖苷酶抑制剂（阿卡波糖）、胰岛素增敏剂等。每一位糖尿病患者都应确立血糖控制目标，为患者制定饮食计划、运动计划、血糖监测计划，教会患者监测血糖及尿糖的方法，纠正可能导致并发症的危险因素。

3. 三级预防　目标是降低并发症相关致残、致死率，提高糖尿病患者的生活质量。已有糖尿病并发症者，应定期评估并发症情况和脏器功能，规范糖尿病管理流程，指导患者科学饮食、运动管理、自我监测血糖、及时合理用药，尽可能控制各项代谢指标达标，积极处理并发症，保护脏器功能，综合控制其他心脑血管病变危险因素。

对已确诊的糖尿病患者采取综合措施，预防和延缓各种慢性并发症的发生及其导致的残疾。具体措施有：

（1）积极开展健康教育：增强患者对糖尿病慢性并发症的认识，提高治疗依从性和自我管理能力。

（2）积极控制与慢性并发症有关的危险因素：如严格控制血糖；肥胖者合理联合饮食管理和运动疗法；高血压者建议血压控制在130/80mmHg以下；血脂异常者视具体情况予以饮食管理和药物治疗。糖尿病患者的血液呈高黏滞、高凝状态，加速血管病变，可应用小剂量的阿司匹林、双嘧达莫和丹参、川芎等；高血糖可使体内各种蛋白质进行非酶糖化，自由基的产量明显增加，造成组织损伤，可适量补充还原剂，如维生素C、维生素E、胡萝卜素和超氧化物歧化酶等。

（3）早期诊断、早期治疗并发症：糖尿病慢性并发症起病隐匿，早期常无明显表现。一旦出现临床表现，则病理改变和功能障碍已不可逆转，并呈进行性恶化，因此，督促患者定期检查肾功能、视网膜、周围血管、周围神经等，发现问题及时处理，减少糖尿病肾病、糖尿病眼病、周围神经病变等慢性并发症的发生。

六、肿　瘤

肿瘤是机体在各种致癌因素的作用下，局部组织细胞在基因水平上失去了对其生长的正常调控，导致细胞异常增生。肿瘤可分为良性肿瘤和恶性肿瘤。良性肿瘤通常不侵蚀破坏邻近组织，也不向远处转移，危害性较小；恶性肿瘤往往向周围组织浸润并转移，严重危害人类健康，其发病率和病死率逐年上升。早期发现、早期诊断、早期治疗对于肿瘤患者具有重要的意义，早期发现是早期诊断和早期治疗的基础。

（一）病因

肿瘤的具体病因尚未明了，可能与许多危险因素有关，一般认为是环境与机体内外因素交互作用的结果。肿瘤的病因十分复杂，一种肿瘤的形成可能涉及多种因素，同一类型的肿瘤在不同的个体、不同器官可以由不同的因素引起；相反，同一致癌因素也可引起不同类型的肿瘤。

1. 环境因素　据统计，80%～90%的肿瘤发病与环境因素有关，如水污染、农药污染、空气污染、放射性污染等，归纳起来主要是化学因素、物理因素、生物因素3类。

（1）化学因素：化学致癌物在人类恶性肿瘤的病因中占有重要地位。目前发现的致癌物质达1 000多种，分布非常广泛。常见的化学致癌物有以下几类：

1）多环芳烃类化合物：以3, 4- 苯并芘最具代表性，煤炭、石油的不完全燃烧产物和用烟直接熏制的鱼、肉中含有这类化合物，可诱发皮肤癌、肺癌和宫颈癌等。

2）芳香胺类化合物：如联苯胺、萘胺是膀胱癌的肯定致癌物，并可诱发鼠类的肝癌、皮肤癌、乳腺癌等。

3）氨基偶氮染料：易诱发膀胱癌、肝癌。动物实验显示二甲基偶氮苯（奶油黄）可诱发大鼠肝癌。

4）亚硝基化合物：可引起40多种动物肿瘤。与人类食管癌、胃癌、肝癌发生有关。

5）烷化剂：如有机农药、硫芥、乙酯杀螨醇等，易诱发肺癌及血液系统肿瘤等。

6）真菌和植物毒素：如黄曲霉污染的粮食可导致肝癌，也可诱发肾、胃、结肠的腺癌。

7）其他：砷可引起皮肤癌和肺癌，铬和镍可引起肺癌，镉可引起前列腺癌，苯可引起肝癌，氯乙烯能诱发肝血管肉瘤。

（2）物理因素

1）电离辐射：长期接触X线及镭、铀、钴等放射性同位素可引起白血病、恶性淋巴瘤、多发性骨髓瘤等多种恶性肿瘤。

2）纤维性物质：长期大量吸入石棉、玻璃纤维、氧化铝等可诱发肺癌。

3）紫外线：长期曝晒增加罹患皮肤癌的风险。

4）其他：慢性灼伤、外伤性刺激及地理环境等因素也与某些恶性肿瘤的发生有关。

（3）生物因素：15%～20%的肿瘤与生物因素有关。

1）病毒和寄生虫：某些病毒含有癌基因，这些癌基因整合到人体细胞的遗传物质上，可使细胞发生癌变。目前认为，乙型肝炎病毒和丙型肝炎病毒与肝癌相关，EB病毒与鼻咽癌和伯基特淋巴瘤有关，人T细胞白血病病毒是成人T细胞白血病的病原，人乳头瘤病毒与宫颈癌有关，人类免疫缺陷病毒长期感染及免疫抑制与卡波西肉瘤和霍奇金淋巴瘤有关；幽门螺杆菌与胃癌有关，日本血吸虫与直肠癌有关，华支睾吸虫与肝癌有关，埃及血吸虫与膀胱癌有关。

2）霉菌：黄曲霉产生的黄曲霉毒素是肝癌的肯定致癌物质。其他如青霉菌、杂色曲霉等产生的毒素都有诱癌作用。

（4）生活中有致癌作用的行为或物质

1）吸烟：许多研究已经证实吸烟是致癌因素，吸烟与呼吸道、消化道、胰腺、肾盂和膀胱肿瘤有关。焦油中含有多种致癌物质，当烟草燃烧的烟雾被吸入时，焦油颗粒便附着在支气管黏膜上，长期刺激可诱发癌变。吸烟年龄越早、量越大、时间越长，越易诱发恶性肿瘤，吸烟还与某些职业性因素有很强的协同致肺癌效应。吸烟与肺癌的剂量关系已被流行病学研究所证实，控制吸烟可减少大约80%以上的肺癌。

2）膳食不合理：约1/3的人类癌症与膳食不当有关。随着经济发展和人民生活的改善，居民的膳食结构及生活方式发生了明显变化，城市和富裕农村中超重和肥胖已成为重要的公共卫生问题，同时也是结直肠癌及乳腺癌发病率上升的重要原因。高能量、高脂肪、高动物蛋白、少膳食纤维的饮食可增加乳腺癌、结肠癌和前列腺癌的患病机会。饮食缺乏新鲜蔬菜和水果，过量食用烟熏、腌制品，均会增加胃癌患病率。饮酒与肝癌、口腔癌、咽喉癌、直肠癌有关。烹调油烟与肺癌的发生有关。另外，过多食用酸菜或剩菜，霉变的花生、大豆和小麦等，以及食用、饮用添加剂过多的食品和饮料也可增加癌症患病概率。

3）工业污染：工厂的煤烟、汽车和其他内燃机排出的废气中含有芳香烃类化合物，长期生活在这些污染的环境中易患肺癌。一些工厂排出的废水中含有致癌物质，饮用被污染的水或食用被污染水浇灌的农作物可诱发癌症。

4）职业危害：2013年12月更新的《职业病分类和目录》中，将石棉所致的肺癌和间皮瘤、联苯胺所致的膀胱癌、苯所致的白血病、氯甲醚所致的肺癌、砷所致的肺癌和皮肤癌等明确列为职业性恶性肿瘤。

2. 机体内在因素　引起癌症的因素很多，环境因素固然重要，但人群生活在同一种环境中，只有少数人患癌症，这说明癌症的发生与机体的内在因素有一定的关系，外界致癌因素作用于易感者才引发癌症。与癌症发生相关的内在因素有：

（1）遗传因素：某些恶性肿瘤有明显的家族聚集现象，如胃癌、乳腺癌等。有些恶性肿瘤存在明显的地域差异，如欧美国家乳腺癌、结肠癌发病率高，日本和中国胃癌发病率高，东南亚和非洲多见肝细胞癌。

（2）激素紊乱：内分泌紊乱及激素失调可使某些组织和细胞发生癌变。如乳腺癌、宫颈癌、阴道癌、卵巢癌等的发生与雌激素含量偏高或缺乏有效转化息息相关。

（3）免疫功能低下：肿瘤常发生在免疫抑制或免疫耐受者。先天性免疫缺陷、艾滋病或因器官移植等使用免疫抑制剂者，恶性肿瘤的发病率较一般人显著增加。

（4）心理因素：长期焦虑、悲伤、抑郁、绝望、愤怒等不良情绪与恶性肿瘤的发生有关。

（二）流行病学特点

癌症严重威胁人类的生命健康，其与心脑血管疾病位居全世界死亡原因的前两位。2020年全球新发癌症病例1929万例，其中中国新发癌症457万例，占全球总病例数的23.7%。2020年全球癌症死亡病例996万例，中国癌症死亡病例300万例，占癌症死亡总人数的30%；其中，全球乳腺癌新发病例高达 226 万例,超过肺癌的 220 万例;位居全球癌症死亡病例首位的仍然是肺癌;而在中国,肺癌也仍是发病率和病死率皆位居第一的癌症。

1. 肿瘤的发病与分布规律　发达国家以肺癌、结直肠癌、乳腺癌、胃癌及前列腺癌常见,发展中国家则主要为宫颈癌、胃癌、口咽癌、食管癌和乳腺癌等。我国由于人口老龄化及吸烟、感染等问题,目前平均每年约有 150 万人新患癌症,每年约有 80 万人死于癌症,以肺癌、胃癌、食管癌、肝癌、乳腺癌、宫颈癌最为多见,占全部恶性肿瘤的 70%～80%,且肿瘤的分布具有地理特性,华东以肝癌为主,华南以鼻咽癌为主,华北以食管癌为主,东北以胃癌为首,其次是肺癌、宫颈癌,西北以消化道肿瘤为主。

2. 人群分布

(1)年龄:任何年龄均可患病,但大多数肿瘤的发病危险性随年龄的增长而增大,老年人的危险性最高。儿童常见白血病、脑瘤和恶性淋巴瘤等,青壮年常见肝癌、白血病和胃癌,肺癌、食管癌、胃癌等从壮年到老年都常见。

(2)性别:一般恶性肿瘤男性比女性高发。在各部位肿瘤中,上消化道和呼吸道肿瘤男性发病率显著高于女性;女性以乳腺、甲状腺、生殖器官、胆囊肿瘤多见。

(3)职业:打扫烟囱的工人好发阴囊癌,联苯胺生产厂工人膀胱癌多发,石棉厂工人多发肺癌、间皮瘤等,皮革厂和油漆工人易患白血病,研究证实这些都与化学致癌物质有关。

(4)婚姻状况:某些恶性肿瘤与婚姻状况有关。如早婚、过早性生活或者性生活紊乱、多配偶、多产与宫颈癌有关,未婚或修女宫颈癌低发。

(三)临床表现

大多数癌症早期无特殊症状,易被忽视,癌症晚期患者由于原发灶及转移部位不同会出现各种局部症状,同时伴有一些全身症状,如疼痛、疲乏、恶病质等。常见恶性肿瘤的发病特点及早期症状如下:

1. 肺癌　是最常见的恶性肿瘤之一,40 岁以上多发,男性多于女性。发病与吸烟和大气污染有直接关系。早期症状有咳嗽、咯血、痰中带血丝、呼吸困难、发热、喘鸣等;中期原发肿瘤侵犯邻近器官和组织,引起胸腔积液、声音嘶哑、膈神经麻痹、吞咽困难、上腔静脉阻塞综合征、心包积液、肺尖肿瘤综合征(Pancoast 综合征)等;后期肿瘤远处转移引起头痛、恶心、呕吐等症状,如发生骨转移则出现较为剧烈且不断进展的疼痛症状。

2. 食管癌　我国食管癌发病有明显的地区差异,但病死率均较高。年龄 40 岁以上、长期饮酒吸烟、直系家属有食管癌或恶性肿瘤病史或癌前病变者,均为高危人群。食管癌的早期症状有吞咽食物有哽噎感,进食时在食管某一部位有异物停留感,或在胸骨后有刺痛、烧灼或摩擦样疼痛,食管内有异物感,咽部干燥与颈部紧缩感。

3. 胃癌　我国胃癌发病率居第二位,仅次于肺癌,病死率排第三位。全球每年新发胃癌病例 120 万,中国约占其中的 40%。我国早期胃癌占比很低,仅约 20%,大多数患者发现时已是进展期,总体 5 年生存率不足 50%。发病多集中在 45 岁以上,男性多于女性,早期常无特异症状,随着病情的进展可出现类似胃炎、溃疡病的症状,主要表现为:①上腹饱胀不适或隐痛,以饭后为重;②食欲减退、嗳气、反酸、恶心、呕吐、黑便等。进展期常出现:①体重减轻、贫血、乏力;②胃部疼痛,如疼痛持续加重且向腰背放射,则提示可能存在胰腺和腹腔神经丛受侵,胃癌一旦穿孔,可出现剧烈腹痛;③恶心、呕吐,常为肿瘤引起梗阻或胃功能紊乱所致;④出血和黑便,肿瘤侵犯血管,可引起消化道出血,小量出血时仅有大便隐血阳性,当出血量较大时可表现为呕血及黑便;⑤其他症状,如腹泻(胃酸缺乏、胃排空加快所致)、转移灶症状等。晚期可出现严重消瘦、贫血、水肿、发热、黄疸和恶病质。如患者近期出现上述不适症状,建议尽快到医院做进一步检查治疗。

4. 原发性肝癌　原发性肝癌主要包括肝细胞癌和肝内胆管癌等多种不同病理类型。我国肝癌患者多以乙肝病毒感染／肝硬化为背景，就诊时大多数已处于中晚期（70%），表现为肝内肿瘤负荷大、合并门静脉癌栓概率大、肝功能较差等，常已失去了根治性手术治疗的机会。我国肝癌的发病率沿海高于内地，东南和东北高于西北、华北和西南，男性高于女性，农村高于城市。若出现不易治愈的消化不良或进行性肝脏肿大、黄疸、持续性肝区疼痛，特别是年龄 30 岁以上的患者，应考虑肝癌的可能，及时就诊。

5. 乳腺癌　乳腺癌主要发生于女性，月经初潮前很少见，在 20 岁以后发病率逐年上升，20 岁以后若触及乳房（特别是外上象限）单发小肿块，质地较硬且不易活动，皮肤凹陷如橘皮样，乳头糜烂、回缩及溢液等，应疑诊为乳腺癌。

6. 宫颈癌　20～50 岁已婚女性多发。宫颈癌的初期症状并不是很典型，可出现阴道分泌物增多，分泌物中见血丝，也可以出现接触性出血，通过 TCT 或宫颈活检可以明确诊断。

7. 子宫内膜癌　多发生在 50 岁以上的妇女。疾病早期通常没有明显的临床症状，部分患者可出现阴道不规则流血或流液，伴月经紊乱、经期延长等。若为绝经后女性，当出现阴道流血时应考虑子宫内膜癌的可能。

8. 白血病　我国白血病的发病率为（2.6～2.9）/10 万，男性高于女性，白血病有随年龄增长而发病率增加的特征。不同类型的白血病患病年龄分布不同，如急性淋巴细胞白血病在我国主要见于儿童及青少年。白血病的主要表现有不明原因的出血（鼻腔、牙龈、妇女月经过多、损伤后出血不止等）、贫血、发热、肝脾及淋巴结肿大。

9. 大肠癌　发病率随着年龄增长而逐步上升。出现下列情况应考虑大肠癌：近期出现持续性腹部不适、腹痛、腹胀，由正常排便习惯变为腹泻和便秘交替出现，大便带脓血或黏液、大便变细等。

10. 胰腺癌　多在 45 岁以后发病，男性多发。胰腺癌的症状为上腹部饱胀不适、腹痛、黄疸、食欲不振、恶心、呕吐、陶土样大便、消瘦、乏力、腹部包块、腹水、皮肤瘙痒等。出现以上症状应及时去医院诊治。

11. 鼻咽癌　由 30 岁开始鼻咽癌的发病率迅速上升，50～59 岁达最高峰。男女发病率之比为（2.5～4）:1。不明原因的鼻出血、耳鸣、听力减退、鼻塞、头痛是其早期表现。

12. 肾癌　高发年龄为 50～70 岁，男性多于女性。肾癌的早期表现主要是无痛性间歇性血尿、腰部钝痛、腹部包块等。早期手术是最佳治疗方案，可以有效延长患者的生存时间，术后定期复查。

（四）诊断方法

癌症的诊断方法包括影像学检查、病理学检查、内镜检查、放射免疫学检查等。相当一部分肿瘤可以通过详细询问病史、全面体格检查而被发现。另外，通过开展区域性防癌普查，能够发现早期癌症患者，使患者得到早期治疗，对提高生存率非常重要。

（五）治疗原则

目前临床治疗癌症比较有效的方法主要是外科手术、放射疗法和化学疗法。外科手术和放射疗法是局限性恶性肿瘤的根治方法。化学疗法为全身性治疗手段，对于全身性恶性肿瘤（如白血病、骨髓瘤、淋巴瘤等）和临床及亚临床远处转移的恶性肿瘤或局部晚期恶性肿瘤，化学疗法常是唯一的有效治疗手段。近年来，介入疗法、生物疗法、基因疗法等新的治疗方法在临床得到应用。另外，中医药也在癌症治疗方面发挥巨大的作用。

（六）家庭与社区护理

1. 癌症患者的日常生活护理

（1）饮食：进食高蛋白、高维生素、高热量、易消化、可口的饮食，以流食、半流食和软饭为佳，少量多餐。向患者说明保证营养的重要性，鼓励其主动进餐。若患者食欲较差且恶心、呕吐严重，必要时可用高能量静脉营养疗法。营养改善是进行化疗、手术后恢复的重要保证。

（2）休息与活动：保证身心休息，以降低基础代谢率，间断起床活动，在室内或室外空气清新、人群稀少的地方，活动量以自觉无疲劳感为度，少量多次活动为宜。

2. 症状护理　观察病情变化，倾听患者的不适主诉，积极对症处理，提高其舒适度，尽可能提高其生活质量。如出现呼吸困难，应根据医嘱给予吸氧；出现疼痛时，让患者采取舒适体位，可尝试转移其注意力、听音乐、做深呼吸、按摩、针灸等缓解疼痛，如效果不佳可遵医嘱给予镇痛药，目前多推荐世界卫生组织的"三阶梯止痛法"。

3. 手术后患者的护理　社区护士要了解患者的手术方式、范围，评估患者伤口的愈合情况，制定护理计划。如果患者有造口，要了解造口的情况及患者和家属是否掌握护理方法。

4. 放疗与化疗患者的护理　一些患者需要定期到医院进行放化疗治疗，社区护士需要了解患者的放化疗方案及现存或潜在的副作用，指导患者及照顾者观察穿刺点有无红肿热痛、心悸、胸闷、恶心、呕吐、腹泻、口腔溃疡等不良反应；协助患者及照顾者掌握放化疗部位的皮肤护理、饮食营养、清洁卫生等知识；对于因放化疗出现脱发的患者，及时做好心理护理。

5. 带有管道患者的护理　部分处于化疗间歇期的患者可能带有深静脉置管或静脉营养管道回家休养。社区护士要定时进行管道护理，指导患者及照顾者观察穿刺点有无红肿热痛情况、保持敷贴干燥不卷边、做好二次固定、避免管道滑脱等。

6. 癌症患者的康复护理　一些术后患者需要进行康复，如乳腺癌术后患者需要进行上肢功能锻炼、喉癌术后患者需要接受人工喉发音训练。社区护士要了解患者的需要，制定个体化的康复护理计划，协助患者恢复功能，必要时为患者联系专业康复师。

7. 临终患者的护理　随着治疗手段的不断发展，恶性肿瘤患者的生存期得以延长，但就目前的治疗水平，多数患者在经历复发、转移后最终走向死亡。对这些濒临死亡的"终末期"患者的护理是社区肿瘤护理工作的重要任务，应注意以下问题：

（1）满足患者的需要：对于临终患者在生理、精神、心理方面的要求，社区护士应与家属配合，尽量满足，让患者在生命的最后时刻保持尊严，没有遗憾地离去。

（2）缓解症状：主要控制疼痛及其他癌症常见症状。世界卫生组织建议采用"三阶梯镇痛法"提高镇痛效果。社区护士应及时准确地评估患者的疼痛程度，和医生一起制定个体化用药方案，正确选择给药时间与途径，注意观察患者用药后的反应。某些非药物疗法也有一定的镇痛效果，如放松术、音乐疗法、生物反馈、针刺疗法等。另外，通过有效交流，用同情、安慰、鼓励和分散注意力等方法也可消除患者对疼痛的恐惧感，提高痛阈。呼吸困难是临终患者的另一个常见症状，呼吸困难得不到缓解的患者会有濒死感，可给予低流量低浓度吸氧、雾化吸入、人工辅助呼吸，必要时行气管切开。患者的居住环境要整洁，室内保持适宜的温湿度，空气新鲜。

（3）精神安慰：临终患者更需要精神安慰，护士应该了解患者面对死亡时的各种心理反应，鼓励患者说出内心的忧虑和痛苦，帮助其从对死亡的恐惧与不安中解脱出来。

（4）安慰家属：临终患者的家属也需要护士的安慰与帮助。他们长时间照顾亲人，目睹亲人的病痛，又面临失去亲人的悲痛，同样会出现心理反应。护士可以通过语言交流指导他们照顾临终亲人的方法，减轻他们的痛苦，同时也应关注他们的健康状况。

（七）预防

国内外的经验表明 1/3 的癌症可以预防，1/3 的癌症如能早期诊断可能治愈，合理而有效的姑息治疗可使剩余的 1/3 癌症患者的生存质量得到改善。

1. 一级预防　目的是认识危险因素，采取各种有效措施，减少和消除各种致癌因素对人体产生的致癌作用，治疗癌前病变，防治与肿瘤形成有关的感染性疾病，防止癌症发生。如评估社区、家庭及个人的危险因素，在社区开展各种形式的活动，教育和帮助居民改变不健康的生活习惯和行为（戒烟、限酒，少吃或不吃油炸及烟熏食物），合理膳食，积极接种乙肝疫苗，控制环境污染，改变生活和工作环境等。

2. 二级预防　目的是早发现、早诊断、早治疗。社区护士的主要任务是通过各种形式的健康教育帮助居民掌握癌症的一些早期表现及自我检查的方法、组织特定人群的癌症普查工作。

3. 三级预防　目的是延长生存时间，提高生活质量。癌症患者接受手术、放疗或化疗后，要设法预防复发和转移，防止并发症和后遗症。患者出院回到社区生活后，社区护士要根据情况进行伤口护理、造口护理、管道护理，对照顾者进行必要的居家护理指导，使患者能够尽快地回归社会。对于选择在社区临终关怀病房或家中度过人生最后阶段的患者，社区护士要与其他专业人员一起制定姑息治疗计划，采取有效措施，控制症状，减轻患者的痛苦。

（穆敏敏　谢泽荣）

？　复习思考题

1. 简述糖尿病患者的社区家庭护理。
2. 简述癌症患者的日常生活护理。
3. 简述癌症的三级预防。

ER-5-3

扫一扫，测一测

第六章 社区传染病护理

掌握传染病的概念及分类报告时限；掌握传染病流行的三个基本环节；掌握社区传染病的预防和护理措施。熟悉影响传染病的流行因素；熟悉社区常见传染病的临床表现及传播途径，能开展相关疾病的健康宣教工作。了解社区常见传染病的报告管理规范。

社区护士作为居民健康的"守门人"，对社区状况最为熟悉，在社区传染病健康教育、患者管理、患者护理和阻止传染病蔓延等方面具有不可替代的优势。因此，社区护士掌握传染病的相关知识和预防控制基本方法具有极其重要的意义。

第一节 概 述

一、传染病的概念及流行条件

由病原体感染所致的疾病称感染性疾病（infectious disease），包括传染性疾病和非传染性疾病。病原体包括病原微生物（病毒、细菌、真菌和螺旋体等）、寄生虫（原虫、蠕虫和节肢动物）及朊病毒（prion）。感染是病原体侵入宿主（人或动物）与宿主相互作用、相互斗争的过程。具有传染性和免疫性等特点，可通过一定的传播途径进行播散，在一定条件下可造成流行的感染性疾病，称为传染病（communicable disease）；无明显传播性，不能在人群中造成流行的感染性疾病则称为非传染性感染性疾病（non-communicable infectious disease）。

传染病的流行必须具备传染源、传播途径和易感人群三个基本环节，是构成传染病流行的生物学基础，缺乏任何一个环节，传染病的流行就不可能发生。

（一）传染源

传染源（source of infection）指体内有病原体生长、繁殖并且能排出病原体的人和动物，包括患者、病原携带者和受感染的动物。

1. 患者 作为传染源的意义最大。患者作为传染源的意义取决于各阶段排出病原体的数量和频度。

（1）潜伏期：自病原体侵入机体到最先临床症状出现的时间称为潜伏期，潜伏期的长短受病原体数量、毒力、繁殖能力、侵入途径和机体状态的影响。不同传染病的潜伏期长短不同，短至数小时（如细菌性痢疾），长则数年（如艾滋病），但同一种传染病有固定的潜伏期。

潜伏期患者作为传染源的意义：①根据潜伏期的长短判断患者受感染的时间，以进一步追查传染源，确定传播途径；②根据潜伏期长短确定接触者的留验、检疫或医学观察期；③根据潜伏期长短可确定免疫接种时间；④根据潜伏期可评价预防措施的效果；⑤潜伏期的长短可影响疾病的流行特征。一般潜伏期短的传染病来势凶猛,病例成簇出现,并常形成暴发;潜伏期长的传染病流行持续时间较长,一般可呈散发。

(2)临床症状期:指出现疾病特异性症状和体征的时期。患者的传染性在临床症状期最强,严格的隔离措施有助于限制病原体的播散。

(3)恢复期:此时疾病的传染性逐步消失,有些传染病患者已不再作为传染源(如水痘),但有些疾病患者仍有恢复期排菌(如痢疾、伤寒等)。患者排出病原体的整个时期称为传染期(communicable period),传染期的流行病学意义在于它是决定传染病患者隔离期限的重要依据,传染期的长短也可影响疾病的流行特征。

2. 病原携带者　病原体侵入机体后,在一定部位生长繁殖并不时排出体外,而机体不出现任何临床表现。按携带状态与临床分期的关系分为三类:

(1)潜伏期病原携带者:即在潜伏期内携带病原体者。可在潜伏期内携带病原体的疾病较少,如霍乱、痢疾、麻疹等。

(2)恢复期病原携带者:指临床症状消失后,仍能在一定时间内排出病原体者,相关的疾病包括伤寒、白喉和乙型病毒性肝炎等。临床症状消失后病原携带时间在 3 个月以内者,称为急性病原携带者;超过 3 个月者,称为慢性病原携带者;少数人甚至可终身携带病原。慢性病原携带者因携带病原时间长,具有重要的流行病学意义。

(3)健康病原携带者:指整个感染过程中均无明显临床症状与体征而排出病原体者,相关的疾病如流行性乙型脑炎、脊髓灰质炎等。

病原携带者作为传染源的意义取决于其排出病原体的量、携带病原体的时间、携带者的职业、社会活动范围、个人卫生习惯、环境卫生条件及防疫措施等。

3. 隐性感染者　隐性感染与显性感染的感染过程类似,只是机体组织器官损伤轻微,无明显的临床表现而已。病原体存在于隐性感染者的血液、体液、粪便、呼吸道分泌物中,通过相应的途径传播到其他易感者。某些传染病(如流行性脑脊髓膜炎、脊髓灰质炎等)无症状的隐性感染者是重要的传染源。

4. 受感染的动物　传染源为野生动物,由野生动物通过一定途径传予人的疾病称为自然疫源性疾病,如鼠疫、森林脑炎等。自然地方性疾病指一些传染病受自然环境影响,只在一定地区存在,使疾病的分布呈地方性,如恙虫病、血吸虫病、黑热病等。动物作为传染源的意义主要取决于人与受感染动物接触的机会和密切程度、动物传染源的种类和密度,以及环境中是否有适宜该疾病传播的条件等。

(二)传播途径

传播途径(route of transmission)指病原体从传染源排出体外后,经过一定的方式,到达与侵入新的易感宿主的过程。传染病可通过 1 种或多种途径传播。

1. 空气传播　传播方式包括经飞沫、飞沫核和尘埃。病原体存在于空气中的气溶胶中,或附着于飞沫、尘埃,易感者吸入而获感染。流行特征为传播广泛,传播途径易实现,发病率高;冬春季高发;儿童和少年中未进行免疫预防的人群多有患病率周期性升高的特性;受居住条件和人口密度的影响。空气传播是呼吸系统传染病的主要传播方式,如流行性感冒、肺结核等。

2. 经水或食物传播

(1)经水传播:包括饮用水污染和疫水接触。

经饮用水传播的流行特征为病例分布与供水范围一致,有饮用同一水源史;在水源经常受到污染处病例终年不断;除哺乳婴儿外,发病无年龄、性别、职业差别;停用污染水源或采取消毒、净化措施后,暴发或流行即可平息。

经疫水传播的流行特征为患者有疫水接触史;发病有季节性、职业性和地区性;大量易感者进入疫区接触疫水时可致暴发或流行;加强疫水处理和个人防护可控制疾病发生。多见于肠道传染病和某些寄生虫病,如伤寒、霍乱、痢疾等。

(2)经食物传播:当食物本身含有病原体或受到病原体污染时,引起传染病的传播。受感染的动物食物未经煮熟或消毒即食用便可引起感染。流行特征为患者有进食某一食物史,不食者不发病;一次大量污染可致暴发;停止供应污染食物后,暴发可平息。所有肠道传染病、某些寄生虫病及个别呼吸道疾病(如结核病、白喉等)可经食物传播。

3. 经接触传播

(1)**直接接触传播**:指在没有外界因素参与下,传染源直接与易感者接触的传播途径,如性传播疾病、狂犬病、鼠咬热等。

(2)**间接接触传播**:又称日常接触传播,指易感者与被传染源的排出物或分泌物等污染的日常生活用品接触而造成疾病传播。流行特征为一般呈散发,很少造成流行;无明显季节性;个人卫生习惯不良和卫生条件较差地区发病较多。如接触被肠道传染病患者的手污染的食品经口可传播痢疾、伤寒、霍乱、乙型肝炎;被污染的衣服、被褥、帽子可传播疥疮、癣等;儿童玩具、餐具、文具可传播白喉、猩红热;用被污染的毛巾洗脸可传播沙眼、急性出血性结膜炎;便器可传播痢疾、滴虫病;动物的皮毛可传播炭疽、布鲁菌病等。

4. 经虫媒传播

(1)**机械性传播**:医学节肢动物对病原体仅起携带、运输的作用,机械地从一个宿主传给另一个宿主,病原体可以附在节肢动物的体表、口器或通过消化道传播,但其形态特征不发生变化。如苍蝇、蟑螂等节肢动物携带肠道传染病病原体后,在觅食时接触食物或随其粪便将病原体排出体外,使食物被污染,造成人群感染。常见于伤寒、细菌性痢疾等肠道传染病。

(2)**生物性传播**:又称经吸血节肢动物传播,指吸血节肢动物叮咬罹患菌血症、立克次体病、病毒血症、原虫血症的宿主,使病原体随宿主的血液进入节肢动物肠腔或体腔,经过发育和/或繁殖后感染易感者。经吸血节肢动物传播的疾病为数极多,除鼠疫、疟疾、丝虫病、流行性乙型脑炎、登革热外,还包括200多种虫媒病毒传染病。

5. 经土壤传播 传染源的排泄物、分泌物或传染病患者及病畜的尸体处理不当,可使病原体污染土壤,易感者接触污染的土壤可感染某些传染病,常见于蛔虫、钩虫、鞭虫等肠道寄生虫和以芽孢形式存在的病原体,如炭疽、破伤风、气性坏疽。这些能形成芽孢的病原体污染土壤后可保持传染性达数十年之久,经土壤传播的疾病,其易感性和严重程度与病原体在土壤中的存活时间、个体与土壤接触的机会和个人卫生条件有关。

6. 医源性传播 指在医疗工作中,由于未能严格执行规章制度和操作规程,人为地造成某些传染病的传播,常常由于器械消毒不严格,药品、生物制品污染,血制品污染引起。

7. 围产期传播 指在围产期病原体通过母体传给子代,也称垂直传播或母婴传播。

(1)**胎盘传播**:指受感染的孕妇经胎盘血液使胎儿受感染,如风疹、乙型肝炎、腮腺炎、麻疹、水痘、梅毒、巨细胞病毒感染及虫媒病毒感染等。如孕妇在妊娠早期患风疹往往使胎儿遭受危害,使胎儿发生畸形、先天性白内障等。

(2)**上行性传播**:病原体经孕妇阴道通过子宫颈口到达绒毛膜或胎盘,引起胎儿感染,称为上行性传播,如葡萄球菌、链球菌、大肠埃希菌、肺炎球菌及白念珠菌感染等。

(3)**分娩引起的传播**:胎儿从无菌的羊膜腔穿出而暴露于母亲严重污染的产道内,胎儿的皮肤、呼吸道、肠道均存在被病原体感染的机会。如孕妇产道存在淋球菌、结膜炎包涵体及疱疹病毒等病原体时,则有可能导致相应的感染。

8. 血液、体液传播 病原体存在于患者或病原携带者的血液或体液中,可通过输血、应用血制品等传播,如乙型病毒性肝炎、艾滋病等。

(三)人群易感性

人群作为一个整体对传染病的易感程度称为人群易感性,其高低取决于该人群中易感个体所占的比例。与之相对应的是群体免疫力（herd immunity），即人群对于传染病的侵入和传播的抵抗力，可以从群体中有免疫力的人口占全人口的比例来反映。

1. 引起人群易感性升高的主要因素　①新生儿增加；②易感人口迁入；③免疫人口免疫力自然消退；④免疫人口死亡。

2. 引起人群易感性降低的主要因素　①计划免疫；②传染病流行：一次传染病流行后，总有相当部分人因发病或隐性感染而获得免疫。

二、传染病分类

根据《中华人民共和国传染病防治法》将法定传染病分为甲、乙、丙三类，共计41种。

1. 甲类　鼠疫、霍乱，为强制管理传染病。

2. 乙类　传染性非典型肺炎（又称严重急性呼吸综合征）、艾滋病、病毒性肝炎、脊髓灰质炎、人感染高致病性禽流感、麻疹、流行性出血热、狂犬病、流行性乙型脑炎、登革热、炭疽、细菌性和阿米巴性痢疾、肺结核、伤寒和副伤寒、流行性脑脊髓膜炎、百日咳、白喉、新生儿破伤风、猩红热、布鲁氏菌病、淋病、梅毒、钩端螺旋体病、血吸虫病、疟疾、人感染 H7N9 禽流感、新型冠状病毒感染、猴痘，为严格管理传染病，共28种。

3. 丙类　流行性感冒、流行性腮腺炎、风疹、急性出血性结膜炎、麻风病、流行性和地方性斑疹伤寒、黑热病、包虫病、丝虫病，除霍乱、细菌性和阿米巴性痢疾、伤寒和副伤寒以外的感染性腹泻病、手足口病，也称监测管理传染病，共11种。

按照《传染病信息报告管理规范》（2015 版）要求，发现甲类传染病和乙类传染病中的肺炭疽、传染性非典型肺炎等按照甲类管理的传染病患者或疑似患者时，或发现其他传染病和不明原因疾病暴发时，均应于 2 小时内通过网络报告。发现乙类、丙类传染病患者、疑似患者和规定报告的传染病病原携带者，应于诊断后 24 小时内通过网络报告。

三、社区传染病管理

（一）社区传染病的预防

1. 预防为主　预防为主是我国的基本卫生工作方针。我国的传染病预防策略可概括为以预防为主，群策群力，因地制宜，发展三级保健网，采取综合性防治措施。

（1）加强健康教育：改变不良卫生习惯和行为，切断传播途径。

（2）加强人群免疫：加强易感人群的有效疫苗免疫是控制传染病发生的重要策略。

（3）改善卫生条件：提供安全的饮用水，粪便无害化处理，加强食品卫生监管等。

2. 加强传染病监测　传染病监测是疾病监测的一种，其监测内容包括传染病发病、死亡等情况，病原体型别、特性，媒介昆虫和动物宿主种类、分布和病原体携带状况，人群免疫水平及人口资料等。必要时还需开展对流行因素和流行规律的研究，并评价防疫措施效果。我国的传染病监测包括常规报告和哨点监测，常规报告覆盖了甲、乙、丙三类共 40 种法定报告传染病，还在全国各地设立了艾滋病等监测哨点。

（二）社区传染病的控制措施

包括传染病报告和针对传染源、传播途径和易感人群的多种措施。

1. 传染病报告　凡执行职务的医疗保健人员、卫生防疫人员（包括个体开业医生）皆为疫情责任报告人。责任报告人发现传染病患者、病原携带者、疑似传染病患者，应依法填写疫情报告卡，向卫生防疫机构报告疫情。

2. 针对传染源的措施

（1）患者：应做到早发现、早诊断、早报告、早隔离、早治疗。患者一经诊断为传染病或可疑传染病，就应按《中华人民共和国传染病防治法》实行分级管理。甲类传染病患者和乙类传染病中的艾滋病、肺炭疽患者必须在指定场所进行隔离观察和治疗，必要时可请公安部门协助；乙类传染病患者可根据病情在医院或家中隔离，对传染源作用不大的可不必隔离；丙类传染病中的瘤型麻风患者必须经临床和微生物学检查证实痊愈才可恢复工作、学习。

（2）病原携带者：对病原携带者应做好登记、管理和随访，直至其病原体检查 2～3 次阴性后。

（3）接触者：凡与传染源有过接触并有受感染可能者都应接受检疫。检疫期为最后接触日至该病的最长潜伏期。

（4）动物传染源：对危害大且经济价值不大的动物传染源应予彻底消灭；对危害大的病畜或野生动物应予捕杀、焚烧或深埋；对危害不大且有经济价值的病畜可予以隔离治疗。此外，还要做好家畜和宠物的预防接种和检疫。

3. 针对传播途径的措施　切断传播途径通常是起主导作用的预防措施。呼吸道传染病流行时，重点是开窗通风和空气消毒；肠道传染病发生后，对患者的排泄物消毒非常必要；虫媒传染病流行时应注意杀虫。

（1）隔离：指将传染期的患者或病原携带者妥善地安置在指定的隔离单位，暂时避免接触，积极治疗和护理，并对具有传染性的分泌物、排泄物、用具等进行必要的消毒处理，以防止病原体向外扩散。根据传播途径不同，隔离可分为呼吸道隔离、消化道隔离、接触隔离、血液隔离、严密隔离。

（2）消毒：消毒是切断传播途径的重要措施。狭义的消毒指用物理、化学的方法消灭、清除污染环境中的病原体，广义的消毒则包括消灭传播媒介在内。消毒有疫源地消毒（包括随时消毒和终末消毒）及预防性消毒两大类。消毒方法有物理消毒法和化学消毒法，可根据不同的传染病选择采用。

4. 针对易感者的措施

（1）预防接种：分为主动免疫和被动免疫。主动免疫是控制传染病以致最终消灭传染病的主要措施。被动免疫可使人体迅速获得免疫力，免疫力可维持 2～4 周，可用于治疗，也可用于易感接触者的紧急预防。常用制剂有白喉抗毒素、破伤风抗毒素、胎盘球蛋白、丙种球蛋白等。

（2）药物预防：如用磺胺类药物预防流行性脑脊髓膜炎、金刚烷胺预防流行性感冒、抗病毒冲剂或板蓝根颗粒等预防病毒性传染病，可降低发病率或减轻症状。

（3）个人防护：如戴口罩、手套、鞋套，使用蚊帐、避孕套等，都能对病原体起到一定的阻隔作用。

5. 传染病暴发、流行的紧急措施

（1）限制或停止集市、集会、影剧院演出或其他人群聚集活动。

（2）停工、停业、停课。

（3）临时征用房屋、交通工具。

（三）社区传染病患者的访视管理

1. 访视时间　社区护士在接到疫情报告后的 24 小时内应对所管辖区域进行首次家庭访视，其后还需要定期进行复访。复访的时间根据疾病的传播途径、潜伏期长短、预后情况等来决定。第一次复访时间一般为发病后 3～10 天，第二次复访时间一般在发病后 40 天左右。对一些不可能转为慢性的传染病患者可不做第二次复访；对于已转为慢性的患者，每年至少再访视 1 次。

2. 访视内容

（1）初访时，首先调查传染来源，判断疫情的性质及蔓延情况；根据传染病的传播途径及特性，采取切实可行的防疫措施，并对患者及其家属进行健康教育，使之真正掌握传染病的预防及控制方法，从而达到治愈患者、控制传播的目的。在初访过程中，应认真填写"传染病调查表"或其他相关表格，做好疫情调查处理记录，以备分析、总结之用。

（2）复访时，全面了解患者的病程，如有继发患者应及时立案管理；同时了解社区的防疫措施，督促具体落实；认真填写"传染病调查表"或其他相关表格，做好疫情调查处理记录，患者痊愈或死亡后停止本案管理。

第二节　社区常见传染病护理

一、艾　滋　病

艾滋病又称获得性免疫缺陷综合征（acquired immunodeficiency syndrome，AIDS），是由人类免疫缺陷病毒（human immunodeficiency virus，HIV）引起的一种慢性传染病。HIV病毒主要侵犯和破坏 $CD4^+$ T淋巴细胞，导致机体出现明显的获得性免疫功能受损乃至缺陷，最终并发各种严重机会性感染和恶性肿瘤。

（一）病原体

HIV是单链RNA病毒，属于逆转录病毒科、慢病毒亚科，是一种变异性很强的病毒。HIV分为HIV-1和HIV-2两型，全球流行的主要毒株是HIV-1，HIV-2在西非呈地方性流行。HIV在室温下较稳定，经4～7天后病毒部分灭活但仍可能复制。HIV对外界抵抗力弱，尤其对热敏感，56℃ 30分钟或巴氏消毒均可使其灭活；常用消毒剂均可杀灭HIV，能被0.2%次氯酸钠、2%戊二醛、75%乙醇溶液及漂白粉灭活，但对0.1%福尔马林、紫外线和电离辐射不敏感。

（二）临床表现

艾滋病的潜伏期可从数月至15年不等，平均9年，根据《中国艾滋病诊疗指南（2021年版）》，临床表现可分为3期。

1. 急性感染期　部分感染者在急性期出现HIV病毒血症和免疫系统急性损伤相关的临床表现，以发热最为常见，可伴有咽痛、腹泻、皮疹、关节疼痛、淋巴结肿大及神经系统症状。大多数患者临床症状轻微，持续1～3周后自行缓解。

2. 无症状感染期　可从急性感染期进入此期，或无明显的急性感染期症状而直接进入此期。感染者无任何临床症状，但具有传染性。血液中能检测到HIV，HIV抗体检查呈阳性反应。此期可持续2～10年或更长，平均5年左右。

3. 艾滋病期　此期主要的临床表现为HIV相关症状、各种机会性感染及肿瘤。患者 $CD4^+$ T淋巴细胞计数明显下降，血浆HIV载量明显升高。

（1）HIV相关症状：主要表现为持续1个月以上的发热、腹泻、体重减轻10%以上、记忆力减退、精神淡漠、头痛、痴呆、癫痫等。全身淋巴结肿大期除腹股沟淋巴结肿大外，其他部位有两处或两处以上淋巴结肿大，直径≥1cm，一般无压痛、无粘连，持续3个月以上。

（2）机会性感染及肿瘤：严重机会性感染，如单纯疱疹病毒感染、结核分枝杆菌感染、肺孢子菌肺炎、慢性隐孢子虫病、弓形虫病、念珠菌病、隐球菌病、巨细胞病毒感染等。继发性肿瘤，如卡波西肉瘤、非霍奇金淋巴瘤等。免疫缺陷继发的其他感染，如慢性淋巴细胞性间质性肺炎等。

（三）传播途径与预防措施

1. 传播途径　HIV存在于患者的血液、精液和阴道分泌物中，唾液、泪液和乳汁等体液也含有病毒。HIV携带者和患者是主要的传染源。目前公认的艾滋病传播途径主要是性接触传播、血液传播和母婴传播。

（1）性接触传播：是本病的主要传播途径。同性、异性和双性性接触，尤其是多个性伙伴可互相传播。

（2）血液传播：静脉注射毒品是我国HIV传播的重要原因，主要因多次反复共用污染的注射器所致。此外还包括输入被 HIV 污染的血液、血制品,以及污染的医疗器械、器官移植、人工授精等医源性传播途径引起感染。

(3)母婴传播:感染 HIV 的孕妇可经过胎盘血液循环、分娩时产道损伤和产后血性分泌物、哺乳等传给下一代。目前认为 11%～60% 的 HIV 阳性孕妇会发生母婴传播。

2. 社区预防　社区艾滋病防治是关系到国计民生的大事,社区护士应切实做好此方面的工作。

(1)控制传染源:对艾滋病患者应做到早发现、早诊断、早报告、早隔离、早治疗。患者及 HIV 携带者的血液、排泄物和分泌物应进行消毒。被患者或 HIV 携带者血液或体液污染的物品或器械可用 1:10～1:100 的次氯酸钠溶液或 1:10 的含氯石灰液擦拭或浸泡,高温消毒也是杀灭 HIV 的有效方法。

(2)切断传播途径:禁止注射毒品,特别是静脉毒瘾者,不共用针头、注射器;加强血制品管理,严格执行献血的规定及要求,艾滋病血清抗体阳性者禁止捐献血液、血浆、器官、组织和精液;加强血站、血库的建设和管理;接触患者的血液或体液时,应戴手套、穿隔离衣,不共用牙具、餐具、剃须刀等;取缔娼妓,开展正确的性道德教育,洁身自好,防止与 HIV 感染者发生性接触;HIV 感染的育龄妇女应避免妊娠,已受孕者可采取终止妊娠、择期剖宫产等措施并予抗病毒干预治疗,已分娩者采取人工喂养,新生儿采取一次性口服抗病毒治疗以降低母婴传播的概率。

(3)保护易感人群:由于人群普遍易感且缺乏有效的疫苗,因此保护措施主要是对社区人群进行艾滋病防治知识的宣传教育,同时建立有效的监测组织,定期对高危人群(如吸毒、卖淫、嫖娼等)进行 HIV 抗体检测。

(四)社区护理

1. 家庭及社区护理　家庭及社区护理对艾滋病患者及其家庭具有重要的意义,社区护士需要以极大的耐心和热情,从身心两方面加强护理。

(1)确诊为艾滋病的患者应坚持治疗,做到正规、全程、足量用药。

(2)加强营养,补充 B 族维生素和叶酸。

(3)HIV 感染者每半年左右到指定医院检查健康状况;禁止 HIV 抗体阳性者提供血液或用该类人群血液制备血制品。

(4)对密切接触艾滋病患者的家属或怀疑接触者要做病毒感染检查,定期(3 个月、6 个月及 1 年)进行血液检测。

(5)加强心理护理,为感染者或患者营造友善、理解、健康的生活环境,不要歧视艾滋病患者,鼓励患者采取积极的生活态度。

2. 家庭护理指导　社区护士应评估患者及其家庭成员在家庭生活中的角色,向家庭成员介绍疾病的发展情况,指导他们根据家庭环境来护理患者、自我保护、观察患者一般状况和病情变化的技巧和方法。

(1)艾滋病患者免疫力较差,谢绝患有感冒等呼吸道传染病的亲友探访患者。

(2)进行各种注射时,应采取无菌技术和一次性注射器。

(3)接触患者前后要用肥皂洗手,必要时戴手套。

(4)各种食物要洗净,肉类要新鲜、煮透。

(5)注意患者的营养状况,给予合理、平衡的膳食。患者和感染者的饮食应以高蛋白及较高热量的食物为主,并遵循"多样、少量、均衡"的饮食原则。目前尚没有确切的证据表明食物能预防或降低 HIV 感染的概率,但有些食物可以增强免疫力,减少并发症。

(6)活动受限及卧床的患者要注意保护其肌肉及关节的功能,注意被动锻炼、勤翻身、按摩受压部位、保持皮肤卫生等。

3. 自我保护指导　社区护士应指导患者家庭成员掌握自身防护的知识及方法,尤其直接参与患者护理者应注意:

（1）保持自身皮肤完整，在皮肤有破损或接触患者血液、体液、排泄物时应戴手套或用不透水的胶布包好。

（2）不共用尖锐工具，不共用牙刷、剃须刀、理发工具等生活用品。

（3）被患者血液、体液、排泄物污染的衣物、被服等应用热水加消毒剂浸泡后再清洗。

（4）被患者污染的用物不要随便丢弃，应按指导分别消毒或销毁。

4. 社区健康教育　开展丰富多彩的社区健康教育活动，定期对辖区内居民进行艾滋病相关知识的健康宣教。

🌐 知识链接

2030 年以前终结艾滋病对公共卫生的危险

2021 年联合国大会第 75 次会议通过了新的全球艾滋病防治政治宣言，各国承诺 2030 年终结艾滋病的目标不变，并为此采取更加切实的行动与努力。"终结艾滋病"不是"治愈艾滋病"或者"研制出疫苗"，而是到 2030 年达到以下三个目标，即全球 HIV 的新发感染降低到 20 万以下，比 2010 年的 200 万基线降低 90%（HIV 新发感染降低到足够低，传播率足够低），艾滋病相关死亡降低到 20 万以下，以及实现"零歧视"。根本目标是在 2030 年以前终结艾滋病对公共卫生的威胁。目前尚无预防艾滋病的有效疫苗，也没有根治艾滋病的有效药物，但通过规范高效抗病毒药物治疗（鸡尾酒疗法）后，可抑制患者体内的病毒复制，有效控制病情的发展，延长生命，长期存活。目前我国提供免费的抗病毒治疗药品，接受治疗的患者需要定期医学随访。

二、病毒性肝炎

病毒性肝炎（viral hepatitis）是由多种肝炎病毒引起的，以肝功能损害为主的一组全身性传染病。病毒性肝炎分为甲型肝炎（hepatitis A）、乙型肝炎（hepatitis B）、丙型肝炎（hepatitis C）、丁型肝炎（hepatitis D）和戊型肝炎（hepatitis E）。甲型肝炎、戊型肝炎的主要传播途径是粪 - 口传播；丙型肝炎、丁型肝炎主要经体液和血液传播；乙型肝炎的传播途径较多，主要是输血和应用血制品、使用消毒不严格的医疗器械、血液透析、器官移植及母婴传播等，密切接触患者的唾液、乳汁、泪液、汗液、精液和阴道分泌物也是传播途径。

（一）病原体

甲型肝炎是由甲型肝炎病毒（hepatitis A virus，HAV）感染引起的传染病。HAV 属于微小 RNA 病毒科嗜肝 RNA 病毒属，对外界抵抗力较强，耐酸碱，干粪中 25℃能存活 30 天，在污水、淡水、海水、贝壳类动物、泥土中能存活数月；对热、紫外线和甲醛敏感，100℃ 1 分钟能完全灭活，紫外线照射 1～5 分钟可灭活，70% 乙醇溶液 3 分钟、3% 甲醛溶液 5 分钟或余氯 10～15ppm 30 分钟均可灭活。

乙型肝炎是由乙型肝炎病毒（hepatitis B virus，HBV）感染引起的常见传染病。乙型肝炎的发病机理为 HBV 感染人体后，病毒本身并不直接引起肝细胞病变，只在肝细胞内生存、复制，其所复制的抗原表达在肝细胞膜上，激发人体的免疫系统来辨认，从而对感染灶发生攻击和清除反应。HBV 是嗜肝 DNA 病毒科正嗜肝 DNA 病毒属的一员。在电镜下观察，HBV 感染者血清中存在 3 种形式的颗粒。①大球型颗粒：又名丹氏颗粒（Dane granule），为完整的 HBV 颗粒，直径为 42nm，由包膜与核心两部分组成，包膜内含 HBsAg，核心内含环状双股 DNA，是病毒复制的主体；②小球型颗粒：直径 22nm；③丝状或管型颗粒：直径 22nm。后两种颗粒由 HBsAg 组成，为空心包膜，不含核酸，没有感染性。HBV 抵抗力很强，对热、低温、干燥、紫外线及一般浓度的消毒剂均能耐受。在 37℃ 下能存活 7 天,56℃ 下 6 小时,血清中 30~32℃ 可保存 6 个月,−20℃ 可保存 15~20 年,100℃ 10 分钟或 65℃ 10 小时可使 HBV 灭活。对 2% 戊二醛及 0.5% 过氧乙酸敏感,压力蒸汽灭菌可将其灭活。HBV 抗原抗体系统包括 HBsAg 和抗 -HBsAg(HBsAb)、HBeAg 和抗 -HBeAg(HBeAb)、抗 -HBcAg(HBcAb)。

丙型肝炎是由丙型肝炎病毒(hepatitis C virus, HCV)感染引起的传染病。HCV 归为黄病毒科丙型肝炎病毒属。HCV 是一种直径 30~60nm 的球形颗粒,基因组为单股正链 RNA。HCV 对有机溶剂敏感,10% 氯仿可杀灭 HCV,煮沸和紫外线可使 HCV 灭活,经 1:1 000 福尔马林 37℃ 96 小时处理、加热 100℃ 5 分钟或 60℃ 10 小时可使 HCV 灭活。血制品中的 HCV 可用干热 80℃ 72 小时或加入变性剂使之灭活。

丁型肝炎是由丁型肝炎病毒(hepatitis D virus, HDV)感染引起的传染病。HDV 是一种缺陷病毒,必须有 HBV 或其他嗜肝 DNA 病毒辅助才能复制、表达。HDV 为直径 35~37nm 的球形颗粒,内部含 HDV Ag 和 HDV RNA 基因组,外壳为 HBsAg。

戊型肝炎是由戊型肝炎病毒(hepatitis E virus, HEV)感染引起的传染病。HEV 属萼状病毒科。HEV 在免疫电镜下为球形颗粒,直径 27~38nm,无包膜。基因组为单股正链 RNA。HEV 主要在肝细胞内复制,通过胆道排出。HEV 对高热、氯仿、氯化铯敏感。

(二)临床表现

不同类型病毒引起的肝炎临床表现具有共性。甲型肝炎和戊型肝炎主要表现为急性肝炎,乙型肝炎、丙型肝炎、丁型肝炎除表现为急性肝炎外,慢性肝炎更常见。5 种肝炎病毒之间可出现重叠感染或协同感染,使病情加重。甲型肝炎的潜伏期为 2~6 周,平均 1 个月左右;乙型肝炎的潜伏期为 1~6 个月,平均 3 个月;丙型肝炎的潜伏期为 2 周~6 个月,平均 40 天;丁型肝炎的潜伏期为 4~20 周;戊型肝炎的潜伏期为 2~9 周,平均 6 周。

1. 急性黄疸性肝炎

(1)黄疸前期:甲型肝炎、戊型肝炎起病较急,乙型肝炎、丙型肝炎、丁型肝炎起病多较缓。出现发热、全身不适、乏力等症状,急性乙型肝炎早期可有皮疹、关节痛,伴有食欲减退、恶心、厌油、腹胀、肝区痛、尿色加深等。肝功能异常主要表现为谷丙转氨酶升高。此期可持续 5~7 天。

(2)黄疸期:自觉症状好转,发热消退,尿色加深,巩膜及皮肤出现黄染,逐渐加重,2 周左右达高峰。肝、脾可轻度肿大,有触痛或叩痛。肝功能各项出现明显异常。本期可持续 2~6 周。

(3)恢复期:黄疸逐渐消退,肝功能各项逐渐恢复正常,症状和体征也随之消失。本期持续 1~2 个月。总病程 2~4 个月。

2. 急性无黄疸性肝炎　其他临床表现与黄疸性肝炎相似,但起病较缓,症状较轻,病程多在 3 个月内,临床症状不明显者易被忽视。急性丙型肝炎无黄疸性肝炎占 2/3 以上。病程 2~3 个月。

3. 慢性肝炎　急性肝炎病程超过半年,或原有乙型肝炎、丙型肝炎、丁型肝炎或有 HBsAg 携带史而因同一种病原再次出现肝炎症状、体征、肝功能异常,可诊断为慢性肝炎。

(1)轻度慢性肝炎:曾称慢性迁延性肝炎,急性肝炎迁延不愈,病程超过半年,有乏力、食欲不振、肝区隐痛、腹胀等症状,肝功能轻度异常或反复波动。病程可持续 1 年至数年不等。

(2)中度慢性肝炎:病程超过半年,除有乏力、食欲不振、腹胀、肝区痛等常见症状外,还可出现肝外多器官损害的症状,如关节炎、肾炎等。肝、脾多肿大,常有压痛和质地改变。部分患者有皮肤黝黑、进行性脾肿大、蜘蛛痣、肝掌等表现。肝功能持续异常。

(3)重度慢性肝炎:除上述临床表现外,还具有早期肝硬化的肝活检病理改变与临床代偿期肝硬化的表现。

4. 重型肝炎(肝衰竭)

(1)急性重型肝炎:又称暴发性肝炎,以急性黄疸性肝炎起病,多有劳累、精神刺激、妊娠等诱因。病情发展迅猛,黄疸急剧加深、消化道症状明显加重、肝脏迅速缩小、出血倾向严重,并出现精神神经症状,如嗜睡、性格改变、烦躁不安、昏迷,即肝性脑病的临床表现。病程一般不超过3周。

(2)亚急性重型肝炎:又称亚急性肝衰竭,发生于急性黄疸性肝炎病期2周到6个月内,表现为极度乏力、食欲缺乏、频繁呕吐、腹胀明显、黄疸进行性加重等重型肝炎的表现。肝细胞坏死明显,但同时伴有增生,故肝脏无明显缩小。可并发脑水肿、消化道大出血、严重感染、电解质紊乱等。如出现肝肾综合征,则预后极差。

(3)慢性重型肝炎:可分为慢加急性(亚急性)肝衰竭和慢性肝衰竭,前者是在慢性肝病基础上出现的急性肝功能失代偿,后者是在肝硬化基础上肝功能进行性减退,导致以腹水或门静脉高压、凝血功能障碍和肝性脑病等为主要表现的慢性肝功能失代偿,预后较差,病死率高。

5. 淤胆型肝炎　主要表现为慢性黄疸性肝炎,较长期(2~4个月或更长)肝内梗阻性黄疸,黄疸具有三分离特征,即消化道症状轻、谷丙转氨酶上升幅度低、凝血酶原时间延长或凝血酶原活动度下降不明显与黄疸重呈分离现象。临床表现有全身皮肤瘙痒及大便颜色变浅或灰白,出现肝大及梗阻性黄疸的实验室检查结果。

(三)预防措施

1. 控制传染源

(1)预防甲型肝炎和戊型肝炎的重点在于提高卫生水平,加强粪便管理,保护水源,饮水消毒,注意食品卫生和餐具消毒。乙型肝炎、丙型肝炎、丁型肝炎的预防重点在于防止通过血液和体液传播,不得使用阳性血液,推广一次性注射用具,重复使用的医疗器械要严格消毒,生活用具应专用,接触患者后用肥皂和流动水洗手。

(2)各型急性肝炎患者均应实施早期隔离治疗。处于传染期的患者禁止从事食品加工、饮食服务、托幼保育等工作。

(3)早期治疗,合理用药,防止转为慢性和出现耐药性;性伴侣进行检查并服从治疗;给予心理、行为治疗,防止重复感染和减少传播。

(4)注意供血员体检、国境检疫等,追踪接触者。如发现患者,结合疾病特点采取有效的隔离措施。

2. 切断传播途径

(1)加强健康教育,普及疾病知识,如传播途径、症状、体征、危害、预防方法等。

(2)养成良好的卫生习惯,加强水源管理和粪便管理,做好饮用水消毒和食品卫生工作。

(3)儿童实行"一人一巾一杯"制;医疗和预防用的注射器材实行"一人一针一管"制;医疗器械和患者用具实行"一人一用一消毒"制。

(4)对血液、体液、分泌物等及其污染物品必须严格消毒处理。

(5)理发、美容、洗浴用具应按规定进行消毒处理。

3. 保护易感人群

(1)正确对待疾病,保持乐观豁达的心情,树立战胜疾病的信心,避免不良情绪。

(2)规律起居,劳逸结合,有症状者以静养为主,待症状消失,可逐渐恢复正常工作和学习,一般肝功能恢复需静养3个月以上。

(3)加强营养,适当增加蛋白质摄入量,但要避免长期高热量、高脂肪饮食,不吸烟,不饮酒,忌滥用药物,如吗啡、苯巴比妥类、磺胺类等,以免加重肝损害。

(4)实施适当的家庭隔离。对近期密切接触甲型肝炎者可注射免疫球蛋白进行被动免疫。指导乙肝高危人群(新生儿、乙型肝炎密切接触者、医务工作者、同性恋者、药瘾者)进行乙肝疫苗的预防接种。

(5)定期复查,一旦发病应合理治疗、规律用药。

(6)因接受输血、大手术等应用了血制品的患者,应定期检测肝功能及肝炎病毒标志物,以便早期发现由血液和血制品为传播途径所致的各型肝炎。

（四）社区护理

1. 饮食护理指导　高糖、高维生素、低脂肪、易消化饮食。急性期患者宜易消化、低脂、低盐、高糖、高维生素、热量足够的清淡饮食，少量多餐；恶心、呕吐者给予止吐药；不能进食者给予静脉补液。慢性肝炎患者应适当增加蛋白质的摄入量，避免过高热量饮食，以防止肝脂肪变性；慢性肝炎合并肝硬化、血氨偏高者，应限制或禁食蛋白质，每日蛋白质摄入量 <0.5g/kg；合并腹水、少尿者，应低盐或无盐饮食，每天钠盐摄入量限制在 500mg 以下，每天进水量不超过 1 000ml。

2. 休息及活动指导　鼓励患者充分休息。急性肝炎早期应卧床休息，避免劳累、并发感染等，以免加重肝损害。待症状好转、黄疸消退、肝功能恢复正常后，可循序渐进增加活动量，以不感疲劳为度。肝功能正常 1～3 个月后可恢复正常活动及工作，避免过劳及重体力劳动。慢性肝炎症状明显时应以静养为主，重型肝炎应绝对卧床休息。

3. 心理护理指导　急性肝炎患者由于起病急、病情重，慢性肝炎患者因久治不愈，均易产生紧张、焦虑、悲观等不良情绪，故应多与患者沟通，给予心理护理，指导患者正确对待疾病，保持豁达、乐观的情绪，树立战胜疾病的信心。切忌乱投医，以免延误治疗。

4. 密切观察病情　注意患者发热、食欲不振、恶心、呕吐、黄疸的情况，注意肝性脑病、出血、继发感染、肝肾综合征等潜在并发症。针对病情变化及时采取有效的对症治疗措施，必要时送医院救治。

5. 用药管理　按照医嘱服药，切忌滥用药物，防止进一步损伤肝脏。督促患者按时到正规的医疗机构复诊，在医生指导下用药，以免损害肝功能。

6. 皮肤护理指导　对卧床的患者应定时洗擦身体、更换衣服、勤翻身，防止压疮形成。穿着棉质、柔软、宽松的内衣裤，并保持床单清洁、干燥；不用有刺激性的肥皂和化妆品。皮肤瘙痒者用温水擦拭身体，炉甘石洗剂擦拭瘙痒部位，也可口服抗组胺药；及时修剪指甲，避免搔抓，以防止皮肤破损，如已有破损，应注意保持局部清洁、干燥，预防感染。

7. 健康宣教　向患者及家属开展病毒性肝炎预防、护理、治疗等方面的教育，提高患者及家属对病毒性肝炎的认知程度。解释隔离的必要性，使患者消除因隔离产生的焦虑情绪，并能配合隔离消毒的要求，做好个人卫生。指导患者家庭消毒隔离。肝炎病毒对含氯消毒液敏感，可用于消毒患者的餐具、排泄物等。家庭成员之间不要混用餐具、牙刷、剃须刀等物品。不可口对口给婴儿喂食。

知识链接

HBV 三大抗原抗体系统及阳性意义

血清学标志	阳性意义
HBsAg	急性乙型肝炎潜伏期或急性期；无症状 HBsAg 携带者；慢性乙肝；与 HBV 相关的肝硬化和原发性肝癌
HBsAb	乙型肝炎恢复期；隐性感染后产生免疫力；乙肝疫苗或免疫球蛋白注射后，机体产生的主动、被动免疫
HBeAg	HBV 复制、具有传染性；急性 HBV 感染时持续阳性 3 个月以上，提示预后不良，易转为慢性
HBeAb	大多数病毒复制停止；不排除仍有病毒复制，具有传染性；始终未查及 HBeAg，或因 HBV 基因变异不分泌 HBeAg，病毒仍复制，疾病可加剧；HBeAg 呈阳性，则前 C 区基因表达发生突变，不表达 HBeAb，成为慢性乙型肝炎
HBcAg	血中无法检测，临床常不检测该指标
HBcAb	IgM 在感染早期出现，提示 HBV 复制，急性或近期感染，6 个月后逐渐消失；IgM 持续阳性，病毒复制活跃，慢性活动性肝炎；IgG 在 IgM 下降及消失后出现，可长期存在，提示慢性感染或既往感染

三、肺　结　核

肺结核（pulmonary tuberculosis）是由结核分枝杆菌引起，经呼吸道传播的肺部慢性传染性疾病。主要病变为炎性渗出、增生和干酪样坏死，以长期低热、咳嗽、咳痰为主要临床表现。结核病严重威胁人类的健康，成为全球重大的公共卫生问题。近 10 年来，结核病流行具有高感染率、高患病率、高病死率、高耐药率、中青年患病多和递降率低的特点。

（一）病原体

结核分枝杆菌属于放线菌目、分枝杆菌科、分枝杆菌属，是一类细长略弯曲的杆菌，因有分枝生长的趋势而得名，可分为人型、牛型、非洲型和鼠型，对人致病者主要是人型，牛型少见。结核分枝杆菌需氧、无鞭毛、无芽孢、无运动力，生长慢，培养 4～6 周繁殖成菌落，对苯胺染料不易着色，且着色能抵抗强脱色剂（盐酸酒精）的脱色，故又称抗酸杆菌。结核分枝杆菌对外界抵抗力强，对干燥、冷、酸、碱等抵抗力强。低温 −40℃ 仍能存活数年，能在潮湿的环境生存 20 周以上，干痰中可存活 6～8 个月。对湿热敏感，湿热 80℃ 5 分钟或煮沸 100℃ 5 分钟可将其灭活。烈日暴晒 2～7 小时、1.5% 煤酚皂溶液作用 2 小时、5% 苯酚作用 24 小时、70% 乙醇溶液作用 2 分钟均可将结核分枝杆菌灭活。将痰吐在纸上直接焚烧是最简易的杀菌方法。

（二）临床表现

因结核病的类型、病灶性质、病变范围、机体反应性和肺储备功能等不同而临床表现多样。

1. 全身症状　发热为最常见的症状，午后或傍晚低热，次晨降至正常，可伴有倦怠、乏力、夜间盗汗。病变扩展可出现高热、咳嗽和胸痛等。通常伴有食欲减退、体重减轻、女性月经不调，还可出现易激惹、心悸、面颊潮红等神经功能紊乱症状。

2. 呼吸系统症状　浸润性肺结核咳嗽轻微，干咳或仅有少量黏痰；血行播散性肺结核有时可并发呼吸窘迫综合征，表现为严重呼吸困难、顽固性低氧血症。出现肺空洞时痰量增加，继发细菌感染时痰呈脓性；合并支气管结核时，出现刺激性呛咳，伴局限性哮鸣音；病变损伤肺小血管可引起咯血或痰中带血；病变侵及胸膜可出现胸痛或胸腔积液。肺内病变严重时可出现胸闷、气短，少数患者还可并发肺源性心脏病、心肺功能不全等。

3. 体征　依病变性质、部位、范围、程度而异。肺部有较大范围渗出性病变时，相应部位叩诊呈浊音，可闻及支气管呼吸音和细湿啰音。如肺空洞病变位置表浅、支气管引流通畅时，可闻及支气管呼吸音或伴湿啰音，巨大空洞时可闻及带金属调的空嗡音。慢性空洞性肺结核可出现患侧胸廓塌陷、肋间隙变窄、气管和纵隔移位。

（三）治疗方案

抗结核治疗应遵循"早期、联合、适量、规律、全程"的原则。联合用药是正规、合理化疗的基础，其目的是发挥药物的协同作用，提高疗效，同时可延缓或避免产生耐药性。临床常用的抗结核药有 10 多种，理想的抗结核药应具有杀菌或较强抑菌的作用，毒性低，不良反应少，价廉、使用方便，口服或注射后血中有效浓度高，并能渗入细胞内及浆膜腔。首选的一线药物有异烟肼（isoniazid，INH，H）、利福平（rifampin，RFP，R）、吡嗪酰胺（pyrazinamide，PZA，Z）、乙胺丁醇（ethambutol，EMB，E）及链霉素（streptomycin，SM，S）等。

（四）传播途径与预防措施

1. 传播途径　肺结核患者尤其长期排菌的开放性肺结核患者是主要传染源。肺结核主要通过空气传播，患者咳嗽、打喷嚏、大声说话或咳痰，把含有结核分枝杆菌的微滴排到空气中而传播。咳嗽是肺结核患者排出微滴的主要方式，也是常见症状。

2. 社区预防

（1）管理传染源：早期痰菌检查、早诊断、早隔离治疗，对所有肺结核患者实行在医护人员面视下服药为主的全程直接督导下短程化疗是控制本病的关键。

（2）健康教育：对患者及其家属开展多种形式的结核病防治知识宣传，提高患者的治疗依从性及家属的责任心。

（3）切断传播途径：大力开展卫生运动及防病宣传，禁止随地吐痰。患者的痰液需严格消毒或焚烧，用品和餐具消毒，污染物日光曝晒。

（4）提高人群免疫力：坚持日常体育锻炼，新生儿出生后进行疫苗接种以获得免疫力。

（五）社区护理

1. 用药管理

（1）遵医嘱规范用药，不可随意停药、减量或增加剂量。宜将药物固定放置于容易看到的地方，以免漏服。如未能按时服药，应在 24 时内补服，但不能一次服双份剂量，以免影响血药浓度。

（2）长期服用抗结核药需注意不良反应。抗结核药大多对肝脏有损害，故可同时加服护肝药，并定期复查肝功能、肾功能，测听力、视力等。

（3）服药期间避免饮酒及含酒饮料、奶酪等，戒烟。

2. 饮食护理指导　肺结核是慢性消耗性疾病，进展期患者往往十分虚弱，故饮食护理相当重要。在普通饮食的基础上加予高热量、高维生素、高蛋白饮食，如牛奶、豆浆、蛋类、肉类、蔬菜和水果等，以增强体质，提高机体免疫力，增强各器官功能。在家庭访视中指导患者饮食宜清淡、易消化，忌食肥甘、油腻及生冷、煎炸食物。饮食要有规律，不能偏食，以保证各种营养成分的均衡摄入。多晒太阳，增加维生素 D 合成，促进钙的吸收。

3. 休息及活动指导　肺结核进展期患者应卧床休息，尤其有发热、咯血和肺代偿功能不全者；没有明显中毒症状者可进行一般活动，但需限制活动量，保证充足的休息；由好转期过渡到稳定期者，应循序渐进地增加活动量，可参与一定的劳动，但不宜过度劳累，减少复发。肺结核患者可适当户外活动，在饮食、药物治疗的同时，积极配合体育锻炼，根据年龄、性别、病情、爱好选择合适的运动方式，如散步、打太极拳等，可增强体质和抗病能力。

4. 心理护理指导　结核病是慢性传染病，治疗时间长，恢复慢，在工作、生活等方面都会对患者乃至整个家庭产生不良影响，需指导患者家属正确对待这些问题，给予患者心理支持，创造良好的环境，使其树立战胜疾病的信心，积极配合治疗。

5. 消毒与隔离指导　肺结核主要通过呼吸道传播，其次是通过被污染的食物或餐具而引起肠道感染，因此要重视肺结核患者的消毒与隔离。

（1）患者咳嗽、打喷嚏和高声讲话时不能直向旁人，要用手或手帕掩住口鼻，手帕应煮沸消毒。

（2）不随地吐痰，做好患者痰液的消毒处理，将痰吐在纸上用火焚烧是最彻底的灭菌方法，或将痰吐在痰杯内，用等量的 1% 萘普生溶液、2% 煤酚皂溶液或 1% 甲醛溶液混合加盖 1 小时，均能达到灭菌效果。

（3）患者使用专用餐具，先煮沸 5 分钟后再清洗，剩余的饭菜煮沸 5 分钟后弃去。

（4）有条件者每天对室内空气消毒 1～2 次。协助结核病患者及其家属做好日常的消毒隔离工作，患者的被褥、衣物、书籍等应经常在烈日下曝晒 2 小时，可水洗的衣物、被单、毛巾等煮沸后再清洗。

（5）密切接触者应戴口罩、接种卡介苗。对免疫力较低的健康儿童要进行保护性隔离，防止造成传染。

6. 预防感冒　肺结核患者机体抵抗力下降，容易感冒，因此，应注意卧室通风，保持空气清新，且避免吹对流风以防受凉。居室可定期用醋或艾叶、苍术、青蒿、贯众等熏蒸消毒。在天气变化较为明显时，注意增减衣服；患者常伴有盗汗，应经常更换衣服被褥。

思政元素

中国结核病防治三大行动实施方案发布

2022年3月24日第27个世界防治结核病日活动现场,中国疾病预防控制中心结核病预防控制中心启动了结核病防治"三大行动"——结核病患者关爱行动、无结核社区(校园)行动和社会动员行动,贯彻落实"预防为主、人民至上和生命至上"的理念。其中"患者关爱行动"将全面落实以患者为中心的全流程诊疗管理、全方位的关怀照护及多渠道的筹资保障。"患者关爱行动"旨在为我国结核病患者传递希望、温暖、勇气和力量,同时也是在呼吁全社会给予结核病患者更多的理解、支持和关爱。

世界卫生组织发布的《2022年全球结核病报告》显示:2021年,全球新发结核病患者1 060万,发病率为134/10万。我国2021年估算的结核病新发患者数为78.0万(2020年84.2万),估算结核病发病率为55/10万(2020年59/10万)。我国的HIV阴性结核病死亡数估算为3万,结核病死亡率为2.1/10万。

"护佑百姓健康,终止结核病流行"是我们新时代结防健康卫士的神圣使命,让我们共同行动起来,以高质量的诊疗、康复治疗和关爱行动,以春风细雨般的关心爱护,温暖滋润每一位结核病患者,期待通过全国结防同仁的共同努力,早日实现终止结核病流行的美好愿景!

(杨 艳)

? 复习思考题

1. 结合传染病流行过程的三个环节,简述社区预防传染病的主要方法。
2. 作为社区护士,应从哪些方面对艾滋病患者进行社区及家庭护理?
3. 简述病毒性肝炎的家庭与社区护理方法。
4. 简述正确指导肺结核患者进行家庭消毒和隔离的方法。

ER-6-3

扫一扫,测一测

第七章　社区重点人群保健与护理

　　掌握预防接种的管理与要求;掌握不同人群的家庭访视内容;掌握亚健康人群的保健护理和老年人的社区管理及保健护理。熟悉儿童、青少年、妇女孕期和产褥期社区保健与护理;熟悉亚健康人群的临床表现和老年人的健康需求。了解围婚期、围绝经期妇女保健与护理;了解亚健康人群的分类、形成因素;了解人口老龄化现状和老年人的特征。

　　社区卫生保健主要包括个体保健和群体保健,其中群体保健的重点人群为儿童、妇女、亚健康人群和老年人等。儿童是构成一个国家未来人口的主要人群,其健康状态决定一个国家未来的人口素质;妇女身心健康决定着下一代健康及人口素质的提高,从而影响家庭健康和社会健康;亚健康状态具有不稳定性,易于转化,常因疏于调理或处理不当而发展为各种疾病;老龄化已成为 21 世纪不可逆转的世界性趋势,势必对老年人本身、家庭、社会和国家带来一系列新问题,实现健康老龄化是解决这一问题的最好选择。以上因素促使社会必须加强社区重点人群的保健与护理。

第一节　儿童青少年社区保健与护理

　　儿童和青少年是社区重点保护人群之一,根据儿童的发育阶段和保健要点,一般可分为新生儿期、婴幼儿期、学龄前期、学龄期和青春期 5 个阶段。各期之间既有联系又有区别,不能截然分开,了解各期生长发育特点及保健要点,有助于社区护士对不同阶段儿童和青少年的健康管理。

一、新生儿保健

(一)定义

　　新生儿期指出生后脐带结扎时起至生后满 28 天。出生不满 7 天的阶段称新生儿早期。

　　新生儿期是儿童生理功能进行调整以逐渐适应外环境的阶段,此时儿童脱离母体开始独立生活,经历了内、外环境的巨大变化,由于生理调节功能与适应能力不够成熟,不仅发病率高,死亡率也高,约占婴儿死亡率的 1/3～1/2,尤以新生儿早期为高。新生儿期是儿童最脆弱的时期,此期的保健要点为新生儿健康体检、日常生活指导和育儿知识传授等。

知识链接

婴儿死亡率

　　婴儿死亡率指每 1 000 名活产婴儿中在 1 岁以内的死亡人数。国际上通常以此作为衡量一个国家卫生水平的指标。中华人民共和国成立之初婴儿死亡率约为 200‰,随着医疗护理技术水平提高,到 2021 年,我国婴儿死亡率下降到 5.0‰。

（二）生长发育特点

新生儿平均出生体重为 3.1～3.4kg，生后 1 周内可有生理性体重下降，体重减轻 3%～9%，常于出生后 7～10 天内恢复到出生体重；平均身长 50cm，坐高占身高的 67%；平均头围 32～34cm；安静时呼吸频率 35～50 次/min；脉搏 130～140 次/min；睡眠时间维持在约 20h/d；出生 12～24 小时后体温保持在 36～37℃。皮肤呈淡红色，可在臀部等部位出现青色斑。新生儿听觉灵敏，对光反射敏感；嗅觉中枢及神经末梢已发育成熟，能闻到乳香并积极寻找乳头；对不同味觉会产生不同反应；触觉有高度灵敏性。另外，新生儿可有生理性黄疸、假月经、乳腺肿大甚至溢乳现象。

（三）社区保健与护理

1. 新生儿家庭访视 是新生儿保健的重要措施。社区对新生儿登记注册，并建立新生儿健康管理卡，在新生儿自医院回家后，按时进行家庭访视、预防接种等一系列儿童保健管理工作。

（1）新生儿家庭访视的目的：定期对新生儿进行健康检查，早期发现异常，早期诊断疾病并给予早期治疗，降低新生儿发病率、死亡率或减轻发病程度，同时进行科学育儿保健指导。

（2）访视次数：《国家基本公共卫生服务规范（2017 年版）》规定，正常足月新生儿访视次数不少于 2 次。首次访视在出院后 7 天内进行，一般与产后访视同时进行。满月访视在出生后 28～30 天进行，如发现异常情况应增加访视次数。

（3）访视内容：①新生儿出生情况；②回家后生活情况；③体重测量和体格检查（重点查看有无产伤、黄疸、畸形、皮肤与脐部感染）；④预防接种情况；⑤喂养与护理指导；⑥咨询与指导，如在访视中发现严重问题应立即到医院就诊。

（4）访视重点

1）初访重点（生后 7 天内）：①观察新生儿一般情况，如呼吸、面色、吮吸能力等；②询问产妇及新生儿在分娩前、分娩时及分娩后的情况，包括孕母情况、分娩方式、有无窒息，以及新生儿出生时体重和身长、喂养情况、睡眠情况、大小便情况、是否接种卡介苗和乙肝疫苗、是否接受新生儿疾病筛查等；③测量体重、身长、体温，注意检查有无黄疸、脐部感染、出血等，检查有无听力障碍和其他先天畸形；④观察新生儿居室内环境，如温湿度、通风状况，以及安全、卫生状况等；⑤宣教母乳喂养、婴儿抚触的益处和方法，普及科学育儿知识；⑥发现异常问题及时给予指导和处理，做好记录，预约下次访视时间。

2）满月访视重点（生后 27～28 天）：①询问新生儿喂养、护理情况；②进行全面检查，如发现问题及时给予指导。每次访视后，应认真填写新生儿访视卡，满月访视结束时做新生儿访视小结，指导家长定期健康检查并转入婴幼儿系统管理。

2. 日常保健指导

（1）合理喂养：鼓励母乳喂养，若无母乳或母乳不足，应进行正确混合喂养和人工喂养。母乳是新生儿的最佳食物，应鼓励母乳喂养，宣传母乳喂养的优点，教授哺乳方法和技巧，并指导母亲观察乳汁分泌是否充足、新生儿吮吸是否有力。若母乳充足，母亲可有乳房胀痛感或乳汁溢出浸湿胸前衣服等现象。新生儿哺乳后安静入睡，大小便正常，体重正常增长。新生儿哺乳后应右侧卧位，床头稍抬高，避免溢奶引起窒息。混合喂养是用牛奶、配方奶粉或其他代乳品补充母乳不足。喂养时应先喂母乳，每天母乳喂养次数不能少于 3～4 次，若由于各种原因不能进行母乳喂养时，应将乳汁挤出或吸出，以免影响乳汁分泌。人工喂养是用配方奶粉等代乳品进行喂养的方法，应根据月龄到正规经销点购买配方奶粉，并且选择合适的奶嘴及奶瓶，注意奶具清洁消毒。

（2）保暖与衣着：足月新生儿最适宜室温为 22～24℃，相对湿度 55%～65%。若冬季室温过低，指导家长正确使用热水袋等方法保暖，预防发生新生儿硬肿症，尤其低体重儿更应注意保暖。为防止发生脱水热，夏季应避免室温过高，新生儿衣被不宜过厚。衣着和尿布须选用清洁、柔软、吸水性好、浅颜色布料，包裹不要太紧，避免使用绳带捆绑，以便新生儿四肢自由屈伸。

（3）排便护理：新生儿每次大便后宜用温水清洗臀部，勤换尿布，保持臀部干燥，必要时可用氧化锌或5%鞣酸油膏涂抹局部，积极预防并及时治疗尿布疹。

（4）脐部护理：脐带通常在出生后7～10天自然脱落，脐带脱落前要保持脐部干燥。每天用75%酒精棉签消毒脐带残端及其周围1～2次，由内向外旋转式消毒，然后用无菌纱布包扎。平时应注意尿布勿覆盖住脐部，以免尿、粪污染脐部。如脐部周围皮肤红肿、有脓性分泌物，则提示感染，应及时就诊。

（5）抚触：为婴儿进行全身按摩。婴儿应每天沐浴，保持皮肤清洁，减少病菌繁殖。沐浴后可做婴儿抚触，以达到促进婴儿生长发育及亲子交流的目的。抚触环境宜安静，可播放柔和的音乐配合抚触动作，室温维持在25℃左右。

抚触步骤与手法：①脸部：双手拇指从前额中间向外推压，再依次从眉头、眼窝、人中和下颌中间向外推压，划出微笑状；②胸部：双手放在两侧肋缘，一手向上滑至新生儿同侧肩部，然后复原，双侧交替进行；③手部：将新生儿双手下垂，一手轻握住其胳膊，另一手从上臂到手腕轻轻挤捏，再用手指按摩手腕处，然后双手夹住手臂上下滚搓，最后用拇指从掌心按摩至指端，双侧交替进行；④腹部：用指腹沿顺时针方向按摩腹部，注意脐痂脱落前不宜按摩腹部；⑤腿部：按摩大腿、膝、小腿，轻轻挤捏大腿部至踝部，按摩脚踝和足部，再双手上下滚搓小腿，并轻捏脚踝和脚掌，用拇指从脚跟按摩至趾端；⑥背部：双手平放在背部，从颈部向下按摩，并用指腹轻按脊柱两侧肌肉，再从颈部沿脊柱向下做迂回运动。

注意事项：①宜在新生儿不太饱或不太饿时进行抚触，疲倦、饥饿或烦躁时不宜抚触；②抚触时注意保暖；③抚触前先温暖双手，将润肤露或油倒入掌心，轻轻按摩，避免润肤露或油进入新生儿眼睛等；④每天抚触3次，每次15分钟左右。

（6）用药指导：严格遵医嘱服药，用药适量。不盲目使用抗生素，不随意停药，不随意使用中药，切忌捏鼻喂药。新生儿退热宜先用温水擦浴等物理降温方法，慎用退热药。

3. 预防疾病和意外　指导家长观察新生儿体重减轻、生理性黄疸、脐部感染等情况。新生儿体温过高时，首先应检查衣物是否过多、环境温度是否过高，如确为发热，需在医生指导下服用药物。正确识别生理性黄疸和病理性黄疸，生理性黄疸一般不需处理，病理性黄疸应及时治疗。新生儿用具应专用，用后及时消毒。母亲在哺乳和护理新生儿前应洗手，尽量减少亲友探视和亲吻新生儿，避免交叉感染。按时接种卡介苗和乙肝疫苗，2周后应遵医嘱口服维生素D，预防佝偻病。新生儿期最容易出现的意外窒息，因此要避免包被蒙头过严、哺乳姿势不当、乳房堵塞新生儿口鼻等。

知识链接

捂热综合征

捂热综合征（IMS）又称"蒙被缺氧综合征"，是由于过度保暖、捂闷过久引起的婴儿高热、缺氧、大汗、脱水、昏迷，甚至呼吸、循环衰竭的一种常见急症。好发于11月至次年4月，尤其是新生儿。

二、婴幼儿期保健

（一）定义

婴幼儿期指出生后28天到3岁期间，其中婴儿期指1～12月龄之间，幼儿期指1周岁到满3周岁前。婴幼儿期的主要保健任务是喂养与婴幼儿营养，促进感知觉、语言和动作发育，做好预防接种工作,培养良好的生活习惯及预防意外伤害发生等。

（二）生长发育特点

体格生长发育在婴儿期最为迅速,幼儿期生长发育速度较婴儿期减慢。婴幼儿期的主要生长发育指标如下:

1. 身长　新生儿出生时平均身长为 50cm,6 个月时约 65cm,1 周岁时约 75cm,2 岁以后平均每年增长 5～7.5cm,2～12 岁可按下列公式推算:身长（cm）= 年龄（岁）×7+75。

2. 体重　婴幼儿体重的计算公式为:

（1）6 个月以内婴儿体重（kg）= 出生时体重（kg）+ 月龄 ×0.7

（2）7～12 个月婴儿体重（kg）=6（kg）+ 月龄 ×0.25

（3）2～12 岁儿童体重（kg）= 年龄（岁）×2+7（或 8）

3. 头围　反映脑和颅骨的发育程度。出生时平均头围为 32～34cm,在 1 岁内增长较快,前 3 个月和后 9 个月都增长约 6cm,1 岁时头围约 46cm,1 岁后头围增长明显减慢,2 岁时约 48cm。头围测量在 2 岁前最有价值。

4. 胸围　反映胸廓、胸背肌肉、皮下脂肪及肺的发育程度。出生时平均胸围为 32cm,1 岁时与头围大致相等,1 岁后胸围超过头围,差数（cm）约等于岁数减 1。

5. 囟门　囟门是新生儿颅骨未完全闭合所产生的裂缝,包括前囟门和后囟门。出生 3～4 个月后骨缝闭合,有些新生儿出生后囟门即闭合。新生儿出生时,前囟门斜径约为 1.5～2.0cm,随着年龄增长,囟门随着大脑和颅骨的发育逐渐缩小,直至闭合。一般前囟在 1～1.5 岁时完全闭合。

6. 牙齿　出生 4～10 个月后开始萌出乳牙,2～2.5 岁乳牙出齐,共 20 颗。

（三）社区保健与护理

1. 合理喂养　提倡纯母乳喂养至 6 月龄,视情况可继续母乳喂养至 2 岁或 2 岁以上,母乳喂养的母亲应多吃富含铁的食物,部分混合喂养或人工喂养的婴儿则应正确选择配方奶粉。自 4 月龄开始可添加辅食,辅食添加的原则为由少到多、由稀到稠、由细到粗、由一种到多种,同时提醒家长观察婴儿粪便以了解对食物的适应情况。添加辅食的顺序为:4～6 月龄:强化铁米粉、菜泥、果泥等;6～7 月龄:稀饭、菜末、蛋黄、鱼泥、豆腐、烂面条等;8～9 月龄:馒头片、肉末、磨牙棒（饼干）、鸡蛋等;10～12 月龄:软饭、碎菜碎肉、馄饨等。人工喂养用具及时清洁,定期消毒,防止发生腹泻等。断奶最好选择秋冬季,逐步减少每天哺乳次数,避免在乳头上涂苦味、辣味东西或骤然停止,以免给婴幼儿带来心理压力或产生情绪变化。

2. 早期教育　婴幼儿期早期教育以感知、语言、动作训练为主,最简单的方法是目光交流,让其感到爱与温暖,加深亲子感情,并给予皮肤接触,用带有声、光、色的玩具促进感知发育,在 7～8 月龄训练爬行,1 岁左右训练行走,同时注意感觉、运动器官协调性。

进入幼儿期后要注意:①培养良好的生活习惯:良好的生活习惯可发展婴幼儿独立性和自主性,逐步训练细嚼慢咽、自主进食、不偏食、不挑食等;培养良好的卫生习惯,如饭前便后洗手,3 岁以内饭后漱口,3 岁以上饭后刷牙等;培养良好的睡眠习惯,如良好睡眠姿势、定时独立睡眠等;②加强视、听、语言能力训练:多接触各种事物,如玩具、图片及音乐等,启发幼儿用语言表达需要,促进感知觉发展,培养观察力;重视语言交流,通过游戏、讲故事、唱歌等促进幼儿语言发育和运动能力发展;及时纠正错误发音,但切忌过于频繁纠正发音,避免讥笑,以免造成心理紧张而引起口吃;③及时训练动作:指导家长结合生长发育特征及幼儿实际能力适时训练其动作,如通过画画、拾豆、撕纸等活动训练精细动作;④与周围人建立相互关系:在玩耍中鼓励幼儿主动与他人接触,同时限制其危险行为,培养道德观念、集体观念,以获得社会交往能力,提高环境适应能力,预防自闭症、多动症发生。

3. 体格锻炼　体格锻炼可以增强体质,提高对外界环境的适应能力和抗病能力。婴幼儿可多做户外活动,进行空气、日光、水"三浴"锻炼,时间可由最初的 5～10 分钟逐渐延长到 1～2 小时（避免阳光直射面部），预防佝偻病发生。

4. 定期健康检查   一般 6 月龄以内婴儿每 1～2 个月体检 1 次，6 月龄以上 2～3 个月体检 1 次，幼儿期每 3～6 个月体检 1 次，预防龋齿，筛查听力、视力异常。

5. 预防意外事故   意外事故是婴幼儿期最常见的死亡原因，包括气管异物、窒息、中毒、烧伤、烫伤等。气管异物最易发生，预防措施包括：①避免进食较小、较硬而光滑的食物，如花生、瓜子、口香糖、果冻等；②避免在玩耍和打闹时进食；③选择合适的玩具，玩具零部件直径不小于 3.5cm，长度不小于 6.0cm；④将硬币、纽扣、糖果、气球、安全别针、饮料罐拉环等物品放在婴幼儿无法触及的位置，防止误食、误吸发生。指导家长把婴儿放在安全的地方，防止跌倒或坠床，远离火源、热源、电源，妥善放置药品或有毒物品。

6. 计划免疫与预防接种   计划免疫指根据某些传染病的发生规律，将各种安全有效的疫苗，按科学的免疫程序，有计划地给人群接种，使人体获得对这些传染病的免疫力，从而达到控制、消灭传染源的目的。预防接种指将生物制品（抗原或抗体）接种到机体，使机体获得对传染病的特异性免疫力，从而保护易感人群、预防传染病发生的措施。

（1）计划免疫

1）常用免疫制剂

①人工主动免疫制剂：包括菌苗、疫苗、类毒素。菌苗分为死菌苗和活菌苗。疫苗分为灭活疫苗和减毒疫苗。

②被动免疫制剂：统称为免疫血清，包括抗毒素、抗菌血清、抗病毒血清及丙种球蛋白等。

2）获得性免疫方法

①人工主动免疫接种：给易感者接种特异性抗原，使体内主动产生免疫抗体，目前广泛应用于对儿童传染病的预防。

②被动免疫：母体抗体传给子代，或对未接受人工主动免疫接种的易感儿在接触传染病患者后给予丙种球蛋白、胎盘球蛋白或全血肌内注射，使其在短期内（约 3 周）具有被动免疫力，如预防麻疹等。

3）儿童计划免疫程序：我国规定计划免疫"五苗防七病"，五种计划免疫疫苗预防接种实施程序见表 7-1。

表 7-1   五种计划免疫疫苗预防接种实施程序表

	结核病	乙型肝炎	脊髓灰质炎	百日咳、白喉、破伤风	麻疹
疫苗	卡介苗（减毒活结核菌混悬液）	重组乙型肝炎疫苗（乙肝疫苗）	脊髓灰质炎减毒糖丸活疫苗	百日咳毒素、白喉类毒素、破伤风类毒素的混合制剂	麻疹减毒疫苗
接种方法	皮内注射	肌内注射	口服	肌内注射	皮下注射
接种部位	上臂三角肌中部略下处	上臂三角肌	—	上臂外侧三角肌	上臂外侧三角肌
初种次数	1	3	3（间隔 1 个月）	3（间隔 4～6 周）	1
每日剂量	0.lml	5μg/0.5ml	丸剂：1 粒 滴剂：2 滴	0.5ml	0.5ml
初种年龄	生后时	出生时 1 个月 6 个月	2 月龄以上：第一次 2 月龄；第二次 3 月龄；第三次 4 月龄	3 月龄以上：第一次 3 月龄；第二次 4 月龄；第三次 5 月龄	8 月龄

续表

	结核病	乙型肝炎	脊髓灰质炎	百日咳、白喉、破伤风	麻疹
复种	接种后于7岁、12岁复查，结核菌素试验阴性时加种	1周岁时复查。免疫成功者，3～5年加强；免疫失败者，重复基础免疫	4岁时加强口服脊髓灰质炎疫苗	1.5～2岁、7岁各加强一次，用吸附白破二联类毒素	7岁时加强一次

此外，各地区根据本地区传染病流行特点或家长要求可进行非计划免疫接种，如乙型脑炎疫苗、流行性脑脊髓膜炎疫苗、风疹疫苗、腮腺炎疫苗等。两种及以上国家计划免疫的注射类减毒活疫苗，如果未同时接种，应间隔≥28天进行接种；国家计划免疫的灭活疫苗和口服类减毒活疫苗，如果与其他灭活疫苗、注射或口服类减毒活疫苗未同时接种，对接种间隔不做限制。

（2）预防接种

1）预防接种禁忌证

一般禁忌证：①患自身免疫病和免疫缺陷者禁止接种；②有急性传染病接触史而未过检疫期者暂不接种；③活动性肺结核、风湿病、高血压、肝肾疾病、较重的心脏病、发热、慢性病急性发作、严重化脓性皮肤病及既往有过敏、哮喘史者，暂不宜接种。

特殊禁忌证：各疫苗特殊禁忌证应严格按照使用说明执行。①患结核病、中耳炎、肾炎、心脏病、湿疹及其他皮肤病者禁接种卡介苗；②接受免疫抑制剂治疗期间、腹泻、妊娠期禁服用脊髓灰质炎疫苗糖丸；③百日咳菌苗偶可产生神经系统严重并发症，故本人及家庭成员患癫痫、神经系统疾病和有抽搐史者禁用百日咳菌苗，90天内接受过免疫球蛋白治疗者不宜接种百白破疫苗；④有明确过敏史者，特别是鸡蛋过敏或新霉素过敏者，以及90天内接受过免疫球蛋白治疗者均不能接种麻疹减毒疫苗；接受大剂量糖皮质激素治疗［泼尼松≥2mg/（kg·d）或20mg/d］且使用14天以上者，需停激素治疗1个月后方可接种；白血病患儿在缓解和停止化疗至少3个月后可接种；⑤对酵母过敏或对疫苗中任何成分过敏者不宜接种乙型肝炎疫苗。

2）预防接种注意事项：①2月龄以上小儿接种卡介苗前应做结核菌素试验（1∶2 000），阴性才能接种；②重组乙型肝炎疫苗接种第一针和第二针的时间间隔≥28天，第二针和第三针的时间间隔≥60天；③脊髓灰质炎减毒糖丸活疫苗应用37℃以下温水送服，服后半小时避免热饮和哺乳；④百白破疫苗是由百日咳毒素、白喉类毒素、破伤风类毒素混合制成，严格掌握间隔期，避免无效注射；⑤麻疹减毒疫苗接种前1个月及接种后2周避免用胎盘球蛋白、丙种球蛋白制剂，以免疫苗失效。

3）预防接种操作要点：①严格三查七对，仔细核对接种时间、询问受种者健康状况及有无接种禁忌等；②严格检查本次接种的疫苗，包括标签、名称、批号、生产日期、生产厂家及有无变质、异常等；③活疫苗或活菌苗易被碘酊杀死，故接种时只能用75%乙醇溶液消毒注射部位皮肤；④坚持一人一针一用一废弃，一次性注射器用后应按废弃物相关规定处理；⑤未打开的疫苗、菌苗应按规定要求保存，疫苗、菌苗打开后应立即使用，活疫苗超过半小时、灭活疫苗超过1小时应废弃；⑥儿童接种后应留观15～30分钟，严密观察其接种反应，告知家长接种后的注意事项，保持接种部位清洁，避免剧烈运动，如出现高热、痉挛，应及时诊治。

4）预防接种反应及处理

一般反应及处理：一般反应指在预防接种后发生的，由疫苗本身的固有特性引起，仅造成机体一过性生理功能障碍的反应。

①全身反应：一般于接种后24小时内出现体温升高，持续1～2天，减毒活疫苗在接种6～10天后出现中、低度发热，有些儿童可能出现头晕、疲倦、全身不适、恶心、呕吐、腹痛、腹泻等

反应。体温在 37.5℃ 左右为弱反应,体温在 37.5～38.5℃ 为中等反应,体温在 38.6℃ 以上为强反应。一般中等以下反应可以不予处理,注意休息,多饮水,或给予对症处理;中等以上反应或症状较重时,应至医院就诊。

②局部反应:接种后数小时至 24 小时左右,注射局部出现红、肿、热、痛,有时伴有局部淋巴结肿大或淋巴管炎。红肿直径在 2.5cm 以下为弱反应,2.6～5cm 为中等反应,5cm 以上为强反应。局部反应一般持续 2～3 天,活疫苗接种后局部反应出现较晚,持续时间较长;个别儿童接种麻疹减毒疫苗后 5～7 天出现皮疹反应。轻度局部反应一般不需处理,较重者可抬高患肢,用毛巾热敷,每天数次,每次 10～15 分钟。

异常反应及处理:

①过敏性休克:于注射后数分钟内发生,表现为面色苍白、口周青紫、四肢湿冷、恶心呕吐、血压明显下降、脉细速,并有胸闷、心悸、喉头阻塞感及呼吸困难等呼吸道阻塞症状,以及大小便失禁、惊厥甚至昏迷等。此时应使患儿平卧,头部放低,皮下注射 1:1 000 肾上腺素 0.5～1ml,吸氧,保暖,并采取其他抗过敏性休克的抢救措施。

②晕针:由于空腹、精神紧张、恐惧等原因,可在接种时或接种后数分钟内出现头晕、心慌、面色苍白、出冷汗、手足冰凉,心率加快等表现,此时应立即使患儿平卧、保暖,饮少量热水或糖水,短时间内即可恢复。经上述处置不见好转者可予抗过敏性休克处理,3～5 分钟仍不见好转者,应立即送医院诊治。

③过敏性皮疹:以荨麻疹最为常见,一般见于接种当天,服用抗组胺药可痊愈。部分小儿接种后 9～12 天有发热及卡他症状。

三、学龄前期保健

(一)定义

学龄前期指从 3 周岁后至 6～7 周岁之间的时期。此期的主要保健任务为平衡膳食、促进思维发展、指导入托幼机构准备及协助托幼机构进行儿童保健。

(二)生长发育特点

学龄前期儿童体格发育速度减慢,呈稳步增长趋势。神经系统发育迅速,智力发育更趋完善,语言和思维能力进一步发展,独立活动范围扩大,是性格形成的关键时期,因此,要注意培养良好的道德品质和生活习惯,为入学做好准备。此期儿童求知欲强,对外界事物好奇、好问、好模仿,能做较复杂的动作,学会照顾自己,自理能力和独立意识逐渐增强,但危险意识薄弱,容易发生各种意外伤害。此期易患免疫性疾病,如急性肾炎、风湿热等。

(三)社区保健与护理

1. 保证充足营养 学龄前期儿童膳食结构接近成人,膳食安排力求多样化、颜色鲜艳、粗细搭配,以提供生长发育所需的平衡营养。

2. 加强教育

(1)安全教育:学龄前儿童活泼好动,但机体发育尚不完善,动作协调性欠佳,且缺乏生活经验,易发生意外。因此,家长和托幼机构应定期、及时地检修活动场所、玩具等,适时进行安全教育,如要遵守交通规则、避免玩电器或接触电源、玩耍时注意远离河边与池塘边等。

(2)学前教育:学前教育是幼儿教育的延续。注意培养幼儿学习习惯、想象与思维能力,使之具有良好的心理素质。日常生活中锻炼其毅力和独立生活能力,培养自尊、自强、自立、自信的品格。通过游戏、体育活动增强体质,在游戏中学习遵守规则和与人交往,同时培养想象和思维能力。

3. 培养良好习惯 教育儿童养成良好的用眼习惯,预防近视。养成良好的口腔卫生习惯,学会正确的刷牙方法,使用含氟牙膏,预防龋齿。

4. 定期健康检查　每年进行健康检查,注意视力、龋齿、缺铁性贫血、寄生虫病等常见病筛查与矫治。

5. 预防意外事故　预防外伤、溺水、误服药物及食物中毒等意外事故。

（四）托幼机构儿童卫生保健管理

托儿所、幼儿园等托幼机构是儿童集体生活的场所,社区护士有责任协助和参与托幼机构相关人员培训、卫生保健制度建立与管理工作,保障和促进儿童在集居条件下身心健康成长。

1. 托幼机构卫生保健工作内容　根据 2010 年卫生部、教育部发布的《托儿所幼儿园卫生保健管理办法》第十五条规定,托幼机构卫生保健工作包括以下内容:

（1）根据儿童不同年龄特点,建立科学、合理的一日生活制度,培养儿童良好的卫生习惯。

（2）为儿童提供合理的营养膳食,科学制订食谱,保证膳食平衡。

（3）制订与儿童生理特点相适应的体格锻炼计划,根据儿童年龄特点开展游戏及体育活动,并保证儿童户外活动时间,增进儿童身心健康。

（4）建立健康检查制度,开展儿童定期健康检查工作,建立健康档案。坚持晨检及全日健康观察,做好常见病的预防,发现问题及时处理。

（5）严格执行卫生消毒制度,做好室内外环境及个人卫生。加强饮食卫生管理,保证食品安全。

（6）协助落实国家免疫规划,在儿童入托时应当查验其预防接种证,未按规定接种的儿童要告知其监护人,督促监护人带儿童到当地规定的接种单位补种。

（7）加强日常保育护理工作,对体弱儿进行专案管理。配合妇幼保健机构定期开展儿童眼、耳、口腔保健,开展儿童心理卫生保健。

（8）建立卫生安全管理制度,落实各项卫生安全防护工作,预防伤害事故的发生。

（9）制订健康教育计划,对儿童及其家长开展多种形式的健康教育活动。

（10）做好各项卫生保健工作信息的收集、汇总和报告工作。

2. 托幼机构儿童卫生保健管理　根据儿童生长发育特点、保健需求,托幼机构儿童卫生保健管理内容包括:

（1）健康检查管理

1）儿童和工作人员入园前体检:儿童及托幼机构工作人员入园前须到指定医疗保健机构进行体格检查,经检查证明身体健康及近期无传染病接触史方可入园。入园时了解并记录儿童既往史和预防接种情况。

2）每日检查:每日早晨对儿童进行简单身体检查和询问,包括精神状态、有无发热、流鼻涕、眼结膜充血及皮疹等,全日观察儿童精神、面色、食欲、大小便、活动、睡眠情况,全托者除晨检外还应增加 1 次午睡或晚间检查,以便及早发现异常,及时采取措施。

3）定期检查:实行系统保健管理,儿童 3 岁以后应每年做 1 次体格检查,全面了解儿童生长发育和健康状况,及时发现并干预不利于生长发育的因素。

（2）日常生活安排:根据儿童年龄、生理、心理特点及季节变化安排一日睡眠、饮食、活动、游戏等。年龄越小睡眠时间越长,进食次数越多,活动时间则应相对减少。作息时间应根据季节温度调整,夏季午睡时间应适当延长。

（3）体格锻炼:根据各年龄期儿童生长发育特点,有组织、有计划地安排不同形式的游戏和体格锻炼项目,并有记录和分析,以提高锻炼效果。

（4）膳食营养管理:托幼机构保健人员应根据儿童年龄、生长发育的营养需求和配餐原则制定每周膳食计划。由受过专门培训的炊事人员根据膳食计划,严格执行《食品卫生法》制作膳食。

（5）安全管理:①定期检查和维修托幼机构内所有设施,包括活动场所、门窗、桌椅、玩具及阳台等室内防护设施；②妥善保管药物、刀、剪等危险物品，热水瓶、电源等置于儿童不能触及处，防止意外事故发生；③定期对儿童进行通俗易懂的安全教育，提高安全识别能力，鼓励儿童相互督促安全制度执行情况；④定期对托幼机构工作人员进行安全培训，强化员工安全意识，增强防范意外事故和意外伤害现场处理能力；⑤建立接送制度，家长须直接与教师交接，如遇特殊情况需委托他人接送孩子时，应与老师提前联系或书面委托。

（6）消毒、隔离管理：①定时清扫室内外环境，保持室内空气清新、阳光充足，防蚊、蝇、昆虫等；桌椅、教具、玩具、厕所、痰盂等定时清洁和消毒；日常生活用品专人使用，并定期清洗、消毒，保持干燥；②培养儿童良好的卫生习惯，个人用品专人使用；③对传染病患儿做到早发现、早隔离，减少交叉感染。

（7）疾病预防与管理：①按照计划免疫程序对儿童进行免疫接种，易于暴发某些传染病的季节尤需注意；②加强每日检查和定期体检，尽早发现患病儿童，立即通知家长，以便尽早治疗；③对患传染性疾病的患儿做到早发现、早报告、早隔离、早治疗，保护易感儿童；对患儿接触过的场所及物品进行消毒，对接触过患儿的其他儿童进行检疫和保护等；④建立常见病、多发病登记制度，观察疾病变化情况，以便采取预防措施；做好防治传染病、常见病、多发病的健康教育工作；⑤加强儿童生活护理和营养管理，提高抗病能力；⑥托幼机构应根据各项制度要求，制定卫生保健工作执行评价指标（如定期健康体检受检率、预防接种建卡率等），并根据实际工作记录和统计指标进行评价。

四、学龄期保健

（一）定义

学龄期指 6~7 周岁后至青春期来临前的时期。此期的主要保健任务是协助学校做好儿童保健工作，包括培养良好的生活习惯、防止虐待儿童、预防儿童性早熟、预防疾病及意外伤害。

（二）生长发育特点

学龄期儿童器官发育逐渐成熟，脑的形态已基本与成人相同，除生殖系统外，其他器官的发育已接近成人水平。智力发育较学龄前期更成熟，控制、理解、分析等综合能力增强，是学习知识、接受文化科学教育的重要时期。学校和环境对其影响较大，同伴成为非常重要的社交对象，儿童在学校教育中智力发育更加成熟，有较强求知欲。此期发病率较此前各期低，但要注意预防近视、龋齿等疾病。

（三）社区保健与护理

1. 加强学龄期儿童教育　应提供适宜的学习条件，加强素质教育、安全教育和法制教育。

2. 培养良好的生活习惯　培养读写兴趣，养成正确的坐、立、走姿势；合理安排作息时间，以促进智力发育；养成良好的卫生习惯和用眼习惯，预防近视发生。

3. 供给充足营养　学龄期儿童身心发育加速，体力活动增加，对营养的需求比成人多，膳食安排需营养充足、比例恰当，既要有充足的主食，又要有富含优质蛋白质的鱼、肉、蛋、豆类，以及大量绿色蔬菜和新鲜水果。

4. 防止家庭或学校虐待　学习及教育相关矛盾是此期家庭关系紧张的重要因素，社区护士应指导家长多与孩子沟通，防止不良情绪产生。社区护士也要尽早发现家庭问题，尽早识别家庭或学校虐待症状。

5. 正确对待性早熟　性早熟指女孩在 8 周岁前、男孩在 9 周岁前出现第二性征，或女孩在 10 周岁以前出现月经。相关研究表明，由于营养状况改善及外界因素影响，儿童性早熟发生率呈上升趋势。社区护士应指导家长及学校教师正确对待性早熟，避免对儿童心理产生不良影响。

6. 预防疾病和意外　此期是骨骼生长发育的重要阶段，培养良好的坐姿，以防止脊柱弯曲；此外，应养成良好的用眼习惯，定期检查视力，以利于及早发现视力问题；同时，还要预防免疫系统疾病，如风湿热。车祸、运动创伤、溺水、自杀等是学龄期常见意外伤害，要加强宣教和防范。

五、青少年期保健

（一）定义

青春期是个体从童年向成年逐渐过渡的时期，大约经历人生的第二个 10 年，即 10～19 岁。此期的主要保健任务是协助学校进行体格检查、健康指导等。

（二）生长发育特点

青少年期生长发育在性激素作用下明显加快，体重、身高增长幅度加大，第二性征逐渐明显，生殖器官迅速发育并趋向成熟。女孩出现月经，男孩发生遗精。由于神经内分泌调节不稳定，加之接触社会增多，遇到较多新问题，常导致青少年心理、行为、精神、情绪等波动较大。

（三）社区保健与护理

1. 营养与饮食 青春期是体格发育第二个高峰期，各种营养素需求量相对高于成人，每天供给的蛋白质、脂肪、糖、维生素、铁、钙、碘等营养物质比例要满足生长发育需要。然而，营养过剩、活动过少易导致青少年肥胖，应纠正不良饮食行为，避免肥胖症发生。

2. 健康教育指导

（1）德育与法制教育：青少年生理和心理发育特点使之易受外界不健康因素影响，因此必须增加法律知识，增强法律意识，认识遵纪守法的重要性。同时培养助人为乐、积极向上的品德，自觉抵制腐化堕落思想。

（2）卫生教育：女孩月经期机体抗病能力下降，如缺乏经期卫生知识，可引起月经病，甚至妇科感染性疾病。应重点加强经期卫生指导，采用淋浴洗澡，切勿游泳，避免寒冷刺激和剧烈运动，记录月经情况，以便及早发现异常，及时防治。

（3）性教育：结合不同年龄特点，采取多种教学方法进行性教育，如宣传手册、主题班会等，内容包括正确认识性发育、与异性交往时自身防护措施、避免性传播疾病及意外妊娠等。

（4）安全教育：对青少年进行安全教育，训练其预防和处理意外事故的能力，鼓励彼此友爱，遇到意外事故需互相帮助，共同克服困难。同时，应加强吸烟、吸毒警示教育，使青少年远离毒品，避免不良行为发生。

3. 家长教育指导 青少年生理、心理发生巨变，自我意识迅速发展，具有独立性、依赖性、自觉性和幼稚性特点，因此需调动家长、老师共同关心青少年，增强对心理健康的正确引导与教育。

4. 定期体格检查 及早发现青少年风湿病、肥胖、矮小、月经紊乱、龋齿、近视、网络游戏成瘾、缺铁性贫血、神经性厌食等常见健康问题，提供各种疾病防治信息，促进青少年身心健康发展。

第二节 妇女社区保健与护理

妇女是家庭和社会的重要组成部分，肩负着建设国家和孕育后代双重任务，妇女身心健康决定着下一代健康及人口素质提高，从而影响家庭健康和社会健康。而且女性还要经历孕期、产褥期、围绝经期，各期都具有特殊的生理及心理变化，在这些特殊时期容易出现身心健康问题。因此，加强妇女社区保健与护理已经成为世界性趋势。

一、青春期女性保健指导

青春期是从儿童期到成人期的过渡阶段,世界卫生组织将该期的年龄范围定为 10～19 岁。这一时期全身发育,由于下丘脑与垂体分泌的促性腺激素量增加及作用加强,使性腺发育和性激素分泌逐渐增加,内、外生殖器进一步发育。一般女性青春期大致分为 3 期,包括青春早期(相当于 12 岁之前)、青春中期(相当于 12～16 岁)和青春晚期(16 岁以后)。

(一)常见健康问题

1. 与生理生殖系统发育有关的问题 如痛经、闭经、功能失调性子宫出血、贫血等。

2. 与社会心理发育有关的问题 如吸烟、酗酒、青少年性行为等,青春期妊娠和少女妈妈现象呈上升趋势,严重影响生理心理健康,甚至导致自杀与犯罪。

3. 意外伤害 如中毒、自杀、溺水等。

(二)社区保健与护理

1. 社区健康教育 针对青春期发育特点,通过社区健康讲座等形式,开展有目的、有计划、有组织的教育活动。

(1)性发育健康教育:包括性生理教育、性心理教育、性道德教育等。使青春期女性了解生殖器官的解剖与生理、第二性征发育、月经来潮现象及经期卫生,解除对性发育的神秘感和对月经来潮的恐惧,有分寸地与异性交往,抵制不健康性信息,建立对性问题的正确态度,遵守道德规范和行为准则。同时,加强对青春期女性心理卫生和健康行为的正确引导和教育,培养自尊、自爱、自强、自信的优良品质,达到保护身心健康的目的。

(2)正确对待青春期特殊行为问题:创造良好的家庭环境和社会环境,加强安全意识,避免发生中毒、自杀、溺水等意外伤害。

2. 培养良好的生活习惯 指导青春期女性保持经期卫生;注意保护牙齿、眼睛、面部及乳房;加强身体锻炼,以促进发育,提高抗病能力。

3. 合理饮食 青春期生长发育迅速,所需热量比成年人多 20%～50%,体液总量高于成人约 7%,因此青少年需养成良好的饮食饮水习惯,合理搭配饮食,避免偏食导致营养不良而影响生长发育,或营养过剩导致肥胖。

4. 定期体格检查 定期进行健康检查和心理咨询,早发现、早治疗青春期常见疾病,如月经失调、原发性及继发性闭经等,及时发现行为偏差,及时处理青春期妊娠、性传播疾病等,尽早去除危险因素。

二、围婚期女性保健指导

围婚期指围绕结婚前后一段时间,从确定婚姻对象到结婚后妊娠前为止的阶段。

(一)常见健康问题

1. 婚前保健知识缺乏 掌握充分的婚前保健知识是女性婚姻生活幸福的保障。随着初次性行为年龄提前及法定婚前检查的取消,人们对婚前保健日趋淡漠,致使婚前保健知识较缺乏。

2. 生育保健意识缺乏 婚前性行为发生率上升及围婚期避孕等生育保健意识缺乏,导致意外妊娠发生率不断增加。

(二)社区保健与护理

1. 婚前保健与护理

(1)婚前医学检查:重视婚前医学检查宣传,促进准备结婚的男女双方了解疾病、进行全面体格检查及优生咨询。主要内容包括:①询问本人和家族健康史;②询问个人发育、月经史;

③全面体格检查;④生殖器官检查,确定生殖器官有无发育异常、畸形、炎症、肿瘤等;⑤特殊检查,如血型测定、各种生化检查、外周血染色体核型分析、活组织检查、B型超声检查、X线检查等。

（2）婚育指导:根据《中华人民共和国民法典》（2021年1月1日起施行），婚育指导应结合实际情况采取不同措施。①直系血亲或三代以内旁系血亲禁止结婚。②重大疾病的婚前告知义务。一方患有重大疾病的,应在结婚登记前如实告知另一方。若未如实告知,另一方可在知情后1年内向法院请求撤销婚姻。③婚育指导相关精神还涉及以下方面:第一,家庭义务,夫妻双方平等享有生育权,共同承担家庭责任。第二,禁止性规定,近亲结婚可能增加遗传病风险,故被明文禁止。第三,医学建议,虽法律未强制限制生育,但医疗机构可根据《中华人民共和国母婴保健法》提供遗传病风险咨询（如建议避免生育）。《中华人民共和国民法典》更注重个人权利与婚姻自主,弱化了公权力对婚育的直接干预。一方面指出婚前医学检查,虽非强制,但建议主动进行,尤其涉及重大疾病时需履行告知义务。另一方面,有关遗传咨询,高风险家庭可依据《中华人民共和国母婴保健法》寻求专业指导,但生育决定权在当事人。

（3）性生理卫生教育:通过集体上课、发放宣传资料、专家咨询等形式,对围婚期女性进行必要的性教育,以促进正确理解性知识,了解男女生殖器官解剖生理特点、性生活生理过程和性生活卫生,认识性行为应符合社会道德规范,防止"性封闭"和"性开放"等错误理解,促进性生活和谐。

2. 孕前保健与护理

（1）选择合适时机

1）最佳生育年龄:女性生殖器官一般在20岁以后逐渐发育成熟,18岁以下或35岁以上妊娠在医学上属于高危妊娠。研究表明,女性最佳生育年龄在25～29岁,此期孕产妇及围生儿死亡率最低。

2）适宜受孕季节:受孕最佳季节是夏末秋初,即7～9月,此期有多种新鲜蔬菜和水果可供孕妇选择,能提供足够的营养物质,且次年4～6月分娩,正值春末夏初,气候温和,有利于产妇顺利度过产褥期。受孕应尽量避开冬末春初,因为受孕后3个月是胎儿发育的关键时期,而冬末春初好发风疹、流感、腮腺炎等病毒性疾病,一旦孕妇感染容易造成胎儿畸形,且分娩正值夏季,天气炎热,不利于产妇及新生儿生活。

3）身体健康:注意妊娠前工作与生活环境,如接触过放射线、铅、汞、苯、甲醛等,应3个月以上再受孕。如服用避孕药,应停药半年后再受孕。如患有对妊娠有影响的疾病,如肝炎、心脏病等,应积极治疗原发病,待适宜时机再受孕。

4）良好的社会环境:尽量将妊娠安排在夫妻双方工作或学习不紧张的时期。生活条件困难、家庭不和、受过较大精神打击等都不宜受孕。

（2）孕前准备:受孕前夫妻双方生活应有规律,注意营养摄入均衡,戒烟、戒酒,保持体形适中。为防止神经血管畸形发生,最好在受孕前3个月开始服用叶酸,每天0.4mg。受孕前可进行TORCH筛查（包括弓形体IgG、IgM抗体,风疹病毒IgG、IgM抗体,单纯疱疹病毒［Ⅰ、Ⅱ型混合IgM］抗体,巨细胞病毒IgM抗体,柯萨奇病毒IgM抗体］,排除感染后方可受孕。

（3）优生优育知识介绍:优生优育为我国计划生育工作开展过程中的延伸内容,目前婚前检查、孕前检查在提升新生儿出生质量、降低出生缺陷等方面发挥了重要作用。婚前检查为全面降低出生缺陷的第一道关卡,而孕前检查则成为第二道防线,两者结合能提升优生优育效果,对促进优生优育工作的开展具有重要意义。

三、孕期妇女保健指导

孕期指妇女从确诊受孕到分娩的阶段。

（一）常见健康问题

1. 妊娠期常见症状　早孕反应、眩晕或晕厥、便秘、腰背痛、小腿痉挛、贫血、仰卧位低血压综合征、下肢水肿及外阴静脉曲张等。

2. 妊娠期常见并发症　在妊娠过程中有时会出现异常情况,如流产、异位妊娠、妊娠高血压综合征、前置胎盘、胎盘早剥。

3. 胎儿致畸危险　妊娠早期感染,特别是病毒性感染,环境或职业有害因素及不良嗜好,如吸烟、饮酒、非正常用药等。

(二)社区保健与护理

1. 孕期健康管理　通过社区健康档案收集社区育龄妇女资料,了解社区育龄妇女相关情况,为孕妇建立保健手册,与孕妇及家庭建立联系,进行经常性保健咨询与指导,为孕妇及家庭提供连续性整体护理。我国城乡已普遍实行孕产期保健三级管理,推广使用孕产妇系统保健卡。

2. 产前检查与产前健康教育　初次产前检查在妊娠 12 周之前。复查时间为:孕 12 周后每 4 周 1 次,孕 28 周后每 2 周 1 次,孕 36 周后每 1 周 1 次,有异常情况随时就诊。初查内容包括详细询问病史、进行较全面的身体检查、产科检查及相关辅助检查;复查内容包括询问前次检查以后有无特殊情况出现、测量体重和血压、检查有无水肿及其他异常、复查胎位,注意胎儿大小、成熟度等。社区护士根据孕妇妊娠阶段不同,利用产前检查等机会,将孕妇及其丈夫(亲属)集中在一起,通过讲课、座谈、看图片、看录像、看幻灯及科普小品等方式讲解有关妊娠、胎儿发育、分娩、产后相关知识及注意事项,使其了解妊娠分娩为正常生理现象,并针对孕期生理改变及需要,给予科学保健指导,解除紧张恐惧心理。

3. 孕期保健要求与胎儿生长发育监测　见表 7-2。

表 7-2　孕期保健要求与胎儿生长发育监测

期别	保健要求	常规监测		特殊监测
		临床	实验室	
孕早期	早发现孕妇及其内科合并症,进行早孕保健指导,预防感染,避免接触有害物质	早建卡、早检查、早发现妊娠禁忌证及合并症,测体重和血压,遗传咨询,高危筛查	检测血型、血红蛋白、肝功能、甲胎蛋白、尿常规等	绒毛核型分析
孕中期	孕妇营养指导,改善贫血,监测胎儿宫内生长发育	产前检查,妊娠图(宫高、腹围、体重测定),必要时行产前诊断	超声测胎儿双顶径	B 超查先天畸形,羊水细胞培养核型分析,酶测定,甲胎蛋白和胎儿血型测定
孕晚期	防治孕妇早产、并发症及胎位异常,高危孕妇适时计划分娩	定期产前检查,高危孕妇进行重点监护,胎动计数(自我监测),纠正异常胎位,预测分娩方式	胎儿成熟度监测:阴道细胞学、泡沫试验、胎儿胎盘功能、尿雌三醇(E_3)或雌激素/肌酐(E/C)比值	胎儿成熟度监测:肌酐(肾)、羊水卵磷脂/鞘磷脂(L/S,肺)、胆红素(肝)、脂肪细胞计数(皮肤)胎儿储备功能监测:胎心监护无应激试验(胎心监护 NST)、催产素刺激试验(OCT),B 超查胎盘、羊水
分娩期	住院分娩			

4. 孕期保健护理措施

(1)孕早期:指妊娠开始至 13 周末。

1)健康的生活方式

①个人卫生与衣着:孕妇衣着应宽松、舒适、透气性好,腰带不宜过紧,以免影响血液循环。保持口腔卫生,勤沐浴,保持会阴清洁。

②合理休息与运动：适当体育锻炼、做妊娠体操，有助于增加肌肉张力、促进新陈代谢，以不引起疲劳为度。避免剧烈跑、跳、打球等活动，以防引起流产、早产、胎盘早剥等意外。孕妇夜间睡眠 8～9 小时，午间卧床休息 1～2 小时，睡眠充足不但能解除疲劳，还可预防妊娠合并症发生。睡眠时应采取侧卧姿势，宜左侧卧位，可以减少增大的子宫对腹主动脉及下腔静脉的压迫，增加回心血量，保证充足的血液供给子宫和胎盘组织，改善全身循环状况，减轻下肢水肿。健康无合并症的妇女妊娠后可继续日常工作，但应避免从事重体力劳动和接触有害物质。

③性生活：妊娠 12 周以前和 28 周以后均应避免性生活，以防流产、早产及感染。妊娠中期应节制性生活，并采取合适体位。有习惯性流产或早产史的孕妇，在妊娠期间禁止性生活。

2）营养指导：孕早期每天摄入能量不少于 1 800kcal，同时要按医生指导，补充适量叶酸、钙、铁、碘、锌、维生素 A 和维生素 D 等营养素。

3）避免胎儿致畸或流产：积极进行环境防护，防止由于环境污染致畸或引起肿瘤。

①生物因素：孕妇感染风疹病毒、巨细胞病毒、单纯疱疹病毒、肝炎病毒、梅毒螺旋体、弓形体等病原体，可通过胎盘屏障或子宫颈管感染胎儿，引起胎儿畸形或传染病。因此，社区护士应指导孕妇避免接触猫、狗等动物，对高危人群加强监护，根据情况予妊娠前预防接种，如注射风疹疫苗。

②物理因素：包括高温作业、桑拿浴、热盆浴、X 射线检查及电脑辐射等。

③化学因素：避免吸烟、酗酒及服用对胎儿有影响的药物，如抗癌药、四环素、性激素、避孕药等，避免接触有毒农药。

4）常见症状护理

①早孕反应：约半数妇女在妊娠 6 周左右出现食欲不振、恶心、呕吐现象，妊娠 12 周左右消失，此期宜进食清淡之品，少量多餐，两餐之间进食液体；避免空腹，忌油炸、难以消化或有特殊气味的食物；给予精神鼓励和支持，以减少心理困扰和忧虑。如妊娠 12 周以后仍继续呕吐，甚至影响孕妇营养时，应考虑妊娠剧吐可能，需住院治疗，纠正电解质紊乱。

②眩晕与晕厥：指导孕妇适当减少工作量以免过度劳累，改变体位时要轻柔、缓慢，当感觉眩晕甚至发生晕厥时，就近坐下或平卧，并抬高下肢以利血液回流。

（2）孕中期：指妊娠 14～27 周，为胎儿生长发育较快的阶段，胎盘已形成，不易发生流产。但此阶段应仔细检查孕早期各种影响因素对胎儿是否产生损伤。

1）口腔保健：胎儿在 5 个月左右形成乳牙牙尖，大部分乳牙和一部分牙胚在此期开始钙化。孕妇需摄入含钙丰富的食物，补充维生素 D，多做户外活动以吸收阳光，坚持清洁牙齿，积极治疗口腔疾病。

2）合理饮食指导：孕中期是胎儿生长发育加速期，孕妇宜进食高热量、高蛋白质、高维生素食物。每天摄入总热量增至 2 300kcal 以上，以动物蛋白质为主，膳食中适当限制含脂肪、糖类较多的食品；适当限制食盐摄入量；增加含铁食物摄入量，如动物肝脏、瘦肉、蛋黄、豆类等，必要时在医生指导下补充铁剂。

3）孕期自我监测指导

①胎动：胎动是胎儿宫内情况良好的表现，社区护士应指导孕妇自测胎动，每天早、中、晚各测 3 次，每次测 1 小时，取静坐或侧卧位，每天 3 次胎动次数总和乘以 4，作为 12 小时胎动数。正常每小时胎动数不少于 3 次、12 小时内胎动数不少于 10 次，胎动减少（12 小时胎动数少于 10 次，或 1 小时内无胎动）及胎动突然频繁提示胎儿宫内缺氧，应及时到医院就诊。

②胎心率：胎心率是否正常可以判断胎儿宫内情况，指导家属掌握听胎心率的方法，每天定时听胎心率并记录。正常胎心率为 110～160 次 /min，过快或过慢均属异常，应及时到医院就诊。

③宫底高度及腹围：测量宫底高度及腹围可以了解胎儿生长发育情况。指导家属在孕妇妊娠 20 周时为其每周测量 1 次并记录。若宫底高度或腹围在 2～3 周后未增加或增加过快，提示胎儿宫内发育迟缓或羊水过多。

④体重：指导孕妇每周测量体重，一般孕妇体重每周增长不超过 0.5kg，整个妊娠期体重增

加 10～12.5kg。若增长过快，提示可能水肿。

4）适宜胎教指导：孕中期是进行胎教的最佳时期，一般可采用音乐胎教、抚摸胎教、语言胎教、光照胎教等。

5）常见症状护理

①便秘：为妊娠期常见症状，应嘱孕妇养成每天定时排便的习惯，多吃水果、蔬菜等富含纤维素的食物，同时增加饮水量，注意适当运动，未经医生允许不可随便使用大便软化剂。

②腰背痛：指导孕妇穿低跟鞋，在俯拾或抬举物品时，保持上身直立，弯曲膝部，两下肢用力。如需要长时间弯腰工作，妊娠期间应适当给予调整。疼痛严重者必须卧床休息（硬床垫），局部热敷。

③下肢肌肉痉挛：指导孕妇增加钙摄入量，如下肢肌肉痉挛因钙磷比例失调所致，则限制摄入牛奶量（含大量磷）或服用氢氧化铝乳胶，促进平衡钙磷浓度；避免腿部疲劳、受凉。发生下肢肌肉痉挛时，踝关节背屈或站直躯干前倾以拉伸痉挛肌肉，或局部热敷按摩，直至痉挛缓解；必要时遵医嘱口服钙剂。

6）妊娠常见并发症防治

①妊娠高血压综合征：对有妊娠高血压综合征危险因素的孕妇，应加强监测，并提供相应保健服务。指导孕妇每天测量血压，注意有无头晕、眼花等自觉症状；指导孕妇保证充足的睡眠、合理休息、保持心情愉快；左侧卧位以解除妊娠子宫对下腔静脉的压迫，改善子宫胎盘血液循环；指导孕妇适当减少脂肪和食盐摄入，增加蛋白质、维生素及富含铁、钙、锌食物的摄入量，尤其注意添加钙剂；增加产前检查次数，加强母儿监测。

②妊娠阴道流血：若妊娠早期出现阴道流血，伴腹痛，可能是流产或宫外孕；妊娠晚期阴道出血，可能是前置胎盘或胎盘早剥；经产妇、既往有多次人工流产史的孕妇容易发生前置胎盘，既往有高血压、慢性肾炎、腹部外伤史及妊娠晚期长时间处于仰卧位的孕妇容易发生前置胎盘早剥。指导孕妇及早识别以上并发症，及时就诊。

（3）孕晚期：妊娠 28 周以后称为孕晚期，胎儿生长发育最快、体重增加明显，此时补充营养及监测胎儿生长发育极为重要。

1）乳房护理指导：良好的乳房护理可为产后成功母乳喂养做准备，指导孕妇根据乳房大小佩戴合适的棉质乳罩以免乳房下垂，每天擦洗乳头，增加乳头上皮摩擦耐受力，以免哺乳时乳头皲裂。每天按摩乳房 5 分钟，以增强乳房韧性。

2）常见症状护理

①下肢水肿、外阴静脉曲张：孕妇应避免长时间站立或久坐不动，睡眠时取左侧卧位，下肢稍垫高，避免食用高盐食物。

②仰卧位低血压综合征：孕妇长时间仰卧，由于增大的子宫压迫下腔静脉，使回心血量减少，导致心排出量减少，出现低血压性休克。指导孕妇休息时采取左侧卧位，尽量避免仰卧位。

③痔疮、便秘：社区护士应指导孕妇摄入足够量的液体和高纤维素食物，多吃水果、蔬菜，定时排便，适当运动以减少便秘，必要时遵医嘱口服缓泻剂。

3）预防并及时发现并发症：常见并发症有前置胎盘、胎盘早剥、胎膜早破及早产。①妊娠晚期应避免性生活，特别是有早产倾向或既往有早产史者；②妊娠晚期应多休息，避免刺激乳头引起子宫收缩；③指导识别胎膜早破，如孕妇感到突然有液体从阴道流出，应采取平卧位，以免脐带脱垂，同时保持外阴清洁，及时送往医院。

4）分娩知识指导

①确定分娩地点：是产妇获得良好照护的先决条件。如果产妇在分娩前未确定分娩地点，临产时匆忙选择医院，则可能增加分娩危险，影响母子安全，因此社区护士需在产前协助产妇及早选择合适的分娩地点。

②识别临产先兆：临近预产期的孕妇，如出现阴道血性分泌物或规律宫缩（间歇 5～6 分钟，持续 30 秒）则为临产，应尽快到医院就诊。如阴道突然大量流出液体，嘱孕妇平卧，由家属送往

医院，以防脐带脱垂而危及胎儿生命。

③分娩准备：社区护士应主动根据孕妇需要，提供相关知识，包括分娩过程、应对分娩时子宫收缩引起疼痛与不适的方法、合理运用腹压配合子宫收缩加快分娩的技巧等，同时做好产前物品准备，包括医疗证（孕妇联系卡）、身份证、医保卡、婴儿用品（内衣、外套、包布、尿布、小毛巾、被褥等）、产妇洗漱用品（牙膏、牙刷、大小毛巾、卫生巾、卫生床垫、卫生纸、内衣、内裤等）。

四、产褥期妇女保健指导

产褥期指从胎盘娩出至产妇除乳腺外全身各器官恢复或接近正常未孕状态的一段时间，一般为产后42～56天，即6～8周。

（一）常见健康问题

1. 不健康生活方式　在产褥期不愿下床、不洗澡等。

2. 子宫复旧不良　表现为恶露时间延长或有异味。

3. 产褥感染危险　由于产妇活动少、产褥期不良卫生习惯或会阴护理知识缺乏等原因，导致生殖道创面受致病菌侵袭，引起局部或全身感染。

4. 产后心理障碍　如产后沮丧、产后抑郁、产后精神病等，由于此期产妇承担过多母亲职责、情感脆弱、糖皮质激素及甲状腺激素处于较低水平等原因所致。

5. 知识缺乏　由于初为人母，产褥期妇女易有母乳喂养知识、新生儿护理知识及产后避孕知识缺乏等问题。

（二）社区保健与护理

1. 产后访视　对于正常产妇，产后家庭访视2～3次，分别在出院后1周内、产后14天和28天。高危产妇或发现异常情况时酌情增加访视次数。访视前应通过电话或面谈等形式与产妇家庭建立联系，了解其住址及路径，确定访视对象和访视时间，并简要了解产妇的一般情况，准备访视用物。访视时重点了解分娩日期、产程、产次、有无分娩异常、有无妊娠并发症，了解产妇饮食、睡眠及大小便情况，观察会阴伤口或剖宫产腹部伤口情况，观察子宫复旧及恶露，检查乳房，询问哺乳情况、新生儿睡眠和大小便情况。指导产褥期卫生，防治并发症，宣传母乳喂养的好处，指导家庭与角色适应、生活护理保健及科学喂养。

2. 生活方式指导

（1）环境：居室应整洁，定时通风。室内温度以22～24℃为宜，湿度以50%～60%为宜。

（2）饮食营养：饮食宜清淡，营养结构合理，以摄取优质蛋白质为重点，多吃蔬菜、水果，脂肪宜少，碳水化合物适量，多饮汤汁以增加乳汁，如鱼汤、鸡汤等，不吃刺激性食物，防止便秘。

（3）运动与休息：经阴道分娩者在产后6～12小时内即可起床轻微活动，产后24小时可在室内走动。行会阴侧切或剖宫产者可适当推迟活动时间。根据产妇具体情况指导循序渐进地进行产后保健活动，不仅可以促进腹壁、盆底肌肉张力恢复，而且可以促进胃肠道蠕动、增进食欲、防止便秘和减少静脉栓塞发生，但应尽量避免重体力劳动或蹲踞活动，以防子宫脱垂。

（4）清洁卫生：产后1周内皮肤排泄功能旺盛，排出大量汗液，以夜间睡眠和初醒时尤为明显，可每天用温水擦浴，勤换卫生垫及内衣裤，预防感染。

（5）口腔保健：产妇进食次数增多，更应注意保持口腔卫生，餐后漱口，早晚刷牙（宜用软毛牙刷及温水），防止口腔感染及牙周病。

3. 促进子宫复旧指导　产后哺乳、适量活动和良好的卫生习惯有利于子宫良好复旧。指导产妇识别正常和异常恶露。正常恶露有血腥味但无臭味，持续4～6周，产后3天内为血性恶露，之后转为浆液性恶露，2周后转为白色恶露。如果恶露时间延长或有异味，提示子宫复旧不良或感染，应及时就诊。

4. 母乳喂养指导 母乳中含有新生儿生长发育所必需的营养物质,比例适当,易于吸收利用。母乳中有许多生物活性成分,其中有些具有免疫活性,包括抗体、非特异性抗体、微生物活性抑制剂、益生菌、白细胞和淋巴细胞等,可提高婴儿免疫力;母乳温度适中,经济且清洁卫生。母乳喂养可促进母子感情交流、有效防止产后出血,对母婴都有益。社区护士在进行新生儿、婴儿家庭访视中,应充分讲解母乳喂养的好处及母乳营养素对婴儿生长发育的益处,指导产妇顺利进行母乳喂养。

(1)哺乳方法及哺乳姿势:每次哺乳前后用温开水清洁乳房和乳头,采取母亲和婴儿均舒适的哺乳姿势,母亲一手拇指放在乳房上方,其余四指放在乳房下方,将乳头和乳晕大部分放入新生儿口中,并用手扶托乳房,防止乳房堵住新生儿鼻孔。哺乳完毕可挤出少量乳汁涂在乳头上。

(2)促进乳汁分泌:产妇保持精神愉快、睡眠充足,多食营养丰富的汤汁促进乳汁分泌;增加哺乳次数,多次反复吮吸利于乳汁分泌;每次哺乳后挤出多余乳汁,不仅可促进乳汁分泌,还可预防乳房胀痛。

(3)哺乳时间:产妇于产后半小时内开始哺乳,以按需哺乳为原则,尽量增加白天哺乳次数、减少夜间哺乳次数,以保证产妇和新生儿睡眠。

(4)乳房常见症状护理

1)乳头平坦或凹陷:常为先天性,或因乳房过度充盈累及乳晕致乳头平坦。社区护士可指导产妇做乳头伸展练习:两拇指平行放在乳头两侧,慢慢由乳头向两侧外方拉开,牵拉乳晕皮肤及皮下组织,使乳头向外突出,接着两拇指分别放在乳头上侧和下侧,将乳头向上向下纵行拉开。也可指导产妇做乳头牵拉练习:用一手托乳房,另一手拇指和中、示指向外牵拉乳头,重复10~20次,每天2次。

2)乳房胀痛:多因乳房过度充盈或乳腺管阻塞所致。可指导产妇于产后半小时内尽早开乳,哺乳前热敷或按摩乳房。

3)乳头皲裂:轻者可继续哺乳,注意先吮吸受伤较轻侧。哺乳前热敷乳房,并挤出少量乳汁涂于乳头和乳晕上,可使乳晕变软易于婴儿含接。哺乳后也可再涂乳汁在乳头上,因为乳汁可抑制细菌增殖,且富含蛋白质,利于组织修复。如果皲裂严重可暂停哺乳,将乳汁挤出或用吸乳器吸出后用小杯或小匙喂养婴儿。

(5)回乳指导:对于因疾病或其他原因不适宜哺乳或需要终止哺乳者,社区护士应指导其合理回乳,避免进食汤类食物,停止吮吸及挤奶。将生麦芽60~90g以水煎服,每天1剂,连服3~5天,同时将芒硝粉250g分装于两个纱布袋内,敷于两侧乳房上并固定,受潮变硬后更换,或遵医嘱服用己烯雌酚,通过大剂量雌激素抑制垂体分泌促乳素而达到回乳目的。

(6)注意事项:每次哺乳后应将新生儿竖抱,轻拍背部1~2分钟,排出胃内空气,以防呕吐。世界卫生组织建议,4~6月龄婴儿只需母乳,可以不添加喂水或其他饮料。哺乳母亲应摄入足够的水分和营养,可于上班前挤出乳汁存放于冰箱内,婴儿需要时由他人喂食,下班后应坚持自己喂养。

5. 新生儿护理指导 指导产妇及家属掌握新生儿护理方法,如新生儿沐浴、脐部护理、新生儿抚触、与新生儿交流、预防尿布疹和按时预防接种等。改变传统包裹新生儿方式,放开婴儿手脚,让其自由活动。若采用人工喂养,应告知人工喂养相关护理方法,并指导如何识别异常情况,如发热、新生儿黄疸、脐炎等。

6. 心理指导 产妇产后数天至数周可因各种原因发生心理障碍,出现产后沮丧、产后抑郁等。一般在产后4周内第一次发病(既往无精神障碍史),症状类似普通抑郁症,主要表现为情绪低落、易哭、注意力无法集中、疲倦、伤心、易怒暴躁、无法忍受挫折、负向思考方式等。除具有抑郁症典型表现外,产妇还表现为育婴不积极,无法照顾孩子,甚至伤害新生儿。因此,产后不仅要给予生理保健护理,也应在心理与社会诸方面采取相应护理措施:①社区护士应为产妇提供充足的母婴保健信息支持,促进和帮助产妇适应母亲角色;②鼓励产妇表达自己的感受;③调动产妇家庭支持系统,促进其家庭尽快接受孩子出生后新的生活方式;④高度警惕产妇伤害性行为,注意安全保护;⑤重症患者需要请心理医师或到相关医疗机构治疗。

7. 产后健康检查　督促产妇在产后 42 天带孩子一起至医院进行一次全面检查,以了解产妇全身情况,特别是生殖器官恢复情况及新生儿发育情况。产后健康检查包括全身检查和妇科检查。全身检查主要测血压、脉搏,查血、尿常规等;妇科检查主要了解盆腔内生殖器官是否已恢复至非孕状态。

8. 产后检查和避孕指导　社区护士指导产妇产褥期禁止性生活。产后 42 天电话随访,提醒产妇到医院复查,了解恢复情况。若产后恢复良好,即可恢复夫妻性生活。同时提醒产妇,产后排卵功能恢复可能发生在哺乳期月经复潮前,应做好避孕措施,以免意外妊娠,造成不良影响。哺乳者禁用药物避孕,应选择工具避孕。

五、围绝经期妇女保健指导

围绝经期指女性卵巢功能逐渐衰退到基本消失的过程,表现为绝经,以及伴有一系列生理、心理变化,出现更年期综合征,如心悸、潮热、出汗、易激动、焦虑、失眠、记忆力减退等。世界卫生组织将卵巢功能衰退直至绝经后 1 年内的时期称为围绝经期。围绝经期大多数发生在 45~55 岁之间,平均持续 4~5 年,但由于社会、经济、地区不同,个体、婚育状况差异,时间略有不同。

(一)常见健康问题

1. 功能失调性子宫出血　出现月经紊乱,而全身和内外生殖器官并无器质性病变。

2. 妇科疾病　女性生殖系统肿瘤发病率增加,妇科肿瘤好发于子宫、卵巢、宫颈等部位。

3. 自主神经功能紊乱　潮热、出汗、夜间盗汗等是常见典型症状,严重时可影响工作、生活和睡眠。

4. 心血管疾病　育龄期女性冠心病发病率明显低于男性,但绝经后女性雌激素水平下降、血压升高、血脂成分变化,使冠心病发病率增高。

5. 泌尿生殖系统疾病　由于阴道黏膜变薄、分泌物减少,常出现性交不适、性交困难。激素水平下降会导致 25%~50% 的女性出现尿失禁、膀胱炎。

6. 骨质疏松症　由于雌激素水平下降,骨质丢失量明显增加,致全身性骨量减少,骨脆性增加,容易发生骨折。

7. 心理调适不良　此期大部分妇女表现为潮热、出汗、情绪不稳、烦躁易怒、心悸、失眠、孤独空虚等一系列神经精神症状,加之面临巨大的精神和环境压力,如下岗、子女离开、照顾老人等,进一步加重生理和心理症状。

(二)社区保健与护理

1. 健康生活方式指导

(1)合理安排生活,适度运动,坚持户外活动,进行阳光浴,提高自身抗病能力;保持心情舒畅;加强营养,多食富含钙、维生素 D 和蛋白质的食物,以预防骨质疏松;鼓励妇女学习疾病相关知识。

(2)围绝经期妇女由于激素水平下降,生殖器官发生萎缩和组织松弛,宫颈黏液及阴道上皮分泌减少,阴道内酸度降低,易发生阴道炎、子宫脱垂和尿失禁等,因此需保持外阴清洁干燥,可以用 1∶5 000 高锰酸钾溶液坐浴,防止感染,必要时在医生指导下补充外源性雌激素以缓解症状。

(3)鼓励并指导妇女练习缩肛运动,每天 2 次,每次 15 分钟,以预防子宫脱垂和张力性尿失禁。

2. 开展妇科疾病普查　围绝经期是阴道炎、宫颈炎、妇科肿瘤等疾病的好发年龄,建议或鼓励妇女每半年或一年进行一次妇科检查,及时发现并治疗妇科疾病。

（1）乳腺癌筛查：指导定期对乳房进行自我检查，一般 40 岁以上妇女每月自查 1 次，每年做 1 次乳腺 B 超或乳腺 X 射线摄影检查。对未哺乳、乳腺增生、有乳腺癌家族史的妇女应增加检查次数。

（2）液基薄层细胞学检查（thin-prep cytology test，TCT）：是目前常用的宫颈癌细胞学检查技术，同时还能发现癌前病变、微生物感染（如霉菌、滴虫、衣原体）等。

（3）阴道滴虫、霉菌检查：月经干净后 3 天后取阴道分泌物进行滴虫、霉菌检查。滴虫及真菌性阴道炎应予积极治疗，连续 3 次经后复查阴性者为治愈。

3. 激素替代疗法 围绝经期补充雌激素是针对病因的预防性措施，社区护士要讲解用药目的、药物剂量、用法及可能出现的副作用，对长期使用雌激素治疗者进行监督，遵医嘱及时调整用药剂量，以防发生不良反应。

4. 性生活及避孕指导 进行有关性知识宣传教育，保持生殖器官良好状态。围绝经期与生育期并没有明显界限，此期仍有受孕可能，注意避孕。

5. 心理指导 围绝经期是生命过程中的过渡阶段，指导心理调节，以适应生理、心理变化。

6. 饮食指导

（1）膳食搭配科学合理：食用米、面等精细食物时，应注意搭配粗粮；肉、蛋、奶、豆类是蛋白质的主要来源，植物性蛋白质中含有植物性雌激素，可作为雌激素的替代物，消除雌激素治疗有可能带来的危险和不良反应，研究表明绝经后妇女较长期服用大豆蛋白具有良好的安全性，可在一定程度上改善围绝经期症状；补充钙质，预防骨质疏松；食用新鲜蔬菜和水果，补充维生素和纤维素；各种食物按比例搭配，发挥营养互补作用。

（2）合理选择烹调方法：少用油炸，多采用蒸、煮、炖等方法，减少营养物质破坏。

（3）限制摄入高脂肪、高胆固醇、高糖食物。

第三节　亚健康人群社区保健与护理

亚健康介于健康与疾病之间，具有不稳定性，易于转化，常因处理得当恢复健康，又可因疏于调理或处理不当而发展为疾病，故早期发现对阻断亚健康向疾病发展十分重要。亚健康人群及其危险因素的识别对于预防疾病和促进健康有重要意义。

一、亚健康的定义

我国学者在 1997 年北京召开的"首届亚健康学术研讨会"上首次在国内提出亚健康的概念，并指出亚健康状态多指无临床特异症状和体征或者出现非特异性主观感觉，而无临床检查证据，但已有潜在发病倾向的一种机体结构退化和生理功能减退的低质与心理失衡状态。

亚健康状态的四大要素包括：①排除疾病原因引起的疲劳和虚弱状态；②介于健康与疾病的中间状态或疾病前状态；③在生理、心理、社会适应能力和道德上的欠完美状态；④与年龄不相称的组织结构和生理功能衰退状态。

二、亚健康的分类

世界卫生组织将亚健康的表现分为 4 种类型：

（一）躯体亚健康

躯体亚健康主要表现为不明原因或排除疾病原因的疲劳、虚弱、周身不适、头痛、头晕、失眠、记忆力下降、性功能下降和月经紊乱等。

（二）心理亚健康

心理亚健康主要表现为不明原因的情感障碍、思维紊乱、烦躁易怒、恐慌、焦虑、自卑，以及神经质、冷漠、孤独、轻率，甚至产生自杀念头等。

（三）社会适应性亚健康

社会适应性亚健康突出表现为对工作、生活、学习等环境难以适应，对人际关系难以协调，即角色错位和不适应是社会适应性亚健康的集中表现。

（四）道德方面的亚健康

道德方面的亚健康主要表现为世界观、人生观和价值观存在着明显的损人害己的偏差。

三、亚健康的形成因素

（一）理化因素

环境、大气、水、噪声等污染；长期处于高温、高压（或低压）、寒冷、过度辐射、震动环境下；接触有毒化学物质等。

（二）生物因素

细菌、病毒、真菌、寄生虫感染，昆虫或有毒动物咬伤等。

（三）社会因素

宗教信仰、文化传统、社会习俗、社会动荡、经济危机、失业等。

（四）行为因素

大量吸烟、酗酒、不合理饮食习惯、药物依赖、睡眠不足、缺乏体力活动等。

（五）躯体因素

环境变化、职业特点造成的躯体不适、肥胖、消瘦、睡眠不足、缺氧、缺乏锻炼等。

（六）营养因素

饥饿或低血糖、营养缺乏和过剩、暴饮暴食、微量元素缺乏、维生素缺乏、脱水等。

（七）内分泌因素

处于内分泌功能波动期，如青春期、妊娠期、更年期等，或有轻微内分泌功能紊乱等。

（八）精神因素

遭遇生活事件刺激、人际关系紧张、人文环境突然变化、经济压力大等。研究表明，长期的紧张和压力对健康有以下危害：①引发急慢性应激，直接损害心血管和消化系统；②引发脑应激疲劳和认知功能损害；③破坏生物钟，影响睡眠质量；④免疫功能低下，导致恶性肿瘤和感染机会增加。

（九）身心处于超负荷状态

现代社会生活工作节奏日益加快，竞争日益激烈，身心负荷长期处于超负荷状态，人体各个系统不堪重负，从而造成身心疲劳。

四、亚健康的临床表现

亚健康的临床表现以主观感受为主，伴随各种行为障碍或自主神经功能紊乱等。症状可以单一出现，也可以同时或交替出现，极少或没有客观体征。亚健康状态的主要表现有躯体、心理和社会适应三方面改变，临床症状复杂多样。躯体方面主要表现为疲劳、困倦、乏力、多梦、失眠、头晕、目眩、心悸、容易感冒、月经不调、性功能减退等；心理方面主要表现为认知及情绪方面的低质状态，如抑郁、烦躁、焦虑、忌妒、恐惧、冷漠、孤独、记忆力下降、注意力分散、反应迟钝、精神紧张、情绪低落等；社会适应方面主要表现为工作吃力、学习困难、人际关系或家庭关系不和谐等。

（一）躯体亚健康症状

1. 疲乏无力 最常见，其特点为持续性，常伴随其他症状。

2. 睡眠生物节律失调 常表现为失眠或嗜睡。失眠多见于精神紧张，嗜睡则多由很多因素引起，如理化因素、生物因素、躯体因素、营养因素、行为因素等。

3. 头痛、头晕、胸闷、心悸、气短 是十分常见的躯体症状，常为就医的原因。

4. 食欲不振 表现为不思饮食。

5. 排泄问题或肢体不适 可有尿频、尿急、小便色黄、稀便、轻微腹泻或有里急后重感，有时可出现轻微腹部不适或腹痛、肢体麻木酸痛、皮肤瘙痒等。

6. 性欲减退 多由遭受打击或承受压力引起，严重者可伴有阳痿、射精困难、早泄、阴冷、达不到性高潮等。

7. 免疫功能低下 经常感冒或有感冒症状、皮肤轻微感染、咽喉不适、口腔黏膜溃疡等。

（二）心理亚健康症状

主要表现为心因性不适和情绪异常，如抑郁、紧张、焦虑、烦躁易怒、思维紊乱、自卑，以及神经质、冷漠、孤独，甚至产生自杀念头等。

（三）社会适应性亚健康症状

主要表现为对工作、生活、学习等环境难以适应，人际关系难以协调。角色错位、不适应是社会适应性亚健康的集中表现。

（四）道德亚健康症状

主要表现为世界观、人生观和价值观存在明显的损人害己偏差，但又不至于触犯法律。

五、亚健康人群的保健与护理

亚健康状态如不及时调整可转化为心血管疾病、肿瘤、代谢性疾病，严重者可致过劳死，如加强自我保健、建立健康的生活方式，可转变为健康状态，因此，对亚健康的干预是保健、防病的关键。

（一）生理调节

亚健康多与不良生活方式或习惯有关，养成良好的生活习惯是远离亚健康状态的生理调节重点，如合理膳食、适当运动与休息、规律生活、节制烟酒、保障睡眠等。研究显示睡眠是获得免疫力的最佳途径，与身体健康密切相关，应保证充足的睡眠。

（二）心理社会调节

1. 提高心理素质，消除心理危机 客观地认识自己，提高自身心理承受能力和自我调适能力。

2. 调节不良心态 是健康行为的重要环节。保持积极乐观的人生态度；心胸开阔，不为小事计较；学会通过适当的方式释放压抑的情绪，摆脱痛苦困境；增强自信，增强对他人和社会的信心。

3. 培养健康心理 树立良好的人生观和价值观；学会控制情绪，养成豁达、乐观、宽以待人、乐于助人的品格；做到知足常乐、淡泊名利，使身心处于协调平衡状态。避免由于自我期望过高无法实现而导致心理压力。

第四节 老年人社区保健与护理

人口老龄化指在社会人口的年龄结构中，60 岁或 65 岁以上的老年人口系数增加的一种发展趋势。老龄化社会指老年人口占总人口达到或超过一定比例的人口结构模型。世界卫生组织对老龄化社会的划分有两个标准：发达国家的标准为 65 岁及以上人口占总人口比例达到或超过 7%，即定义为老龄化社会；发展中国家的标准为 60 岁及以上人口占总人口比例达到或超过 10%，即定义为老龄化社会。

一、中国人口老龄化现状

（一）人口老龄化

人口老龄化是世界人口发展的普遍趋势，是所有国家共有的现象。人口老龄化存在程度和地区的差异，1950—1975 年，老年人口比较均匀地分布在发展中地区和国家、发达地区和国家。随着世界人口老龄化的发展，重心已转移到了发展中国家。20 世纪后期开始，发展中国家的老年人口急剧增加，预计到 2050 年，老年人数量将增至 19.64 亿，占世界总人口的 21%，平均每年增长 9 000 万，其中约有 82%（16.1 亿）将生活在发展中地区和国家，仅有 3.5 亿老年人将生活在发达地区和国家。75 岁以上老年人是老年人口中增长最快的群体。1950—2050 年，80 岁以上人口以平均每年 3.8% 的速度增长，大大超过 60 岁以上人口平均 2.6% 的增长速度。此外，由于老年男性死亡率高于老年女性，使女性老年人占老年人口总数的比例加大。

全国老龄工作委员会办公室发布的《中国人口老龄化发展趋势预测研究报告》指出，中国 1999 年进入了老龄社会，目前是世界上老年人口最多的国家，占全球老年人口总量的 1/5。中国人口老龄化发展趋势可以划分为 3 个阶段：第一阶段为 2001—2020 年的快速老龄化阶段；第二阶段为 2021—2050 年的加速老龄化阶段；第三阶段为 2051—2100 年的稳定重度老龄化阶段。根据专家预测，到 2037 年我国老年人总数将超过 4 亿，2051 年达到最大值，之后将一直维持在 3 亿～4 亿的规模。此外，中国人口老龄化发展具有明显的由东向西的区域梯次特征，东部沿海经济发达地区明显快于西部经济欠发达地区，我国最早进入人口老年型城市行列的上海（1979 年）和最迟进入人口老年型城市行列的宁夏（2012 年）比较，时间跨度长达 33 年。

（二）养老模式

1. 家庭养老模式　指由家庭提供老年成员的生活保障，包括经济保障、服务保障和精神慰藉等。家庭养老模式是一种建立在血缘基础上，由子女、配偶等亲属提供衣、食、住、医等照顾和服务的亲情养老方式，对保障老年人的晚年生活起到了十分重要的作用。

家庭养老模式是我国主要的养老模式，处于主导地位，这种模式以血缘关系为基础、以亲情为纽带，代代相传。家庭是最具亲情和温暖的地方，家庭养老能使老年人享受天伦之乐，在老年人的生活照料和精神慰藉方面具有不可替代的作用。

2. 居家养老模式　指政府和社会力量依托社区，为居家的老年人提供生活照料、家政服务、康复护理和精神慰藉等服务的养老模式。它是对传统家庭养老模式的补充和更新，是我国发展社区服务、建立养老服务体系的一项重要内容。

居家养老模式结合了家庭养老和社区服务的优势，以老年人现有的住所为条件，通过政府和社会对老年人提供各种福利服务，以解决老年人的基本养老需求。在家庭结构日益小型化、空巢老人比例不断增加的情况下，居家养老模式发挥着重要作用，是应该长期坚持的基础养老模式。

居家养老以上门服务为主要形式，服务内容涵盖生活照料、家政服务、康复护理、医疗保健、精神慰藉、文体娱乐、信息咨询、老年教育等。对身体状况较好、生活基本能自理的老年人提供家庭服务、老年食堂、法律服务等，对生活不能自理的高龄、独居、失能老年人提供家政服务、家庭保健、辅具配置、送饭上门、无障碍改造、紧急呼叫和安全援助等服务。居家养老作为一种依托社区、实施成本较低、可操作性较强的养老模式，在我国很多地区已经开展。

3. 机构养老模式　指国家、社会组织和个人通过举办养老机构，为老年人提供养护、康复、托管等服务。这是一种让老年人离开自己的家到养老机构生活,由养老机构负责提供生活照料和护理的养老方式。

机构养老模式由专门的机构提供养老服务,如社会福利院、敬老院、老年公寓、养老院等;养老服务由专业人员提供,如护士、物理治疗师、医师、卫生员等;养老服务呈现专业化特点,为不同类型、不同需求的老年人提供专业化的生活照料和医疗护理服务。此外,机构养老模式将老年人集中在一起生活,为老年人建立了与同辈群体交流的平台,有益于身心健康。

养老机构按功能定位可分为供养型、养护型和医护型。供养型为一般照顾性养老机构,主要接收生活自理、身体基本健康、行为自由的老年人,提供膳食、文化娱乐、康复锻炼等方面的服务。养护型为护理照顾型养老机构,主要接收生活不能自理、半失能的老年人,主要提供生活照料、监护、康复护理等服务。医护型为技术照顾型养老机构,主要接收全卧床及需要提供医疗、护理、康复服务的老年人,提供基础护理或专科护理,根据医嘱进行支持治疗、姑息治疗、安宁护理、消毒隔离技术指导、社区老年保健、营养指导、心理咨询、卫生宣教和其他老年医疗护理服务。

二、老年人特征

(一)生理特征

衰老是随着年龄的增长,人体对内外环境的适应能力、代偿能力逐渐减退的过程。

1. 形体变化 头面部及皮肤改变是老年人身体特征性变化之一,须发变白、脱落,部分老年人眉毛白色化。皮肤变薄、松弛、弹性差,皱纹加深,前臂、手部及面部易出现老年斑。骨质疏松及椎间盘脱水变薄,出现弯腰驼背、身高下降、关节不灵活、关节疼痛,甚至骨折等。

2. 器官功能变化 视力和听力下降,可出现老年性白内障、老年性耳聋;嗅觉、味觉敏感性降低;皮肤感觉迟钝;呼吸功能减低,易发生呼吸道感染;随着年龄的增长,心肌逐渐纤维化,收缩力下降,易引起各种心律失常,部分老人会出现心脏杂音、收缩压上升等情况;消化腺分泌减少,消化吸收不良,易出现便秘;肾脏清除功能减弱,伴有尿频、尿急和夜尿增多等;脑组织萎缩;免疫功能下降,抵抗力低下。

(二)心理特征

随着生理功能逐渐衰退,老年人的脑功能也伴随着一定程度的退化,使老年人的心理呈现特殊状态。

1. 感知觉 老年人的感觉和知觉反应会随着感觉功能衰退而相应减慢,但由于老年人经验丰富,其知觉的正确性仍较高。不过老年人常发生定向力障碍,对时间、地点和人物的辨别困难。

2. 记忆力 记忆是过去的知识经验在头脑中的反映,老年人的记忆力随年龄的增长而减退。一般来说,老年人的理解记忆力良好,机械记忆力明显下降。

3. 智力 老年人的智力并非全面退化,只是在某些方面有所衰减。智力分为晶体智力和流体智力两种。由于老年人阅历广、经验多,晶体智力易保持(甚至会增长),在80岁以后才有明显减退;流体智力减退得较早也较快,一般在50岁以后就开始下降,60岁以后明显减退。

4. 思维 老年人的思维特点是思维、计算速度减慢,语言表达能力减退,对一些以往认为较简单的问题常感到不易理解;对语言的理解速度减慢,讲话逐渐变得缓慢、不流畅,常词不达意,不断重复;由于理解速度减慢,老年人的阅读速度也常明显减慢且难以持久。

(三)患病特征

由于器官组织功能衰退,机体抵抗力和对疾病的反应性均有不同程度的减弱,老年人在疾病的发生发展、临床表现及预后等方面存在以下特点:

1. 患病率高，多种疾病并存。
2. 临床症状不典型。
3. 病程长、恢复慢、并发症多。
4. 病情进展迅速，易出现危象。
5. 易发生药物不良反应。

三、老年人的健康需求

（一）基本需求

1. 营养需求　足够的营养能增强抵抗力，目前倾向于增加老年人膳食蛋白质摄入量，在条件允许的情况下给予生物价值高的优质蛋白质，如瘦肉、蛋、鱼、大豆等；低盐饮食，多食蔬菜、水果等，适当增加富含钙质的食物，避免摄入高糖、高脂肪食物。鼓励老年人多饮水，每天饮水量在 1 500ml 左右为宜，对稀释血液、降低血液黏度、降低血液循环阻力、避免脑血管意外和便秘的发生均有好处。

2. 心理需求　随着年龄的增长、生理功能的下降及家庭社会地位的变化，老年人心理需求发生改变。

（1）健康需求：老年人健康需求较成年人明显，常有不同程度的恐老、怕病、惧死等心理。

（2）安静和睦需求：老年人一般喜欢安静，怕吵怕乱，尤其希望拥有和睦的家庭和融洽的环境。

（3）依存需求：老年人生理功能衰退，生活自理能力下降，甚至生活完全不能自理，希望得到亲人的关心和照顾。

（4）尊敬需求：由于家庭和社会地位的变化，老年人更加渴望得到他人的尊重。

（5）支配需求：由于经济地位的变化，老年人对家中支配权的掌握可能受到影响，从而造成苦恼。

（6）工作需求：多数老年人退休后尚有工作能力，希望力所能及地从事一些工作。

（7）求偶需求：老年人仍存在性需求心理，丧偶后生活寂寞，子女应支持丧偶老年人重择配偶。

3. 运动需求　人到老年，机体运动功能随着年龄的增长逐渐衰退，若长期不活动，新陈代谢就会减弱，组织器官退行性变会加速，甚至早衰。

4. 安全需求

（1）防跌倒需求：随着年龄的增长，老年人机体功能衰退，出现感觉器官功能下降，容易发生各种意外，如在站立或行走过程中跌倒，可引起严重后果。

（2）防坠床需求：睡眠中翻身幅度较大或身材高大的老年人，尤其意识障碍的老年人容易发生坠床。

（3）防呛防噎需求：在平卧位喂食，或进食过程中说话、看电视，或进食速度过快，易发生呛噎。

（4）用药安全需求：老年人多患有慢性病，需经常服用药物。但随着年龄增长，肝肾功能减弱，容易导致药物在体内蓄积，因此，老年人需特别注意用药安全。

（5）防止交叉感染需求：老年人免疫力较低，对疾病的抵抗力较弱，特别是患有呼吸道感染或发热的老年患者，尤需防止交叉感染。

（二）保健与护理需求

由于器官老化、疾病和伤残，降低了活动或独立生活的能力，以及实际经济收入减少、社会地位降低，可能导致情感空虚，出现孤独感等，使老年人面临诸多社会问题，不仅需要生活中的照顾、护理及亲情的慰藉和温暖等，而且需要老年保健、老年护理。

四、老年人的社区管理

根据《国家基本公共卫生服务规范(第三版)》的要求,社区老年人的健康管理内容如下:

(一)服务对象

辖区内 65 岁及以上常住居民。

(二)服务内容

每年为老年人提供 1 次健康管理服务,包括生活方式和健康状况评估、体格检查、辅助检查和健康指导。

1. 生活方式和健康状况评估　通过问诊及老年人健康状态自评了解其基本健康状况、体育锻炼、饮食、吸烟、饮酒、慢性疾病常见症状、既往所患疾病、治疗及目前用药和生活自理能力等情况。

2. 体格检查　包括体温、脉搏、呼吸、血压、身高、体重、腰围、皮肤、浅表淋巴结、肺部、心脏、腹部等常规体格检查,并对口腔、视力、听力和运动功能等进行粗测判断。

3. 辅助检查　包括血常规、尿常规、肝功能(血清谷草转氨酶、血清谷丙转氨酶和总胆红素)、肾功能(血清肌酐和血尿素)、空腹血糖、血脂(总胆固醇、甘油三酯、低密度脂蛋白胆固醇、高密度脂蛋白胆固醇)、心电图和腹部 B 超(肝胆胰脾)检查。

4. 健康指导　告知评价结果并进行相应健康指导。

(1) 对发现已确诊的原发性高血压和 2 型糖尿病等患者同时开展相应的慢性病患者健康管理。

(2) 对患有其他疾病的(非高血压或糖尿病),应及时治疗或转诊。

(3) 对发现有异常的老年人建议定期复查或向上级医疗机构转诊。

(4) 进行健康生活方式以及疫苗接种、骨质疏松预防、防跌倒措施、意外伤害预防和自救、认知和情感等健康指导。

(5) 告知或预约下一次健康管理服务的时间。

(三)服务流程(图 7-1)

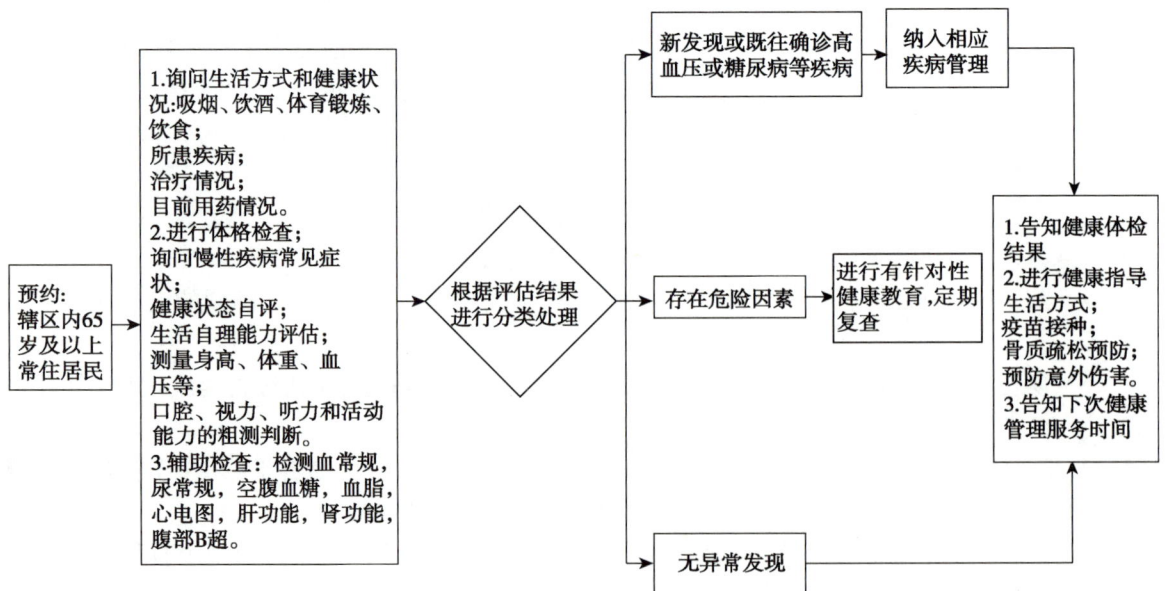

图 7-1　社区老年人健康管理流程图

(四)服务要求

1. 开展老年人健康管理服务的乡镇卫生院和社区卫生服务中心应当具备服务内容所需的基本设备和条件。

2. 加强与村（居）委会、派出所等相关部门的联系，掌握辖区内老年人口信息变化。加强宣传，告知服务内容，使更多的老年人愿意接受服务。

3. 每次健康检查后及时将相关信息记入健康档案。具体内容详见《居民健康档案管理服务规范》健康体检表。对于已纳入相应慢病健康管理的老年人，本次健康管理服务可作为一次随访服务。

4. 积极应用中医药方法为老年人提供养生保健、疾病防治等健康指导。

（五）工作指标

老年人健康管理率＝年内接受健康管理人数／年内辖区内 65 岁及以上常住居民数 ×100%。

注：接受健康管理是指建立了健康档案、接受了健康体检、健康指导、健康体检表填写完整。

（六）老年人生活自理能力评估表（表7-3）

表7-3 老年人生活自理能力评估表

该表为自评表，根据下表中 5 个方面进行评估，将各方面判断评分汇总后，0～3 分者为可自理；4～8 分者为轻度依赖；9～18 分者为中度依赖；≥19 分者为不能自理。

评估事项、内容与评分	程度等级				判断评分
	可自理	轻度依赖	中度依赖	不能自理	
进餐：使用餐具将饭菜送入口、咀嚼、吞咽等活动	独立完成	—	需要协助，如切碎、搅拌食物等	完全需要帮助	
评分	0	0	3	5	
梳洗：梳头、洗脸、刷牙、剃须、洗澡等活动	独立完成	能独立地洗头、梳头、洗脸、刷牙、剃须等；洗澡需要协助	在协助下和适当的时间内，能完成部分梳洗活动	完全需要帮助	
评分	0	1	3	7	
穿衣：穿衣裤、袜子、鞋子等活动	独立完成	—	需要协助，在适当的时间内完成部分穿衣	完全需要帮助	
评分	0	0	3	5	
如厕：小便、大便等活动及自控	不需协助，可自控	偶尔失禁，但基本上能如厕或使用便具	经常失禁，在很多提示和协助下尚能如厕或使用便具	完全失禁，完全需要帮助	
评分	0	1	5	10	
活动：站立、室内行走、上下楼梯、户外活动	独立完成所有活动	借助较小的外力或辅助装置能完成站立、行走、上下楼梯等	借助较大的外力才能完成站立、行走，不能上下楼梯	卧床不起，活动完全需要帮助	
评分	0	1	5	10	
总得分					

五、老年人的社区保健护理

（一）社区老年人保健原则

老年保健指在平等享用卫生资源的基础上，充分利用现有人力、物力，以维持和促进老年人健康为目的，发展老年保健事业，使老年人得到基本的医疗、康复、保健、护理等服务。联合国大会于 1991 年 12 月 16 日通过《联合国老年人原则》(第 46/91 号决议),该原则强调老年人的独立、参与、照顾、自我充实和尊严。原则如下:

1. 独立

(1)老年人应能通过提供收入、家庭和社会支持以及自助,享有足够的食物、水、住房、衣着和保健。

(2)老年人应有工作机会或其他创造收入的机会。

(3)老年人应能参与决定退出劳动力队伍的时间。

(4)老年人应能参加适当的教育和培训。

(5)老年人应能生活在安全且适合个人选择和能力变化的环境。

(6)老年人应能尽可能长期在家居住。

2. 参与

(1)老年人应始终融入社会,积极参与制定和执行直接影响其健康的政策,并将其知识和技能传给子孙后代。

(2)老年人应能寻求为社会服务的机会,并以志愿工作者身份担任与其兴趣和能力相称的职务。

(3)老年人应能组织并开展自己的协会或组织。

3. 照顾

(1)老年人应按照社会的文化价值体系,享有家庭和社区的照顾和保护。

(2)老年人应享有保健服务,帮助其保持或恢复到身体、智力和情绪的最佳水平并预防或延缓疾病的发生。

(3)老年人应享有各种社会和法律服务,以提高其自主能力并使其得到更好的保护和照顾。

(4)老年人居住任何住所、养老院或治疗机构时,均应能享有人权和基本自由,包括充分尊重他们的尊严、信仰、需要和隐私,并尊重其照顾自己和抉择生活品质的权利。

4. 自我充实

(1)老年人应能寻求充分发挥自己潜力的机会。

(2)老年人应能享用社会的教育、文化、精神和文娱资源。

5. 尊严

(1)老年人的生活应有尊严、有保障,且不受剥削和身心损害。

(2)老年人不论年龄、性别、种族或族裔背景、残疾或其他状况,均应受到公平对待,而且不论其经济贡献大小均应受到尊重。

(二)社区居家老年人的保健指导

1. 日常生活指导

(1)居家环境:保持光线充足、通风良好,温度(20～22℃)和湿度(50%～60%)适宜,避免噪声、异味等;室内布置尽量简洁,避免堆放过多的杂物,以便于老年人行走;常用物品摆放应高度合适,防止老年人跌倒;避免地面湿滑,选用防滑的地砖或地板,并在马桶、洗浴设备处安装扶手,放置防滑垫。

(2)休息与睡眠:老年人每天睡眠时间以 8 小时左右为宜,中午可卧床休息 1 小时。因老年人活动量相对较少,易发生失眠,应注意休息的质量。适当的活动对老年人而言也是一种休息方式,可促进睡眠。

2. 饮食指导

(1)合理饮食:老年人进餐应做到定时定量、少食多餐,根据饮食习惯选择食物和烹制方法,适当补充蔬菜和水果,经常调换口味以增进食欲。注意食物多样化,膳食应包括谷类、豆奶类、动物性食品、蔬菜、水果和油脂类,以谷类为主,保持营养平衡。摄入优质蛋白质、低脂、低糖、低盐、富含维生素及膳食纤维的食物。保证水摄入量，每天 1 000～2 000ml 为宜，饮水宜在白天进行，晚上可限制饮水量。

（2）注意食品的加工和卫生：老年人的饮食应柔软、清淡，易于咀嚼、吞咽和消化，宜采用炖、煨和清蒸等烹调方法，忌油煎、炸等，同时注意避免食物中营养素的丢失。注意食品和餐具卫生，避免食用过期变质、霉变的食品，少吃或不吃熏烤、腌制和焦煳的食物。

3. 运动指导

（1）运动方式和时间：老年人可根据自身的健康状况、习惯和兴趣、医生的运动处方选择合适的运动方式和时间。以有氧运动为宜，如散步、慢跑、骑自行车、爬山、健身操和太极拳等。时间以饭后 1 小时左右为宜，每次运动 20～30 分钟，每天 1～2 次。

（2）自我监护：老年人在运动中和运动后应做好自我监护，最简便的监测方法是以运动后心率作为衡量标准，即运动后的最适宜心率（次 /min）=170− 年龄。判断运动是否适宜，除计算运动后的心率外，最好结合自我感觉综合判断。若运动后达到最适宜心率，且在运动结束后 3～5 分钟恢复运动前心率，加之运动时全身有热感或微微出汗，运动后自觉精力充沛、睡眠好和食欲佳等，表明运动量适宜；若运动时身体不发热或出汗，心率不增加或增加不多，则说明运动量不足；若运动后达到了最适宜心率，但需要 10 分钟以上才能恢复运动前心率，且运动后感到疲劳、头晕、气促及睡眠不良，则说明运动量过大。

4. 安全防护　随着年龄的增长，老年人各器官功能逐渐下降，动作反应时间延长，认知能力减退，增加了老年人发生意外伤害的危险性，如跌倒、烫伤和进食意外等。家属要意识到安全防护的重要性，加强老年人的安全保障措施，保证老年人的安全。同时应指导老年人掌握自身的健康状况，了解自身最有可能发生的意外伤害及其危险因素，采取积极有效的措施进行预防，提高安全意识和自我防护能力。

5. 用药指导　老年人对药物的代谢能力和耐受性下降，社区护士应特别重视对老年人的家庭用药指导，内容包括：①嘱咐老年人遵从医嘱用药，在医生指导下坚持按时按量服药，改变药物剂量或更换药物时，应征得医生的同意，切忌自行停药或擅自增减药物剂量；②根据老年人的作息规律，协助规划适当的服药间隔及用药时间，以减少因密集给药造成药物中毒或某些食物与药物同服时对药物作用产生干扰；③采用合适的方法提高服药有效性，如服用药片较多或较大时，可分次服用或分成小片服用；药物刺激性较强时，可用吸管饮服；有吞咽困难者，可选用液体剂量或将片剂溶解后服用；药物标签应醒目，必要时可将药物名称、剂量、用法、服用时间制成大字标签贴于药瓶上，但勿覆盖原药品标签；④教会老年人及家属观察药物的不良反应，对不可避免的副作用应提前说明，如出现严重的不良反应即刻与医务人员联系，以防发生意外。

知识链接

日间照料模式

日间照料是一种介于专业机构照料和家庭照料之间的养老服务形式，服务对象主要是家庭日间暂时无人或无力照顾的社区高龄老年人、非自理老年人，通过在社区设置日间照料机构为老年人提供日间照料服务。日间照料模式的服务内容有膳食供应、个人照料、保健康复、心理疏导、文体娱乐活动和交通接送等。一些社区助老服务社开展了助餐、助浴、助行、助急、助医等服务。由政府招聘的经过培训的助老服务员、养老服务志愿者、社区卫生服务中心的工作人员等提供服务，老年人及家庭根据老年人身体健康状况及身体条件申请不同服务项目。日间照料是社区养老服务的重要内容之一，与居家养老共同构成社区养老服务。

（王　芸　焦娜娜）

扫一扫,测一测

? 复习思考题

1. 简述婴幼儿期预防接种禁忌证、接种反应及处理。
2. 简述产褥期妇女保健指导。
3. 简述老年人的健康需求。

第八章　社区残疾人保健与护理

学习目标

掌握残疾人康复训练方法和社区精神障碍患者康复护理措施；掌握残疾的概念及分类；掌握康复护理和社区康复护理的概念。熟悉严重精神障碍的疾病种类和社区管理内容。了解社区精神卫生服务的发展史。

第一节　社区残疾人康复护理

社区康复是在社区层次上采取实用、易行、受益广的康复内容，使病、伤、残者在自己的生活区域内获得全面康复的服务。大力开展社区残疾人康复护理，应用康复护理方法和技能，帮助患者改善或恢复已丧失或削弱的躯体功能、心理功能及社会功能，减少和防止残疾对患者健康、日常生活和社会参与的影响，增强生活自理能力，促进其适应社会生活，达到身、心、社会功能的全面恢复，提高生活质量，是社区康复护理管理的重要内容。目前我国已提出将残疾人康复纳入基本公共服务，实施精准康复，进一步完善康复服务体系；制定实施国家残疾预防行动计划，增强全社会残疾预防意识，开展全人群、全生命周期残疾预防，有效控制残疾的发生和发展，着力维护残疾人的健康。

一、概　　述

（一）相关概念

1. 残疾人　指生理功能、解剖结构、心理和精神状态异常或丧失，不能以正常方式从事正常范围活动的人，包括视力残疾、听力残疾、言语残疾、肢体残疾、智力残疾、精神残疾及多重残疾和其他残疾。

2. 康复　指综合、协调地应用各种措施，最大限度地恢复和发展病、伤、残者的身体、心理、社会、职业、娱乐、教育和周围环境相适应方面的潜能，以减少其身体、心理和社会功能障碍，提高生活质量，促其重返社会。康复范围包括医疗康复、康复工程、教育康复、社会康复和职业康复。

3. 康复护理　在康复实施过程中，围绕全面康复目标，密切配合其他康复工作人员的活动，对伤、残者等康复对象进行的基础护理及各种专门的功能训练。

4. 社区康复　是社会发展计划中的一项康复策略，其目的是使所有残疾人享有康复服务，实现机会均等、充分参与的目标。社区康复的实施要依靠残疾人、残疾人亲友、残疾人所在的社区及卫生、教育、劳动就业、社会保障等相关部门的共同努力。

5. 社区康复护理　指在社区康复过程中，围绕全面康复的目标，针对病、伤、残者进行整体康复指导和护理，与其他康复专业人员密切配合，减少残疾对个人的影响，使其达到最佳功能状态,提高生活质量,重返社会。

(二)残疾分类

世界卫生组织按残疾的性质、程度和影响,把残疾分为以下3类:

1. 残损或病损 指身体结构和/或功能有一定缺损,使生理、心理、智力活动受到不同程度的影响,但个人生活仍能自理,其影响在组织器官水平上。

2. 残疾或失能 指身体结构和/或功能有严重缺损,造成生理、心理、智力活动明显障碍,以至于不能在正常范围内以正常方式独立进行日常生活活动,其影响在个人水平上。

3. 残障 指由于病损和失能严重,不仅个人生活不能自理,而且导致其不能正常参加社会生活、学习和工作,其影响在社会水平上。

二、社区残疾人康复护理程序

社区残疾人康复护理是动员和利用社区、家庭和个人的资源,通过居家护理的方式,采用护理程序的方法对社区残疾人进行护理的过程。与一般护理程序相同,康复护理程序也分为5个基本步骤——评估、诊断、计划、实施、评价。它是一个持续的、循环的和动态变化的过程,具有系统性、动态性、人际互动性、目标指向性及普遍适用性的特征。

(一)评估

康复护理评估指有目的、系统地收集康复护理对象的资料,与正常标准对照,找出护理问题。此步骤在康复护理程序中很关键,是顺利进行康复护理工作的基础和制定社区康复护理计划的重要依据。

1. 社区评估 进行社区概况调查及社区残疾人普查,分析残疾原因,针对残疾的预防、残疾人功能改善、残疾儿童受教育、残疾人职业康复及就业情况等进行评估。

2. 个人评估 询问病史,包括现病史、既往史、发育史、心理行为史、家庭和社会生活史。重点询问功能障碍发生的时间、原因、发展过程,对日常生活活动、工作、学习、社会活动的影响,以及治疗和适应情况。体格检查,重点在于与残疾有关的肢体及器官系统检查。评估残疾者功能状况及残存的能力,以及患者的转移能力、平衡能力、日常生活能力、心理状态、言语能力、职业能力、社会生活能力等。

3. 家庭评估 评估残疾者的家庭类型、家庭结构、家庭功能等。

(二)诊断

诊断是对残疾人个人、家庭或社区现存和潜在的康复问题的护理判断,是为达到预期康复结果选择护理措施的基础,并力求对残疾人、家庭及康复成员均有指导作用。与残疾相关的护理诊断如下:

1. 语言沟通障碍 与大脑功能障碍有关。

2. 躯体移动障碍 与肢体功能障碍有关。

3. 生活自理缺陷 与肢体功能障碍有关。

4. 个人或社区应对无效 与精神障碍有关。

5. 精神困扰 与残疾引起的心理障碍有关。

6. 自我形象紊乱、自尊紊乱等 与心理障碍有关。

7. 感知改变(特定的视、听、运动觉等) 与大脑脊髓中枢功能受损有关。

8. 社交障碍 与残疾引起的心理、肢体功能障碍有关。

9. 有皮肤完整性受损的危险 与长期卧床或坐轮椅致皮肤长期受压有关。

10. 有废用综合征的危险 与肢体功能障碍导致长期不活动有关。

(三)计划

制定残疾人康复护理计划包括确定残疾人康复护理目标和拟定康复护理措施。康复护理目标包括长期目标和短期目标。康复护理目标应由残疾者、家庭、护士和其他康复成员一起制订，根据护理诊断的轻重缓急、功能康复特征等确定相应的康复护理目标，制定相应康复护理措施。残疾人康复护理计划应包括对家属的康复教育、指导家属照顾患者、训练家属执行康复活动和处理危机的方法等。

康复护理目标：

1. 能进行自我心理调节，身心功能、职业功能得到改善，在某种意义上像正常人一样积极地生活。

2. 能在康复小组的指导下，按康复计划进行训练。

3. 通过训练，能正确使用辅助器具，生活基本自理，无继发性残疾的发生。

4. 对残疾严重的患者，在不能达到上述目标的情况下，增进自理程度，保持现有的功能或延缓功能衰退，提高生活质量。

（四）实施

1. 指导残疾人家庭进行居住环境改造，以便于残疾人生活和功能促进。

2. 给予心理疏导及支持，帮助残疾人树立信心，鼓励参与康复训练，积极参与家庭及社会活动。

3. 加强家庭和社区的支持，协调社区有关部门及家庭成员在心理上和经济上给予关心、支持和照顾，使其逐渐适应残疾后的家庭及社会生活。

4. 对残疾者、家属及社区人群进行预防残疾、康复知识的宣传教育，以降低残疾的发生率。

5. 指导残疾人恢复和改善日常生活活动能力，进行职业能力的再训练。

知识链接

居住环境改造

房门、过道需足够宽，以便步行器或轮椅顺利通过。房间门避免开向过道，过道光线应充足，避免使用直射光线。门的设计应便于开、关，使用长型门把，可用折叠门或推拉门，不设门槛。避免使用上蜡或滑地板，地板上不用散在地毯。厨房要有足够的空间，供轮椅或助行器转向，厨具放置利于取用，橱柜和洗涤槽的高度应适合患者使用，洗涤槽高度不应超过0.85m。浴缸旁安装扶手，并配置带扶手的坐式马桶。卧室布置应整洁、简单适用，床两边保留宽0.9m的空间，以利轮椅靠近。

日常生活活动指个人为了满足日常生活的需要每天所进行的必要活动。日常生活活动能力是一种综合能力，它是个人独立的基础，也是一个人履行角色任务的准备性活动。病、伤、残者由于功能障碍，往往失去部分或全部日常生活活动能力。日常生活活动能力训练的目的是帮助病、伤、残者维持、促进和恢复自理能力，以改善其健康状况和生活质量，使残疾者能够在家庭和社会中不依赖或少依赖他人而完成各项功能活动。常用的日常生活活动能力训练包括：

（1）体位及体位转换

1）体位

①仰卧位：枕头高度适宜，以胸椎不出现屈曲为宜，患侧肩关节下方垫一软枕，将上肢伸展置于枕上，前臂旋后，掌心向上，手指尽量张开，上肢各关节处于伸展位。在患侧臀部及大腿外侧垫枕，使骨盆前伸，防止患腿外旋，膝关节呈轻度屈曲位，踝关节呈90°。

②健侧卧位：健侧在下，患侧在上。患侧上肢下垫一软枕，使患侧肩部前伸，肘关节伸展，前臂旋前，腕关节背伸。患侧骨盆旋前，髋、膝关节呈自然半屈曲位，置于枕上。踝关节呈90°外翻

位。健侧下肢平放在床上，轻度伸髋，稍屈膝。背部放软枕以支持身体。

③患侧卧位：患侧在下，健侧在上。患侧上肢前伸，肩部向前，肘关节伸展，手指张开，掌心向上，健侧上肢可放置于躯干上。患侧髋关节微后伸，膝关节稍屈曲，踝关节呈90°外翻位。健侧下肢髋、膝关节均屈曲，下面垫软枕。患侧卧位是最有治疗意义的体位，由于患侧卧位增加了对患侧的知觉刺激输入，并使整个患侧被拉伸，从而减少痉挛，同时利于健手的活动。

④俯卧位：患者俯卧，两臂屈曲放于头的两侧，两腿伸直；胸下、髋部及踝部各放一软枕，头偏向一侧。俯卧位可使髋关节充分伸展，并减轻身体后部骨突处易损组织的压力，但应在心肺功能许可的条件下采取该卧位。

⑤坐位：病情允许时应鼓励患者及早坐立或在坐轮椅前实施抬高床头训练。长期卧床者训练坐起的早期可能发生直立性低血压，表现为头晕、面色苍白、虚弱、视力模糊等。训练步骤：抬高床头→半坐位→坐位→轮椅。抬高床头30°，半卧位能耐受后逐步抬高床头，每天抬高5°，逐步过渡到坐位与轮椅。

⑥立位：当下肢肌力允许时，可行站立训练，注意保护患者防止意外。偏瘫患者站立时，首先将身体重心放在健肢上，两脚稍分开，站稳后再试将重心移向患肢，做轮流负重训练。

2）体位转换

①床上翻身：仰卧位向健侧翻身时，先双手十指交叉对握（患手拇指放在健手拇指的上方），伸肘，再将健腿插入患腿的下方，在身体旋转的同时用健腿搬动患腿，翻向健侧。仰卧位向患侧翻身时，同前方法握手伸肘，先摆向健侧，再反方向摆向患侧，借助摆动的惯性翻向患侧。如患者独自完成有困难，护理人员可一手放在患者肩部，一手放在其臀部，协助翻身。

②从仰卧位到床边坐位：患者先翻身至健侧卧位，健足置于患足下，利用健侧下肢抬起患肢移向床边。以健侧肘关节为支撑点，抬头，以臀部为轴坐起，即可完成从仰卧位到床边坐位。

③从坐位到站立位：患者坐于床边，双足平放于地面，身体前倾，将重心前移至双腿（主要在健腿上），当双肩前移超过双足时，双腿同时用力，膝关节伸展，完成起立动作。护理人员面向患者，站立于患者前方，将患者双上肢搭在自己肩上，双手扶住患者的腰部，给予协助，同时用膝部抵住患者的膝部，以利于站立。

（2）移动训练

1）轮椅训练

①从床到轮椅：将轮椅置于患者的健侧，与床呈30°～45°，轮椅面向床尾，刹住车闸，将脚踏板移向一边。以健手撑起身体，将身体重心放在健腿上站立，健手放在轮椅的远侧扶手上，以健腿为轴心旋转身体坐在轮椅上，调整位置。将脚踏板恢复到原来的位置，用健足抬起患足，健手将患腿放到脚踏板上。松开车闸，轮椅后退离床。

②从轮椅到床：轮椅朝向床头，刹住车闸，将脚踏板移向一边。躯干向前倾斜，并向下撑而移到轮椅的边缘，双足下垂，使健足稍后于患足。抓住床扶手，身体前移，用健侧上、下肢支撑体重而站立。转身坐到床边，推开轮椅，将双足收回到床上。

2）扶持行走训练：护理人员站在患侧，一手握住患者患手，掌心向前，另一手从患者腋下穿出置于患者胸前，伸直手腕，分开五指，手背靠在胸前处，与患者一起缓慢向前走。

3）拐杖行走训练

①单拐行走：健侧臂持杖，行走时拐杖与患侧下肢同时向前，继之健侧下肢和另一臂摆动向前；或将健侧臂前移，然后移患腿，再移健腿，反之也可，由患者自行选择。

②双拐行走：两拐杖置于两腿前方，向前行走时，提起双拐置于正前方，将身体重心置于双拐上，用腰部力量摆动向前。

知识链接

拐杖长度的确定

拐杖分为手杖、臂杖和腋杖三种基本类型，其中手杖又有单脚和多脚之分。患者穿鞋或佩戴下肢矫形器站立，肘关节屈曲30°，腕关节背伸，小趾前外侧15cm处至背伸手掌面的距离即为手杖的长度。手杖长度的选择需符合以下原则：肘部在负重时能稍微屈曲，手柄适于抓握，弯曲部与髋部同高，手握手柄时感觉舒适。腋杖合适长度的简易计算方法为：使用者身高(cm)−41cm。使用腋杖时双肩放松，身体挺直站立，腋窝与顶垫间相距2～3cm，腋杖底端距离足跟15～20cm。握紧把手时，手肘应可以屈曲。

4）独立行走训练：患者在进行独立行走前，先在平衡杠内练习健肢与患肢交替站立和行走，矫正步态，改善行走姿势。患者先保持立位平衡状态，行走时一脚迈出，身体倾斜，重心转移到对侧下肢，两脚交替迈出，整个身体前进。

5）上下楼梯训练：当患者能够较顺利和平稳地完成平地行走、上下坡行走后，即应开始进行上下楼梯训练，遵循健足先上、患足先下，先两足一阶、再一足一阶的原则。

（3）饮食动作训练：选择密度均匀、有适当黏性、不易松散且通过口腔时容易变形、不在黏膜上残留的食物，如蛋羹。将患者身体靠近餐桌，患侧上肢放在餐桌上，将食物及餐具放在便于取放的位置，必要时将碗盘用吸盘固定在餐桌上，健手握持筷子或勺，把筷子或勺放入碗内，取适量食物送进口中，咀嚼吞咽食物。帮助患者用健手把食物放在患手中，再用患手将食物放入口中，以训练健、患手功能的转换。当患侧上肢恢复一定主动运动时，可用患手进食。丧失抓握能力、协调性差或关节活动受限者，可将餐具改良，如使用加长加粗的叉、勺，或将叉、勺用活套固定于手上。

（4）穿脱衣服训练：原则是先穿患侧、再穿健侧；先脱健侧、再脱患侧。

1）穿、脱开襟上衣：穿衣时将上衣内面朝上，用健手找到衣领，将衣领朝前平铺在双膝上，将患侧袖子垂直置于双腿之间，患手伸入袖内，将衣领拉到肩上。健侧手转到身后，将另一侧衣袖拉到健侧斜上方，穿入健侧上肢，系好扣子。脱衣时先将患侧衣领脱至肩下，再拉健侧衣领到肩下，两侧自然下滑，抽出健侧手，再脱患侧手。

2）穿、脱裤子：穿裤子时将患腿屈膝放于健腿上，套上裤腿，拉至膝以上，放下患腿，再穿健侧裤腿，拉至膝以上，站起后向上拉裤子至腰部，整理。脱裤子时与穿裤子动作顺序相反，先脱健侧，再脱患侧。

3）穿、脱袜子和鞋：双手交叉，将患腿抬起置于健腿上，用健手为患足穿袜子或鞋，将患侧下肢放回原地，全脚掌着地，重心转移至患侧，再将健侧下肢放在患侧下肢上方，穿健侧袜子或鞋。脱袜子和鞋与穿袜子和鞋的动作顺序相反。

（5）个人卫生动作训练：包括洗手、洗脸、拧毛巾、刷牙、梳头、刮胡子、剪指甲、沐浴等。

1）洗手、洗脸：把脸盆放在患者正前方，用健手洗脸、洗手。洗健手时，将患手贴在脸盆边放置（或将毛巾固定在水池边缘）从而固定脸盆，涂抹香皂后，健手在患手上搓洗。拧毛巾时，可将毛巾绕在水龙头上或将毛巾绕在患侧手臂上，用健手拧干。

2）刷牙：可将牙膏夹在两腿之间用健手将盖旋开，由健手完成挤牙膏动作。

3）剪指甲：用患手剪健手指甲时很困难，可将大号指甲剪固定在小木板上，利用患侧手掌或肘部按压指甲剪。

4）沐浴：用健手持毛巾擦洗或用长柄的海绵浴刷擦洗背部和身体的远端。

5）排便、如厕：卧床患者练习腰部桥式运动，用双脚支撑抬高腰部，将便器从臀下放入、取出，将卫生纸缠绕在手上自行使用。从轮椅如厕者，将轮椅从侧方靠近坐便器，刹住车闸，竖起

ER-8-5
偏瘫患者穿衣训练

ER-8-6
偏瘫患者脱衣训练

脚踏板,身体前移至轮椅前缘,健侧靠近扶手站起,转身到坐便器前缘,健手解开裤带,顺势把裤子退到大腿中部,然后坐在坐便器上,便后清洁时,臀部与手呈相反方向移动,有利于擦拭,用手拉裤子后站起整理。再按上述相反的动作顺序坐到轮椅上返回。

(五)评价

康复护理评价是将残疾人的康复状况与护理计划中预定的目标进行比较并做出判断的过程,是康复护理程序的最后阶段。通过康复护理计划的实施,系统地比较残疾人的康复状况与实施各种康复护理后的结果,评价护理行为是否恰当,是否达到预期的目标。评价的目的在于检验存在的问题是否得到改进,帮助再次发现问题,做出其他护理诊断,使护理活动持续进行。

第二节　社区精神障碍患者康复与护理

精神障碍是一类严重威胁人类健康的疾病,带来严重的家庭和社会负担。近年来,随着经济发展和社会转型,精神卫生工作涉及面越来越广,敏感度越来越高,精神心理问题与社会安全稳定、公众幸福感受等问题交织叠加的特征日益凸显。在社区中开展精神障碍患者的康复护理,对预防疾病复发、提高自我护理能力,使精神障碍患者恢复正常的工作、学习和生活,回归社会具有积极的作用。

一、概　　述

(一)相关概念

1. 精神障碍　是在各种生物、心理、社会环境等因素的影响下,人的大脑发生病理生理变化使其功能损害,导致认知、情感、行为等精神活动出现异常的总称。人们俗称的"精神病"是精神障碍中的一部分,特指具有幻觉、妄想及明显精神运动性兴奋或抑制等"精神病性症状"的精神障碍,最典型的精神病是精神分裂症和重度情感障碍。

2. 精神残疾　指各类精神疾病长期持续,未痊愈,存在认知、情感和行为障碍,导致工作、学习、日常生活和社会交往能力明显受损的病理状态。

3. 社区精神卫生服务　社区精神医学是精神医学的一门新兴学科,社区精神医学的工作又称为社区精神卫生服务,它是以社区为服务单元,以社区居民为工作对象,针对社区群众的特点,开展一系列组织性与系统性的心理卫生服务,利用精神医学、心理学、社会学等多方面知识,为社区群体和需要人群提供多元化、人性化的心理卫生服务。开展社区精神卫生服务的目的是充分利用社区资源,满足社区心理、精神卫生服务需求,协助社区群众解决生活问题,增进心理健康、促进精神疾病的防治和康复。

(二)精神与行为障碍分类

世界卫生组织《ICD-11 精神与行为障碍》将精神障碍分为 10 大类 72 小类,近 400 种疾病,包括严重精神障碍和常见精神障碍。严重精神障碍指疾病症状严重,导致患者社会适应等功能严重损害,对自身健康状况或客观现实不能完整认识,或不能处理自身事务的精神障碍。我国目前将精神分裂症、妄想性障碍、分裂情感障碍、双相情感障碍、癫痫所致精神障碍和精神发育迟滞伴发精神障碍 6 种疾病列为严重精神障碍进行管理。常见精神障碍包括抑郁症、焦虑症、强迫症,以及酒精和药物依赖等。

(三)国外社区精神卫生服务的发展

社区精神卫生服务是在 20 世纪 50 年代发展起来的,有人提出现代社区精神医学的形成主要源于美国。美国于 1946 年颁布了国家级的《美国国家精神立法法案》,通过立法及政府投资促进全国精神卫生工作的开展，在全美各州建立精神病诊治的社区基地，宣传并培训精神卫生服务人员。1948年，美国第一家社区精神卫生中心成立。随着1950年抗精神病药物的发现及"精神科非住院化运动"的兴起，众多精神疾病患者从封闭式管理走进了社区，就近接受各种医疗照顾，促进了社区精神卫生服务的发展。20世纪60年代，美国国会又通过了"社区精神卫生中心法案"，并规定在全美范围内遍设精神卫生服务网点，开展社区精神疾病的防治工作。从此，这一新兴的院外精神科工作逐渐被人们称为"社区精神卫生服务"或"社区精神医学"。

英国也是开展社区精神卫生工作较早的国家之一，其主张在社区中照料精神疾病患者，建立供精神疾病患者居住的寓所治疗中心，如日间医院、公疗中心、职疗中心、福利工厂等。

21世纪以来，国际组织也逐渐重视精神心理卫生工作。2003年，世界卫生组织在相关文件中表明，各国在开展社区精神卫生服务的过程中，应该改变传统的刻板认知，精神卫生服务的主要提供方应该是社区精神卫生服务机构，而非精神疾病医疗机构或卫生机构。

（四）国内社区精神卫生服务的发展

我国在1958年全国第一次精神病防治工作会议上提出了"积极防治、就地管理、重点收容、开放治疗"的工作方针，把社区精神卫生服务列为工作重点之一。到20世纪60年代，逐步建立起精神病防治的工疗站、看护小组、日间治疗站等基层社区组织。至20世纪70年代，在城市和农村建立精神病三级防治网，成立了一些社区精神病防治机构。1986年10月在上海召开了"第二次全国精神卫生工作会议"以后，社区精神卫生工作得到了进一步发展。1992年，卫生部、民政部、公安部及中国残联联合颁布了《全国精神病防治康复工作"八五"实施方案》，首先在60个市、县试点区开展，覆盖近7 000万人口。试点区内的45万名重性精神障碍患者的监护率达到90%，显好率达60%，肇事率下降8%，社会参与率达到50%。1996年国务院批转《中国残疾人事业"九五"计划纲要（1996年—2000年）》，在覆盖2亿人口、200多万精神病患者的200个市、县，对120万名严重精神病患者进行综合性的康复治疗，在部分地区形成了若干具有国际影响的社区服务模式，如"上海模式""海淀模式""烟台模式"等，收到良好的效果。

在2004年第十三个世界精神卫生日，我国确定新时期精神卫生工作的重点人群为儿童、青少年、妇女、老年和受灾人群，重点防治的精神疾病为精神分裂症、抑郁症和老年痴呆。2004年9月国务院转发卫生部等部门《关于进一步加强精神卫生工作的指导意见》，提出建立"政府领导、部门合作、社会参与"的工作机制，建立健全精神卫生服务网络，把防治工作重点逐步转移到社区和基层，加强重点精神疾病的治疗与康复，突出重点人群的心理行为问题干预。2008年2月，卫生部等17个部门联合发布《全国精神卫生工作体系发展指导纲要》，提出"预防为主、防治结合、重点干预、广泛覆盖、依法管理"的原则，要求各地增强精神卫生专业机构的预防和社区康复功能，健全完善精神卫生防治服务网络，并规定了具体应达到的目标。坚持发展全面的精神疾病社区康复服务模式，健全完善社区康复机构。将精神疾病社区管理、心理健康指导工作纳入社区卫生服务机构、农村医疗卫生机构的公共卫生服务内容，加强精神疾病和心理行为问题的社区预防、医疗康复和管理工作。2015年6月，国务院转发卫生计生委等部门《全国精神卫生工作规划（2015—2020年）》指出，截至2014年底，全国已登记在册的严重精神障碍患者430万人，其中73.2%的患者接受了基层医疗卫生机构提供的随访管理及康复指导服务，但精神障碍社区康复体系尚未建立，到2020年，基层医疗卫生机构普遍配备专职或兼职精神卫生防治人员，70%以上的县（市、区）有精神障碍社区康复机构。2020年12月，民政部等部门联合印发《关于积极推行政府购买精神障碍社区康复服务工作的指导意见》提出，到2025年，初步建立起比较完善的政府购买精神障碍社区康复服务制度，显著提高精神障碍社区康复服务质量和水平，促进形成与经济社会发展水平相适应、高效合理的精神卫生服务资源配置体系和"社会化、综合性、开放式"的服务供给体系，助力"实现人人享有康复服务"的目标。

二、社区精神障碍患者的康复护理

（一）目的

1. 预防精神残疾的发生　早期发现患者并进行及时的治疗和护理,结合全面康复措施,使患者达到治愈或缓解,巩固疗效,防止复发,防止精神残疾的发生。

2. 尽量减轻精神残疾程度　对难以治愈的患者,要尽可能防止精神衰退。对已出现精神残疾的患者,应设法逐步恢复生活自理能力,减轻精神残疾程度。

3. 提高精神残疾患者的社会适应能力,恢复劳动能力　通过康复训练改变患者的精神活动,最大限度地恢复社会生活能力,使患者具有代偿性生活和工作的技能,使其尚存的能力得以充分发挥。

（二）原则

1. 对精神疾病患者实施生活自理能力、家庭职能、社交技能、职业能力等方面的康复护理。

2. 针对存在智力残疾的精神障碍患者给予一定的教育和训练,使其智力有某种程度的提高,偏低的心理潜力得以最大限度地发挥。

3. 实施早期性、连续性和终生性的康复护理。早期性指在判定为精神残疾或智力残疾时即行康复护理措施。由于社会功能和智力程度的提高显效慢、治疗护理时间长,需要连续性的康复护理,还包括从医院转入社区后对服务对象康复护理的衔接性。终生性康复护理指对于不能恢复至病前社会功能、智力程度的服务对象,应给予终生护理。

4. 实施渐进性、全面性、综合性的康复护理。渐进性康复护理指先易后难、先少后多和急需先行的、有计划的护理。全面性康复护理是涵盖服务对象心身健康和心身疾病的康复护理。综合性康复护理为综合多学科理论知识与护理技能,设计和实施医学的、心理的、教育的、家庭的康复护理。

5. 护理角色多元化,如融教育者角色、照顾者角色、治疗者角色于康复护理活动之中。对社区服务对象个体及其照顾者开展康复健康教育、康复训练指导和康复咨询等护理服务。

（三）精神障碍患者社区康复的主要形式

精神疾病的社区康复主要以三级防治网(省市级、区县级及基层医院)为主体,开展各种精神疾病的康复工作,具体形式如下:

1. 基层专科　是根据我国国情而在目前较多采用的精神障碍社区康复形式。设立专、兼职的精神卫生工作者,其任务包括建立专科门诊、开展家庭病床及家庭访视、宣传精神病防治知识及收集社区资料等,为患者制定合适的维持治疗和康复计划,使患者得到就近治疗和康复。

2. 区县精神卫生保健所　为二级防治机构。设有专科门诊,并有部分病床,负责本区县精神病的防治,以及随访、心理咨询、培训精神病防治人员、拟定本区县的精神卫生服务方案等。

3. 工疗站或福利工厂　进行职业治疗及娱乐治疗,促使患者逐步恢复社交功能及职业功能,以便重返社会。

4. 家庭病床　指充分利用家庭、社会的有利因素,使精神障碍患者在家庭环境中接受治疗和护理,进行康复训练,促使病情好转,并提高社会适应能力。特别适合于就诊有一定困难、小城镇或农村的精神病患者。

5. 社区群众性看护网　是由患者家属、邻居及居委会组成的志愿团体和自助组织,是一种群众性、社会性的支持系统。通过督促患者服药、帮助患者解决实际问题和困难、指导家属对患者的护理与照料、及时发现患者病情变化等措施,使患者及家庭在治疗和康复计划的实施过程中获得充分的支持,达到早日康复。另外,还要对周围群众进行宣传教育,使其正确对待精神病患者,为患者创造有利于康复的社会环境。

（四）康复护理措施

精神疾病尤其是严重精神障碍多属于慢性残疾性疾病，患者只在急性发作期才需住院治疗，其他时间则生活在家庭和社区中，需要家庭和社会的照料，帮助患者巩固治疗效果，防止疾病复发，恢复社会适应力，提高生活质量。

1. 心理护理　由于对疾病的认识不足、自我认同受挫及与他人交往困难，不少患者会产生巨大的心理压力，甚至无法面对现实。因此，心理护理对精神病患者而言尤为重要，其目的是化解患者的心理冲突，指导患者认识自己、认识他人，培养自理能力。给患者以支持、鼓励、安慰，解释某些病症，指导调整心态和缓解压力的方法，学会控制情绪、与人交往等，促进其社会功能的恢复。患者的各种异常活动往往难以引起他人的同情或理解，甚至可能遭到亲人或他人的误解和指责，这些都可加重患者的心理创伤，尤其当疾病处于恢复期或自知力无损害的患者，回忆疾病期的往事或展望自己的前途，往往情绪压抑、消极、无所适从，要帮助患者从这些不良情绪中摆脱出来，以顽强的毅力去锻炼和恢复工作能力。尊重关心患者，给予其表达情感的机会，学会自我解脱，正确处理负面情绪，树立正确的人生观和生活态度。

2. 安全管理　由于受精神症状的影响，患者可出现自杀、冲动伤人、毁物等破坏性行为，有的患者不承认患病，不安心住院或留在家里，常伺机外走，因此需加强对患者的安全管理。

在患者症状明显或病情不稳定的阶段，要有专人看护，有严重自杀企图和外走观念者必须在监护人的视线范围内。一切对患者生命安全有威胁的物品不能带入患者的房间或活动场所，如刀、剪、铁丝、各种玻璃制品、绳带、长筒袜、各种药物等。患者睡觉不能蒙头，如厕超过5分钟要及时查看，门窗要保持完好。如果患者表现异常，不能自控，对自己或他人构成威胁时，要进行控制和约束。病情稳定、无攻击行为的患者，最好同亲人住在一起，利于精神康复。不要独居或关锁，以免增加患者的精神压力，产生猜疑、嫉妒情绪，产生攻击亲人的行为或出走，造成恶果。

3. 服药指导　药物治疗是精神疾病治疗的主要途径，而且要维持数年，拒绝服药或自行停药可导致疾病复发。因此，维持用药护理是家庭护理中的一个重要内容。

教会家属药物治疗的有关知识，如药物的功效、副作用的识别与处理、药物治疗的必要性、药物治疗的疗程和方法等，告知服药后出现嗜睡、动作呆板、便秘、流涎、肥胖等症状无需特殊处理，如出现头颈歪斜、双眼上翻、坐立不安、四肢颤抖等是较重的药物不良反应，必须在医生指导下调整服药剂量。做好解释教育规劝工作，提高患者服药的依从性。精神病患者多数拒绝服药，常常表现为藏药，故应由家属保管药物，服药时有专人督促检查，每次服药后检查口腔及指缝，以防藏药或吐药，要特别注意患者留藏药物后一次性大量吞服自杀。药量的增减和药品的更换必须由医生决定，监护人不得擅自决定。

4. 饮食指导　保证营养的均衡摄入，每天进食适量的蔬菜和水果，不吃易引起兴奋的食物，如咖啡、酒、可乐等。吞咽困难的患者不吃易引起危险的食物，如多刺的鱼肉、骨头、坚果等，谨防在进食过程中出现窒息。

精神病患者在进食方面可出现各种情况，有的认为食物有毒，拒绝进食；有的自称有罪，不肯进食；有的不知饥饱，暴饮暴食、抢食甚至吞食异物；木僵患者因处于精神运动性抑制而不能进食；药物副作用所致的吞咽困难也影响进食。因此，要根据患者的病情采取不同的方法，以满足营养需要。认为食物有毒者可让其任意挑选饭菜或请他人先吃几口示范；自称有罪者可将饭菜搅拌在一起，使其看上去像剩饭菜，劝慰患者食用；乱食或暴饮暴食者要及时给予制止和限制；木僵拒食者试予喂食，以补鼻饲之不足，或将饭菜置于床旁，有时患者会自行进食；吞咽困难者改予软食或流食，让患者缓慢进食。

5. 睡眠护理　睡眠属于保护性抑制过程，睡眠情况提示疾病的转归，要稳定患者情绪、巩固治疗效果，一定要保证睡眠质量。

为患者创造舒适、安静的睡眠环境，房间布置力求简单清雅，光线柔和，温度适宜，睡床舒适；制定合理的作息时间并督促执行，促进患者养成良好的睡眠习惯，睡前忌喝兴奋性的饮料，如浓茶、咖啡等，避免参加激动、兴奋的娱乐活动和谈心活动，不看情节紧张的小说和影片，睡前用温热水浸泡双脚，临睡前排尿；选取健康的睡眠姿势，可仰卧和侧卧，不蒙头盖面。对入睡困难的患者，体谅其痛苦与烦恼，指导患者放松或转移注意力帮助入睡，分析失眠原因，对症处理，无效时可给予镇静药。

6. 帮助患者自我护理、回归社会　精神病患者往往有生活懒散、不知清洁、个人生活自理能力下降甚至丧失。督促、协助患者进行日常生活料理，养成早晚刷牙、漱口的卫生习惯，饭前便后洗手，每天梳头、洗脸、洗脚，女性患者清洗会阴。定期给患者洗澡、理发、洗发、剃须、修剪指甲。随季节变化及时督促和帮助患者增减衣服，以免中暑、感冒、冻伤等。家属通过督导检查和卫生指导，让患者在不影响治疗的情况下学会料理个人生活，能够操持一部分家务劳动，并且能够享受空闲时间。家属应积极鼓励和创造条件让患者多参加社会交往和社会活动，正确应对学习、工作压力，帮助患者克服各种困难，重建社交能力，增进回归社会的信心。

（五）社区严重精神障碍患者的管理

按照《国家基本公共卫生服务规范（第三版）》的要求，社区严重精神障碍患者管理服务内容和服务流程如下：

1. 患者信息管理　在将严重精神障碍患者纳入管理时，需由家属提供或直接转自原承担治疗任务的专业医疗卫生机构的疾病诊疗相关信息，同时为患者进行一次全面评估，为其建立居民健康档案，并按照要求填写严重精神障碍患者个人信息补充表（附录三）。

2. 随访评估　对应管理的严重精神障碍患者每年至少随访4次，每次随访应对患者进行危险性评估；检查患者的精神状况，包括感觉、知觉、思维、情感和意志行为、自知力等；询问和评估患者的躯体疾病、社会功能情况、用药情况及各项实验室检查结果等。其中，危险性评估分为6级。

0级：无符合以下1～5级中的任何行为。

1级：口头威胁，喊叫，但没有打砸行为。

2级：打砸行为，局限在家里，针对财物，能被劝说制止。

3级：明显打砸行为，不分场合，针对财物，不能接受劝说而停止。

4级：持续的打砸行为，不分场合，针对财物或人，不能接受劝说而停止（包括自伤、自杀）。

5级：持械针对人的任何暴力行为，或者纵火、爆炸等行为，无论在家里还是公共场合。

3. 分类干预　根据患者的危险性评估分级、社会功能状况、精神症状评估、自知力判断，以及患者是否存在药物不良反应或躯体疾病情况对患者进行分类干预。

（1）病情不稳定患者：若危险性为3～5级或精神症状明显、自知力缺乏、有严重药物不良反应或严重躯体疾病，对症处理后立即转诊到上级医院。必要时报告当地公安部门，2周内了解其治疗情况。对于未能住院或转诊的患者，联系精神专科医师进行相应处置，并在居委会人员、民警的共同协助下，2周内随访。

（2）病情基本稳定患者：若危险性为1～2级，或精神症状、自知力、社会功能状况至少有一方面较差，首先应判断是病情波动或药物疗效不佳，还是伴有药物不良反应或躯体症状恶化，分别采取在规定剂量范围内调整现用药物剂量和查找原因对症治疗的措施。2周时随访，若处理后病情趋于稳定者，可维持目前治疗方案。3个月时随访，未达到稳定者，应请精神专科医师进行技术指导，1个月后随访。

（3）病情稳定患者：若危险性为0级，且精神症状基本消失，自知力基本恢复，社会功能处于一般或良好，无严重药物不良反应，躯体疾病稳定，无其他异常，继续执行上级医院制定的治疗方案，3个月时随访。

（4）每次随访根据患者病情的控制情况，对患者及其家属进行有针对性的健康教育和生活技能训练等方面的康复指导,对家属提供心理支持和帮助。

4. 健康体检　在患者病情许可的情况下,征得监护人和／或患者本人同意后,每年进行1次健康检查,可与随访相结合。内容包括一般体格检查、血压、体重、血常规(含白细胞分类)、转氨酶、血糖、心电图。

5. 服务流程　见图8-1。

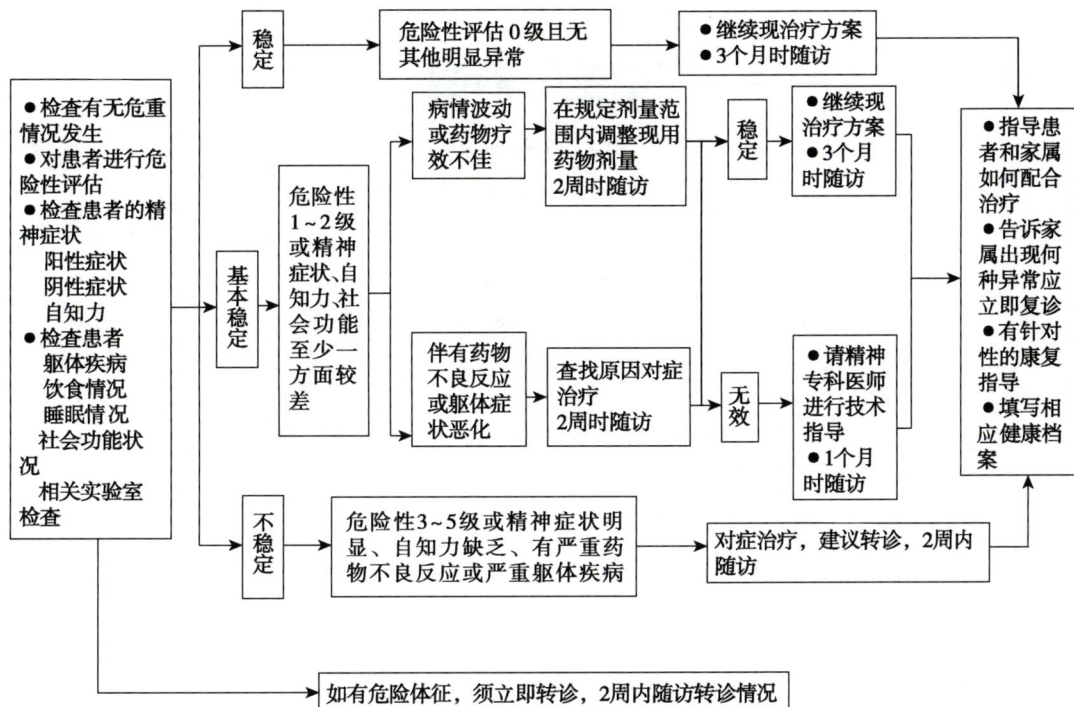

图 8-1　社区严重精神障碍患者管理服务流程

（吴文君）

? **复习思考题**

1. 简述社区残疾人康复护理程序。
2. 简述社区精神障碍患者的康复护理措施。
3. 简述社区严重精神障碍患者的管理内容。

第九章　社区救护

　　掌握基本救护技术。熟悉社区救护的基本原则、伤情判断与分类。了解社区救护、自然灾害及突发公共卫生事件的概念和公共卫生事件的应急程序。

　　在社区护理工作中，社区护士应掌握基本的急救技术、具备常见急症的判断能力和较强的应急处理能力，以应对社区内各类急危重症、意外伤害、突发卫生事件及社区灾难性事件等；并且有目的、有计划地将基本的急救知识和应急救护技能向社区人群有效普及和传播，以便及时、有效地开展救护；同时提高院前急救的效率，最大限度地减少患者的痛苦，降低伤残率，减少死亡率，为进一步救治赢得时间。

第一节　概　　述

　　社区救护又称社区紧急救护或院前急救，是建立健全急救医疗区域性、连续性网络体系的基础，是整个医疗体系中的前沿阵地。正确有效地实施现场救护和安全护送，直接关系到社区居民的安危和抢救的成败。

一、定　　义

　　社区救护指对在社区内发生的各种危及生命的急危重症、意外创伤、社区灾难性事件及突发公共卫生事件的救护，包括院前急救、对急症患者出诊并进行初步处理和组织转运、灾害性事件和突发公共卫生事件的救护、管理及预防。广义的社区救护指在社区内的事发现场，由目击者、医务人员对患者进行必要的急救，以维持患者的生命体征和减轻痛苦为目标的医疗行为，包括医护人员在现场的救治活动和接受过社区卫生机构急救知识及技能培训的公众所实施的救治活动。狭义的社区救护指由专业急救机构实施的现场救治和途中的监护。广义社区救护与狭义社区救护的主要区别在于是否有公众救护力量参与。

二、特　　点

（一）时间紧迫

　　在面对急危重症患者时，能否及时无误地做出判断和急救直接关系到患者的安危和抢救的成败。越早对患者实施急救，伤亡的可能性就越小。现场及时正确的急救为医院救治创造条件，最大限度地挽救患者的生命和减轻伤残。

（二）病种多样复杂，服务对象广泛

　　社区急症发病不定人、不定时，既可能是社区居民也可能是暂停于社区的社区外人员，患

者的年龄、社会关系、病史资料不详，多无家人陪伴且患者表述力降低或丧失，现场救护困难而复杂。

（三）现场救护设备及条件有限

院前救护不同于医院内抢救，可携带至现场的诊察和治疗设备极为有限，且不具备医院的消毒隔离环境，这就要求实施救护者就地取材，机智应对。

（四）社会性强，协作性强

社区救护需要在抓住救护黄金时刻的同时启动急救医疗系统（emergency medical services system，EMSS）；如遇灾难性事件或突发卫生公共事件，或涉及患者数量多等，都需要大量人员协作和社会参与，需要社区人员有很强的组织和协作能力。

（五）预防为先，重视健康教育

无论处理重大突发事件，还是处理社区个体的急救事件，都会或多或少地伤害国家和个人的利益，只有预防事件的发生才能根本性地保护国家和个人的利益。因此，有效预防事件的发生是社区卫生工作的重点，而健康教育是预防事件发生的重要途径。

三、分　　类

（一）社区急性事件

社区急性事件指发生在社区范围内的各种可能危及生命的急症、创伤、中毒、灾难性事故等，包括各类急性病和慢性病的急性发作。

（二）家庭意外

家庭意外指发生在家庭范围内的各种可能危及家庭成员生命的事件。

（三）社区灾难性事件

社区灾难性事件指在社区内发生的各种自然灾害，或人为因素造成的危及人们生命安全或导致人员伤亡的事件。

（四）突发公共卫生事件

突发公共卫生事件指在没有预兆的情况下突然发生，对公众健康具有一定破坏和影响的事件。

四、原　　则

（一）社区救护的基本原则

社区处理急性事件的原则，一是以预防为主，二是现场急救以救命为主。社区现场救护的基本原则是"救命"，并不要求处理患者的全过程，而是把救护重点集中在对症处理和维持生命体征上，力争在最短的时间内，对心搏骤停、窒息、休克、出血等进行急救处理，以挽救患者生命。

社区卫生服务中心与社区居民距离最近，社区医务人员最熟悉社区周围环境和社区居民的健康情况，社区内一旦有突发事件发生，社区医务人员势必处在医疗急救的最前沿。因此，社区救护人员必须明确社区紧急救护的原则是抢救生命。

（二）现场救护的原则

1. 接到呼救后，争取在最短的时间内到达现场。

2. 评估现场，确定威胁生命的情况，确保自身与伤病员的安全。必要时设立社区紧急救护标志。

3. 判断病情，分清轻重缓急，先救命后治伤，给予最有效的救护措施。

4. 在不停止救护的情况下，安全、迅速地将伤病员转送到治疗条件充足或可提供大量集中治疗的邻近医疗机构。社区护士必须熟知转诊流程，及时、安全地将患者转送至急救中心或医院。

5. 保留断离的肢体或器官，如断指、断肢、牙齿等，为日后手术使用。

6. 现场救护记录应规范，一式两份，一份在社区，一份护送患者至上级医院时携带。

（三）社区救护的管理原则

1. 针对社区救护的各个环节，制定和健全急救医疗服务体系的基本标准、服务规范和管理办法，使社区救护科学化、标准化、法制化。如社区卫生服务中心应有合格的专业救护人员，并配置必要的抢救设备、药品和器械等。

2. 明确社区救护的发展模式，建立统一工作规范标准；明确各急救中心和社区救护站的协调关系和转诊流程；加强指挥调度、信息流通、车辆管理等。

3. 及时、如实上报灾难性事件，并启动保障预案和流程。重视灾难性事件引发心理问题的预检和分诊。

4. 建立并健全评价指标体系，包括评价标准和指标、监督机制等。

5. 强化社区群众防灾减灾意识，提高对突发公共事件避险逃生和自救互救的能力，是社区救护的根本性原则。使人们掌握基本的急救知识，培养个人的紧急避险与应急救护意识，增强应急反应能力，在突发事件的救护中，能够积极正确地配合政府紧急预案的实行，进行避险救护行动。

（四）社区救护护士的基本要求

1. 具有执业护士资格并经注册；具有在医疗机构从事临床护理工作5年以上工作经历。

2. 通过地（市）以上卫生行政部门规定的社区护士岗位培训。

3. 熟悉救护中的相关法律法规、伦理原则及社区健康服务机构的规章制度。

4. 具有良好的心理素质、专业技术素质和身体素质。

5. 掌握社区救护的基本流程。

6. 掌握基础和高级生命急救的基本原理和操作技术。

7. 掌握常用药物的作用原理、应用剂量和观察要点。

8. 掌握常见急症的病因、病理、症状、体征、救护要点，并能熟练配合医生完成院前急救现场救治工作。

9. 掌握救护车内所有设备的使用方法，如心电监护仪、除颤仪、呼吸机等。

10. 在执行救护过程中必须服从统一命令，不得擅离岗位，随时关注患者的健康问题。

第二节 社区常用急救技术

一、心 肺 复 苏

（一）概述

心肺复苏（cardiopulmonary resuscitation，CPR）又称基础生命支持，指当伤病员出现呼吸、心搏骤停时，急救人员采取有效措施维持其呼吸及循环灌注的过程。心肺复苏可由专业或非专业人员进行操作。

（二）呼吸、心搏骤停的原因及临床表现

1. 原因

（1）心源性心搏骤停：冠状动脉粥样硬化性心脏病、心肌病、心脏瓣膜病、心包疾病和继发

性心脏病等，其中冠状动脉粥样硬化性心脏病及其并发症是引起心源性猝死的最常见原因。

（2）非心源性心搏骤停

1）意外事件：如急性缺氧、低温、外伤、溺水、电击、雷击、窒息等。

2）神经系统病变：如脑炎、脑血管意外、脑部外伤等致脑水肿、颅内压增高，严重者可因脑疝致心跳、呼吸停止。

3）手术和麻醉意外：麻醉与手术期间常见各种原因导致的缺氧和大量失血引起的非心源性心搏骤停。

4）电解质紊乱及酸碱平衡紊乱：严重高血钾和低血钾均可引起心搏骤停。

5）药物中毒或过敏。

2．临床表现

（1）突然面色死灰、苍白或发绀，意识丧失，呼之不应。

（2）心尖搏动及心音消失，或大动脉（颈动脉或股动脉）搏动消失。

（3）自主呼吸停止或呈叹息样呼吸。

（4）瞳孔散大。

（5）伤口不出血。

伤病员一旦出现突然意识丧失，伴有大动脉搏动消失，急救人员应立即进行初步急救。

知识链接

六环"生命链"

2020年美国心脏协会提出六环"生命链"，即立即识别并启动急救系统、高质量CPR、除颤、高级生命支持、综合的心搏骤停后治疗、康复。

（三）基础生命支持

基础生命支持又称初期复苏或现场急救，其主要内容包括开放气道（airway，A）、人工呼吸（breathing，B）和胸外心脏按压（chest compression，C）。《2020 AHA 心肺复苏及心血管急救指南》提出基础生命支持程序为CAB。具体操作步骤如下：

1．判断标准　①意识丧失；②大动脉搏动消失，如颈动脉搏动消失；③没有呼吸动作，即胸、腹无起落，口鼻无气体出入，或不能正常呼吸（即仅仅是喘息）。

2．呼救　若是单人急救，可边进行胸外心脏按压边呼救；若是多人急救，呼救和CPR可同时进行。

3．安置复苏体位　急救人员将伤病员仰卧在硬板床或坚固的平地上，并将头偏向一侧；若伤病员卧于软床上，可在其肩背下垫心脏按压板，去枕、头后仰；若伤病员处于俯卧位，应同时翻转头、肩、躯干，避免躯干扭曲，并将伤病员双上肢置于身体两侧。

4．胸外心脏按压

（1）施救者体位：急救人员可站在或跪在伤病员一侧。

（2）按压部位：胸骨中、下 1/3 交界处，前正中线与两乳头连线的交点。

（3）按压方法：一手掌根部置于按压部位，五指伸直，另一手掌根部叠放其上，手指紧扣于下面手的指间并向上提，以手掌根部为着力点，不接触伤病员胸壁，双肘伸直，用上半身重力垂直下压，普通成人的按压深度至少 5cm，并保证每次按压后胸廓充分回弹。

（4）按压频率：每分钟 100～120 次；按压时间与放松时间之比为 1:1。

5．开放气道　解开伤病员的衣领、领带、围巾及腰带等，戴指套或将纱布缠于手指清除口腔及气道内分泌物、异物或呕吐物。清除固体异物时，一手按压伤病员下颌，另一手示指抠出异物,有义齿者应取下,以防脱落阻塞气道。舌后坠是心搏骤停者呼吸道阻塞的最常见原因,因此在清除口腔内异物后,注意将舌拉向一侧。开放气道的常用操作方法有3种:

(1)仰头抬颏法:适用于颈部无创伤者。急救人员一手小鱼际置于伤病员前额,用力向后压使其头向后仰,另一手示指、中指置于伤病员的下颌处,向上抬颏。注意勿用力压迫下颌部软组织,以免造成气道阻塞。

(2)仰头抬颈法:急救人员一手托于伤病员项部向上抬起颈部,另一手小鱼际置于伤病员前额向下压,使头后仰。颈部损伤或疑有颈部损伤者禁用该方法。

(3)双手托颌法:适用于头、颈部损伤或怀疑有颈椎损伤者。急救人员双手置于伤病员头部两侧,肘部支撑在伤病员躺卧的平面上,双手示、中、环指放在下颌角后方,用力向上或向后抬起下颌,如伤病员紧闭双唇,可用拇指分开口唇。注意头和颈保持在一条直线上,勿将头过度后仰,以防损伤颈部。

6. 人工呼吸   若开放气道后,伤病员仍无呼吸或呼吸异常,可进行人工呼吸。人工呼吸是用人工方法(手法或机械)借外力推动肺、膈肌或胸廓的活动,使气体被动进入或排出肺脏,以保证机体氧的供给和二氧化碳排出。未建立高级气道时,口对口吹气或球囊面罩通气都是合理的。成年心搏骤停患者通气的潮气量为500~600ml,或能观察到胸廓起伏。

口对口人工呼吸法:确保气道通畅,在伤病员口鼻处覆盖一单层纱布,使伤病员头后仰,急救人员一手拇指和示指捏闭伤病员的鼻孔以防漏气,深吸一口气,屏气,口唇将伤病员的口唇紧密包住,缓慢而用力吹气(以防伤病员发生胃胀气及严重的并发症),使胸廓扩张。吹气后松开捏闭鼻孔的手,注意观察胸部起伏。频率为成人10~12次/min,5~6秒吹气一次,每次持续1秒以上,以保证足量的气体进入并明显抬高胸廓。在未建立高级气道前,医务人员可以30:2的比例进行按压和通气。

7. 心肺复苏有效的指征   ①扩大的瞳孔回缩,角膜湿润,对光反射恢复;②面色、口唇由紫绀转为红润,神志渐清;③自主呼吸恢复,能扪及动脉搏动。每5个按压/通气周期(约2分钟)评价一次,检查呼吸是否恢复及有无有效循环体征。

8. 终止CPR的指征   患者恢复有效呼吸和循环,或有心搏和自主呼吸。

9. 心肺复苏的注意事项

(1)胸外按压的部位准确,不要按压剑突;按压力度合适,防止骨折;每次按压后要保证胸廓充分回弹,以保证心脏得到充分的血液回流;按压的频率要均匀,下压与放松时间为1:1;放松时掌根不要离开胸骨柄。

(2)无论单人施救还是双人施救,按压/通气比值均为30:2;对婴幼儿和儿童采取双人复苏时,按压/通气比值为15:2。

(3)尽量不要中断胸外心脏按压,如必须中断,中断时间不超过10秒。如有2名以上急救者在场,应每2分钟更换一次急救者,每次更换尽量在5秒内完成。

二、外伤现场四项救护技术

现场的急救人员应在做好自我防护的同时,快速检验伤情和处理伤员。外伤四项救护技术包括止血、包扎、固定、搬运,熟练掌握并运用这四项技术不仅可以减轻伤员的痛苦,还利于伤员的进一步治疗、减少伤残。

(一)止血

1. 出血的分类

(1)按出血的部位分类:外出血、内出血。

(2)按出血的性质分类:动脉出血、静脉出血、毛细血管出血。

2. 常用的止血方法

（1）加压包扎止血法：是最常用的止血方法，适用于小创口出血，如小动脉、小静脉及毛细血管出血。有条件时，先用生理盐水冲洗伤口，伤口周围皮肤用75%酒精消毒，涂擦时从近伤口处向外周擦，再用无菌纱布覆盖创口，用绷带或三角巾包扎。无条件时可用干净的毛巾或其他软质布料覆盖包扎。敷料、纱布要有足够的厚度，覆盖面积要超过伤口至少3cm。伤口覆盖敷料后，用手指或手掌直接用力压迫5～10分钟，出血常可停止。如头皮或毛发部位出血，先剔去毛发再清洗、消毒并包扎。严禁将泥土、面粉等撒在伤口上，造成伤口进一步污染，给下一步清创带来困难。

（2）指压止血法：适用于头面部、颈部和四肢动脉出血的临时止血，如颞浅动脉、面动脉、肱动脉、股动脉、足背动脉及胫后动脉出血。根据动脉的走行，用手、掌或拳压迫出血血管的近心端，使血管闭合，达到临时止血的目的。再根据情况选择其他的止血方法。

（3）填塞止血法：适用于伤口较深、较大，出血多，组织损伤严重的伤口。用无菌纱布、敷料（可用干净的布料替代）填塞在伤口内，再用加压包扎法包扎。

（4）止血带止血法：适用于较大的动脉出血或伤口大、出血量多时，采用以上止血方法仍不能止血时，可选用止血带止血法。抬高伤病员伤肢，上肢出血者在上臂上1/3段、下肢出血者在大腿中部或中上1/3处垫4～5层纱布作为衬垫（绷带、毛巾、平整的衣物等均可），在靠近出血部位的近心端捆扎止血带，压力以能阻断动脉血流为宜，记录扎止血带的时间。上肢每0.5～1小时、下肢每1～1.5小时放松一次，放松时间以局部血流恢复、组织略有新鲜渗血为宜。

（二）包扎

包扎是常用的急救技术之一，可起到快速止血，保护伤口、减少感染，固定骨折、关节、敷料，减轻疼痛等作用，有利于转运和进一步治疗。

常用的包扎材料有绷带、三角巾和多头带，紧急情况可用干净的手帕、衣服、围巾、毛巾等代替，三角巾包扎多用于战地救护。下面介绍绷带包扎法。

1. 绷带包扎的方法

（1）环行包扎法：是绷带包扎中最基本、最常用的方法，适用于肢体粗细较均匀处小伤口的包扎。用无菌敷料覆盖伤口，急救人员左手将绷带头端固定在敷料上，右手持绷带卷紧密缠绕肢体一圈，第一圈稍做斜行环绕，缠绕第二圈时，将第一圈斜出的一角压入环圈内。加压环形缠绕4～5层，绷带缠绕范围要超出敷料边缘，最后用胶布粘贴固定，或将绷带尾从中央纵行剪开形成两个布条，两布条先打一结，然后两者绕肢体打结固定。

（2）螺旋包扎法：适用于包扎直径基本相同的部位，如上肢、躯干、大腿等。先用无菌敷料覆盖伤口，将绷带先做环行缠绕两圈，从第三圈开始环绕，做环绕时下一圈绷带应压住上圈的1/3或1/2，最后用胶布粘贴固定。

（3）回返式包扎法：适用于头部、指端或断肢伤口包扎。用无菌敷料覆盖伤口，由助手或自己一手在后面将绷带固定住，反折后绷带由后部经肢体顶端或断肢残端向前，再由助手或自己一手在前面将绷带固定住，再反折向后，如此反复包扎，每一来回均覆盖前一周的1/3～1/2，直至包住整个伤处顶端，最后将绷带环绕数周把反折处压住固定。

（4）螺旋返折包扎法（折转法）：适用于直径不等部位的包扎，如小腿、前臂等。先将绷带用环行法固定始端，螺旋方法缠绕肢体，每缠绕一周都将绷带向下返折，遮盖上一圈的1/3或1/2，并使返折处连续呈一直线，不要将返折处压在伤口上。

（5）"8"字包扎法：适用于手掌、肩、髋、膝、腹股沟或前臂、小腿、踝部等伤口包扎。用无菌敷料覆盖伤口，在伤处上下方，将绷带由下而上，再由上而下，先环行缠绕两圈，然后进行"8"字形缠绕，每圈覆盖上一圈的1/3或1/2，最后在一端固定。

2. 绷带包扎的注意事项

（1）包扎前迅速充分暴露伤口，有利于准确判断伤情。受伤部位禁止用水冲洗，勿涂药物。先用无菌敷料或干净的手帕、毛巾等覆盖伤口，然后包扎。

（2）包扎时，要做到轻、快、准，避免碰触伤口及在受伤部位或坐卧时易受压的部位打结，以免加重损伤、出血及痛苦，包扎牢固。

（3）松紧适宜，以免滑脱或损伤血管和组织。

（4）包扎四肢时尽量暴露末端以便观察血运情况。

知识链接

新型包扎材料

尼龙网套、自粘创口贴是新型的包扎材料，应用于表浅伤口、头部及手指伤口的包扎，使用方便、有效。

尼龙网套具有良好的弹性，头部及肢体均可用其包扎，先用敷料覆盖伤口，再将尼龙网套套在敷料上。自粘创口贴透气性好，有止血、消炎、止痛、保护伤口等作用。

（三）固定

骨和关节损伤是常见的创伤，骨折固定是急救基本技术之一，因急救现场条件有限，多采用外固定。

1. 固定的目的　①限制肢体活动，减轻痛苦，防止骨折断端对周围重要组织的损伤；②便于搬运，防止骨折再发生移位，促进愈合；③防止闭合性骨折转化为开放性骨折。

2. 固定的步骤

（1）急救人员将伤病员置于适当位置，就地施救，检查伤病员的意识、呼吸、脉搏，处理严重出血。

（2）用绷带、三角巾、夹板固定受伤部位，夹板的长度应能将骨折处的上下关节一同加以固定，夹板与皮肤、关节、骨突部位间加衬垫，固定时操作要轻。

（3）若骨折断端暴露，不要拉动，不要送回伤口内。

（4）先固定骨折的上端，再固定下端，绑带不要系在骨折处；前臂、小腿骨折，尽可能在损伤部位的两侧放置夹板固定，以防止肢体旋转及避免骨折断端相互接触。

（5）上肢于屈肘位、下肢于伸直位固定，暴露肢体末端以便观察血运，伤情允许的情况下将伤肢抬高。

3. 固定方法

（1）夹板固定：夹板类器材有充气式夹板、铝芯塑型夹板、小夹板、锁骨固定带等，若资源有限可应用现有物品制作临时夹板，如杂志、硬纸板、木板、折叠的毯子、树枝、雨伞等。颈部固定时可用报纸、毛巾、衣物卷成卷，从颈后向前围于颈部。

（2）石膏绷带固定等是临床常用方法，现场很少使用，在此不作详细论述。

4. 骨折固定注意事项

（1）开放性骨折不要将外露的骨折端还纳，以免污染伤口深部组织，造成血管、神经的再损伤，且禁止用水冲洗，保持伤口清洁。

（2）肢体如有畸形可固定于畸形位置。

（3）临时固定的作用只是制动，严禁当场整复。

（四）搬运

经过现场初步急救处理后，在护送伤病员前往医院的过程中，必须经过搬运这一重要环节。

规范、科学的搬运可减少伤病员的痛苦,防止损伤加重,对抢救、治疗和预后是至关重要的。搬运方法分为徒手搬运和器械(工具)搬运两种。

1. 徒手搬运法 指在搬运伤病员的过程中仅依靠人力和技巧,不使用任何器具,适用于伤势较轻且运送距离较短的情况,或狭窄的阁楼和通道等搬运工具无法通过的地方。

(1)单人徒手搬运法:包括扶行法、抱持法、背负法、下梯法、爬行法等。

(2)多人徒手搬运法:包括双人拉车式、两手椅托式、四手椅托式、双人扶腋法、四人平托法等。其中,四人平托法适用于搬运不宜翻动的伤者,如脊椎损伤骨折者。搬运者四人均单膝跪地,一人在伤病员的头部,双手掌抱于头部两侧,轴向牵引颈部,另外三人在伤病员的同一侧(一般为右侧),分别在伤病员的肩背部、腰臀部和膝踝部,双手掌从身体下平伸到对侧,四人同时用力,保持脊柱为一轴线,平稳将伤病员抬起,齐步行进。

2. 器械搬运法 用担架等搬运器械或利用床单、被褥、竹木椅、木板等作为搬运器械(工具)的搬运方法。

担架搬运法是院前急救最常用的方法,适用于伤势较重、不宜徒手搬运且转运距离较远的伤者。目前常用的担架为帆布折叠式担架和组合式担架(铲式担架)。

知识链接

自制担架法

1. 绳络担架 用两根可负重的木棍或竹竿及横木,扎成长方形的担架框,缠绕坚韧的绳索即成。

2. 被服担架 取衣服或大衣两件,翻袖向内成两管,插入两根木棍或竹竿,再将纽扣扣牢即可。这类自制的担架适用于搬运一般伤者,不宜用于搬运脊椎损伤的伤者。

3. 木板担架 可用木板、床板、门板、长凳等制作。此类硬板担架可用于搬运脊椎损伤的伤者,但必须用绳索缠绕加固,以防木板断裂。

---

3. 搬运的注意事项

(1)移动伤者前先检查伤者的头、颈、胸、腹和四肢,如果有损伤,应先做急救处理,再根据伤势选择合适的搬运方法。

(2)搬运伤情严重、路途遥远的伤病员时,要做好途中护理,密切观察神志、呼吸、脉搏及伤势的变化。

(3)搬运脊椎骨折的伤者,要保持伤者身体固定;搬运颈椎骨折的伤者要有专人牵引固定头部,避免移动。

(4)用担架搬运伤者时,一般头略高于脚,休克的伤者则脚略高于头;行进时伤者的脚在前,头在后,以便于观察伤者情况。

(5)用汽车运送伤病员时,床位要固定,防止起步或刹车时伤者因惯性再度受伤。

第三节　自然灾害救护

对自然灾害的处理工作应强调以预防为主和前期应急处理的重要性。社区卫生服务机构应在各级政府的领导下,做到尽力预防,适当的时候给予得当的救护,以减少次生灾难的进一步扩大。

一、概　述

（一）自然灾害的定义

自然灾害指给人类生存带来危害或损害人类赖以生存的生活环境的自然现象或变化,包括干旱、洪涝、台风、冰雹、雪、沙尘暴等气象灾害,火山、地震灾害,山体崩塌、滑坡、泥石流等地质灾害,风暴潮、海啸等海洋灾害,森林草原火灾和重大生物灾害等。

（二）自然灾害的分类

1. 按自然灾害发生的过程分类

（1）突发性灾害:指在短时间内发生的灾害,如地震、火山爆发、泥石流、海啸、台风、洪水等。

（2）渐变性灾害:指在较长时间中才逐渐显现的灾害,如地面沉降、土地沙漠化、干旱、海岸线变化等。

2. 按自然灾害发生的性质分类

（1）自然性灾害:是自然界中所发生的异常现象,如地震、火山爆发、泥石流、洪水等。

（2）环境性灾害:主要是由于人类活动导致的自然灾害,如臭氧层变化、水体污染、水土流失、酸雨、森林火灾、农林病虫害等。

3. 按灾害管理及减灾系统分类

（1）气象灾害:包括暴雨、洪涝、干旱、干热风、高温、热浪、热带气旋、冷害、冻害、冻雨、结冰、冰雹、雪、风害、龙卷风、雷电、连阴雨、浓雾、酸雨。

（2）海洋灾害:包括风暴潮、海啸、海浪、赤潮、海岸带灾害、厄尔尼诺的危害。

（3）洪水灾害:包括暴雨灾害、山洪、融雪洪水、冰凌洪水、溃坝洪水、泥石流与水泥流洪水。

（4）地质灾害:包括崩塌、滑坡、泥石流、地裂缝、火山、地面沉降、土地沙漠化、土地盐碱化、水土流失等。

（5）地震灾害:包括构造地震、陷落地震、矿山地震、水库地震等。

（6）农作物生物灾害:包括农作物病害、农作物虫害、农作物草害、鼠害、农业气象灾害、农业环境灾害等。

（7）森林生物灾害:包括森林病害、森林虫害、森林鼠害、森林火灾等。

（三）自然灾害的特点

1. 社会性　自然灾害的发生严重破坏正常生产生活秩序,给社会大众造成极大的精神压力和心理负担,甚至导致社会陷入混乱。

2. 破坏性　短时间内可造成大量人员伤亡,人民财产遭受损失。

3. 突发性　自然灾害的发生速度极快,常常让人措手不及。

4. 复杂性、广泛性与区域性　各地区均可不同程度地受到自然灾害影响,环境情况复杂,不同的灾害种类、灾害过程导致不同的结果,增加了救援工作的困难,充满不确定性。

（四）自然灾害的分级

根据性质、严重程度等,一般将自然灾害分为 4 级:Ⅰ级(特别重大灾害)、Ⅱ级(重大灾害)、Ⅲ级(较大灾害)和Ⅳ级(一般灾害)。

如地震灾害的分级:

Ⅰ级(特别重大地震灾害):发生在人口较密集的地区;超过 7.0 级地震;造成 300 人以上死亡;直接经济损失超过该地区上年生产总值的 1%。

Ⅱ级(重大地震灾害):发生在人口较密集的地区;6.5～7.0 级地震;造成 50～300 人死亡;造

成严重经济损失。

Ⅲ级（较大地震灾害）：发生在人口较密集的地区；6.0～6.5级地震；造成20～50人死亡；造成较重经济损失。

Ⅳ级（一般地震灾害）：发生在人口较密集的地区；5.0～6.0级地震；造成20人以下死亡；造成一定经济损失。

二、自然灾害的救护和指导

（一）自然灾害医学救援的特点和要求

灾害伤病员救护与平时医疗有很大不同，一切医疗卫生部门只有充分了解灾害卫生救援的特点及要求，才能做到高效率、高质量地抢险救人。

1. 突然产生大量伤员 自然灾害常常在人们意想不到的情况下发生，瞬间造成大量伤亡。灾害后会出现大量需要迅速医疗卫生救援的伤病员，任务繁重。一切医疗卫生部门都要把抢险救灾作为义不容辞的神圣使命。

2. 伤病种类复杂 伤病种类因灾害种类而异，如地震主要造成多部位机械性损伤，伤者因救治不及时引发创伤感染等，使伤情复杂化。灾害伤员伤情严重危急，抢救稍有怠慢，就可能有生命危险。伤情严重和紧急要求抢救快、救治技术全面、组织指挥高效。由于伤情复杂，必须进行有针对性的治疗，所以卫生救援人员要合理搭配，根据灾害的主要伤病种类组织医疗救援队人员。

3. 灾区破坏严重 大型灾害不仅造成众多人员伤亡，而且导致建筑倒塌、道路桥梁破坏、水电中断、卫生设施被毁等，致使医疗救护、转送、物资供应及救援人员生活遇到极大困难。

4. 救援支持队伍到达不畅 一方面，交通受阻，车辆不能通行，外援力量和救灾物资无法车载进入灾区，延误抢救人员到达灾区的时间、不能提供医药物资保障；另一方面，灾区通信破坏严重，使内外联络不畅，信息沟通不及时，不易迅速组织救援队伍。

（二）自然灾害救援的基本原则

1. 以国家立法为保障，及时实施灾害救援 当面临重大自然灾害时，国家为保障人民生命和财产安全，应建立相应对策。世界各国都有应急管理体系和法案，多以国家领导为核心，多部门协作，组织庞大的救援队伍，包括军队、警察、医疗等重要部门，实施果断的救援行动。

2. 建立健全自然灾害救助应急预备体系 当发生自然灾害达到启动条件时，可启动国家自然灾害救助应急预案，可指导紧急救助，规范紧急救助行为，提高紧急救助能力，迅速、有序、高效地实施紧急救助，最大程度地减少人民群众的生命和财产损失，维护灾区社会稳定。

3. 以人为本，最大程度地保护人民群众的生命和财产安全 在自然灾害的救援中，始终牢记"生命是人类的根本，人民是国家之本"，把最大程度地保护人民群众的生命和财产安全作为救灾的重要目标。

4. 积极预防，预防与救援相结合 人类的生产活动与自然密切相关，自然灾害越来越多地夹杂了人为因素。因此，应积极保护环境，减少自然灾害的发生；建立预案，加强救援的及时性和高效性；有计划、有目的地开展宣传教育活动，通过建立和谐社会，使人类能从容应对灾难。

5. 科学应对，减少危害 在灾难救援中，注意预防次生灾害。次生灾害指在主要灾害发生之后，引起的相关连续灾害，如地震之后的余震、恶劣天气及有可能引发的疫情。次生灾害不仅会进一步加重损失，而且增加了救援工作的难度。在整体的灾害救援中，应始终坚持科学发展观,运用科学的思维,进行科学的决策,防止灾害的扩散和蔓延。

(三)我国应急救援模式

当发生重大事故或灾害时,急救组织管理机构对急救工作进行决策指导,必要时进行全局指挥。这对于重大事故或灾害的急救组织工作起着至关重要的作用,因为在重大灾难发生时,必须依靠政府的领导协调各部门的救援行动。

1. 急救组织管理机构　包括:①各级政府领导下的急救医疗体系的管理协调组织;②由与急救有关的政府行政部门(如卫生、公安、交通、医药、信息产业、教育等)联合组成的各级急救医疗顾问委员会;③各级急救医疗通信指挥系统及其权力机构(通常设在卫生行政部门内);④各级急救医学学术团体(如中华医学会急诊医学分会和红十字会等相关团体);⑤急救立法及资格评审组织;⑥急诊医学宣传教育和培训机构;⑦急救计划和工作评估组织。

2. EMSS 的运行模式　现代急救医疗体系分为三个阶段:①院前急救,包括现场急救和途中运送救护,急救人员不仅包括在场的医务人员,还包括所有在场的人员(驾驶员、警务人员及路人),这就要求进行自我急救和救助他人的专门训练,以实现急救的社会化;②医院急救,包括医院急诊科的急诊处理和重症病房的监护治疗;③救治缓解后的康复治疗。在这三个阶段中,院前急救时间最短,却是决定危重患者抢救能否取得成功的关键,因此,基本急救技术是向全民普及教育的重要内容。

3. 城市应急联动中心(city emergency response center,CERC)　是急救通信系统,如公众特服号码(如 120、110、119)的网络中枢,涵盖了急救工作的联络、协调、指挥、调度、传达、应召,使医院急救和院前急救工作环节得到紧密衔接,反应迅速,安排合理,运行无阻,使现场伤员及时地被运送到医院,也保证医院提早做出充分准备,提高抢救效果。当发生重大事故或灾害时,急救通信系统又可发挥政府在医疗急救指挥联络系统中的作用。因此,在城市建立医疗急救指挥系统,并授予相应的职权和功能,可起到良好的作用。

4. 区域急救体系　实行区域急救的目的是保证伤病员就近获得迅速有效的救治,避免长途运送而耽误时机,也避免急诊患者过分集中在少数医院而耽误抢救时机,因此,实行区域急救可扩大急救医疗系统的覆盖面,一旦得到急救呼叫可迅速做出反应,迅速奔赴现场。采用区域急救体系可使绝大部分急诊患者在基层医院得到及时救治,少数必须转院者才转运到专科中心或上级医院,从而明显提高院前急救的成功率。

(四)应急救援的基本程序

1. 应急救援呼叫、接受与应答　当自然灾害发生时,伤员在呼救的同时,应积极开展自救互救。呼救范围包括呼叫周围人、向政府部门报告、呼叫急救医疗系统。接受呼救的机构应立即做出反应,在进一步搜集信息的基础上,启动相应救援方案,组织救援队伍赶赴现场,开展初步救援行动。

2. 灾情的报告和核查

(1)灾情信息报告

1)灾情信息报告内容:包括灾害发生的时间、地点、背景,灾害造成的损失(包括人员受灾情况、人员伤亡数量、农作物受灾情况、房屋倒塌和损坏情况及其造成的直接经济损失)、已采取的救灾措施和灾区的需求。

2)灾情信息报告程序:分为灾情初报、灾情续报和灾情核报 3 个阶段。

①灾情初报:县级民政部门对于本行政区域内突发的自然灾害,凡造成人员伤亡和较大财产损失的,应在第一时间了解掌握灾情,及时向地(市)级民政部门报告初步情况,最迟不得晚于灾害发生后 2 小时。对造成死亡(含失踪)10 人以上或其他严重损失的重大灾害,应同时上报省级民政部门和民政部。地(市)级民政部门在接到县级民政部门报告后,在 2 小时内完成审核、汇总灾情数据的工作,向省级民政部门报告。省级民政部门在接到地(市)级民政部门报告后,应在

2 小时内完成审核、汇总灾情数据的工作,向民政部报告。民政部接到重、特大灾情报告后,在 2 小时内向国务院报告。

②灾情续报:在重大自然灾害灾情稳定之前,省、地(市)、县三级民政部门均须执行 24 小时零报告制度。县级民政部门每天 9 时之前将截至前一天 24 时的灾情向地(市)级民政部门上报,地(市)级民政部门每天 10 时之前向省级民政部门上报,省级民政部门每天 12 时之前向民政部报告情况。特大灾情根据需要随时报告。

③灾情核报:县级民政部门在灾情稳定后,应在 2 个工作日内核定灾情,向地(市)级民政部门报告。地(市)级民政部门在接到县级民政部门报告后,应在 3 个工作日内审核、汇总灾情数据,将全地(市)汇总数据(含分县灾情数据)向省级民政部门报告。省级民政部门在接到地(市)级民政部门报告后,应在 5 个工作日内审核、汇总灾情数据,将全省汇总数据(含分市、分县数据)向民政部报告。

(2)灾情核查:由相应的管理部门和专家小组结合灾区实际情况做出预警。

1)各级民政部门协调农业、水利、国土资源、地震、气象、统计等部门进行综合分析、会商,核定灾情。

2)民政、地震等有关部门组织专家评估小组,通过全面调查、抽样调查、典型调查和专项调查等形式对灾情进行专家评估,核实灾情。

3)根据有关部门提供的灾害预警信息,结合预警地区的自然条件、人口和社会经济背景数据,进行分析评估,及时对可能受到自然灾害威胁的相关地区和人口数量做出灾情预警,并做好应急准备或采取应急措施。

3. 应急响应 按照"条块结合,以块为主"的原则,灾害救助工作以地方政府为主。启动相关层级和相关部门应急预案,做好灾民紧急转移安置和生活安排工作,做好抗灾救灾、灾害监测、灾情调查、评估和报告工作,最大程度地减少人民群众生命和财产损失。

(1)响应等级:根据突发自然灾害的危害程度等因素,国家设定 4 个响应等级。Ⅰ级响应对应特别重大自然灾害;Ⅱ级响应对应重大自然灾害;Ⅲ级响应对应较大自然灾害;Ⅳ级响应对应一般自然灾害。

(2)应急响应:Ⅰ级响应由国家减灾委员会决定;Ⅱ级响应由国家减灾委员会副主任(民政部部长)决定;Ⅲ级响应由国家减灾委员会秘书长决定;Ⅳ级响应为在接到灾情报告后第一时间由国家减灾委员会办公室常务副主任决定。

(3)响应措施:民政部成立救灾应急指挥部,实行联合办公,组成紧急救援(综合)组、灾害信息组、救灾捐赠组、宣传报道组和后勤保障组等,按照不同的响应级别由减灾组织协调灾害救助工作。对于重大的自然灾害,应及早介入心理疏导。

(4)响应的终止:灾情和救灾工作稳定后,Ⅰ级响应的终止由国家减灾委员会主任决定;Ⅱ级响应的终止由国家减灾委员会副主任(民政部部长)决定;Ⅲ级响应的终止由国家减灾委员会秘书长决定,报告国家减灾委员会副主任;Ⅳ级响应的终止由国家减灾委员会办公室常务副主任决定。

(5)信息发布:信息发布坚持实事求是、及时准确、灾害信息共享的原则。要在第一时间向社会发布简要信息,并根据灾情发展情况做好后续信息发布工作。信息发布的内容主要包括受灾的基本情况、抗灾救灾的动态及成效、下一步安排、需要说明的问题等。

4. 灾后救助与恢复重建

(1)灾后救助:特别重大自然灾害根据各省、自治区、直辖市人民政府向国务院要求拨款的请示,结合灾情评估情况,会同财政部下拨特大自然灾害救济补助费,专项用于帮助解决灾民吃饭、穿衣等基本生活困难。灾民救助全面实行《灾民救助卡》管理制度。同时通过开展社会捐助、对口支援、紧急采购等方式协助解决灾民的基本问题,并向社会通报救灾款下拨进度。

卫生部门做好灾后疾病预防和疫情监测工作。组织医疗卫生人员深入灾区，提供医疗卫生服务，宣传卫生防病知识，指导群众搞好环境卫生，实施饮水和食品卫生监督，实现大灾之后无大疫。

（2）恢复重建：灾情稳定后，由灾区民政部门立即组织灾情核定；根据灾情地区实际情况，制定恢复重建方针、目标、政策、重建进度、资金支持、优惠政策和检查落实等工作方案。灾后恢复重建工作坚持"依靠群众，依靠集体，生产自救，互助互济，辅之以国家必要的救济和扶持"的救灾工作方针。民政部会同财政部下拨自然灾害救济补助费。定期向灾区派出督查组，检查、督导恢复重建工作，并向社会通报各地救灾资金下拨进度和恢复重建进度。

（五）灾害现场的救援

1. 现场救援的基本原则 现场救护原则是先救命后治伤，先重伤后轻伤，先抢后救，抢中有救，尽快脱离事故现场，先分类再运送，医护人员以救为主，其他人员以抢为主，各负其责，相互配合，同时现场救护人员应注意自身防护。

2. 现场救援的基本步骤 事故现场急救应按照紧急呼救、判断伤情并分类和实施救护三大步骤进行。

（1）紧急呼救：立即启动急救预案并向上级有关单位汇报。当发现危重伤员，经过现场评估和病情判断后需要立即救护，同时立即向专业急救机构或附近担负院外急救任务的医疗部门、社区卫生单位报告，常用的急救电话为120。由急救机构立即派出专业救护人员、救护车至现场抢救。

1）救护启动：称为呼救系统开始。有效的呼救系统对保障危重伤员获得及时救治至关重要。

2）呼救注意事项：用最精练、准确的语言清楚地说明：①呼救人的电话号码与姓名、单位等情况；②伤员所在的确切地点，尽可能指出附近街道的交汇处或其他显著标志；③伤员目前最危重的情况，如昏倒、呼吸困难、大出血等；④灾害事故的伤害性质、严重程度、伤员人数、现场所采取的救护措施。注意：①呼救人员不要先放下话筒，要等急救医疗系统调度人员先挂断电话；②如果不清楚身处位置，不要惊慌，急救医疗系统控制室可以通过卫星定位系统追踪到确切位置。

3）及早实施基础救护：在专业急救人员尚未到达时，如果有多人在现场，一人留在伤员身边开展救护，其他人通知医疗急救部门。注意合理分工，分秒必争，有序地实施伤员的寻找、脱险、医疗救护工作。

（2）判断伤情并分类

1）判断伤情：在现场巡视并对伤员病情及周围环境进行评估。发现伤员后，在确保伤员及施救人员安全的情况下，救护人员需要首先判断并立即处理对生命构成威胁的状况。对伤员进行身体检查，顺序为意识、呼吸、血压、脉搏、体温、一般情况等。

2）分类：评估后进行分类以决定救治顺序。一类为红色，代表严重伤员，如心搏骤停；二类为黄色，代表重伤员，如眼外伤；三类为绿色，代表轻伤员，如关节扭伤；四类为黑色，代表极危重伤员，如处于濒死期的重度颅脑损伤。

（3）实施救护

1）迅速成立指挥小组，遵守现场救护的基本原则，医护人员以救为主，其他人员以抢为主，同时现场救护人员应注意自身防护。

2）由军队或地方医疗队派出的医务人员与战士、民兵、公安与消防人员、红十字会员、职工群众、担架员、挖捞人员等共同组成抢救小组，在灾害现场对伤病员实行初步急救措施。首先将伤病员脱离灾害困境，进行包扎、止血、固定、心肺复苏和其他急救措施，再把经过急救的伤病员集中起来，填好伤票，准备将伤员转送到早期治疗机构。

3）实施分级救治的组织形式，灾害医疗救护一般分为三级：第一级现场抢救，第二级早期治疗，第三级专科治疗。第二、三级救治需转运至医院实施。

（六）伤员的转运

现场急救转运的顺序为红→黄→绿→黑。以"重近轻远"为原则，危重灾害事故伤员尽快送往医院救治，某些特殊事故伤害的伤员应送往专科医院。在转运途中注意观察生命体征及给予支持治疗。

灾害医疗救援体制以分级救治为宜，即把担负灾害伤病员救治的医疗机构，按技术的高低和措施的复杂程度分级，并按从低级到高级的梯次配置，把伤病员的整个治疗过程从时间、距离上分开。伤病员在转送过程中，通过这些救治机构得到逐步完善的治疗。

（七）医院急救

充分发挥各级医院急诊科（室）的作用，强调急诊科设置的标准化，包括人员、建筑、设备配备标准，同时重视对医院急诊能力的分级（主要根据技术水平、装备标准和急诊工作质量分级）。灾害伤病员多，伤情复杂严重，迫切需要完善的救治，但灾区的医疗机构被破坏，失去了救治能力，而外援医疗队携带的医疗装备和药品器材数量有限，灾区又无条件收容大量伤病员，因此，灾害伤病员必须经过现场抢救后转送至第二级或第三级救治医院。这样就把伤员的治疗过程从时间、距离上分开，由三级（或两级）救治机构分工实施。

1. 实施第二级、第三级救治

（1）第二级早期治疗：由灾区原有的医疗机构或外援的医疗队单独设立，也可由两者合作共同组织实施。其基本任务是对经过现场抢救小组处理或未经抢救小组而直接来的伤病员进行检伤分类、登记、填写或补填伤票和简要病历；实行紧急治疗，包括开颅减压、气管切开、开放性气胸缝合、胸腔闭式引流、腹部探查、手术止血、抗休克、挤压伤筋膜切开减压、清创、四肢骨折复位及抗感染等；留治传染病患者、轻伤患者或暂不宜转送的危重患者；将需要专科治疗或需较长时间恢复的伤病员转送到灾区附近或较远的指定医院。

（2）第三级专科治疗：由指定的设置在安全地带的地方医院和军队医院承担。其主要任务是收容灾区医疗站、医院转送来的伤病员，进行确定性治疗，直到痊愈出院。

2. 分级救治的要求 分级救治把医疗与转送相结合，在技术上由低级到高级分三步进行，每个伤病员要经过几个医生诊治。为确保救治质量，大家必须共同遵守统一的要求。

（1）迅速及时：灾难伤病员的救治首要是"快"，首先应做好现场抢救，迅速帮助伤病员脱离险境，对危急伤病员迅速采取果断措施，维持生命体征。其次，尽可能选择靠近现场的救治机构，缩短转送距离。

（2）树立整体观念，前后衔接：认真执行本级范围内的救治，使救治措施前后紧密衔接，逐步扩大、完善，按规定填写统一格式的医疗文书，使前后继承性救治有文字依据，便于接诊医生了解前一级救治机构的救治措施，并在此基础上制订下一步治疗计划。

（3）转送与治疗结合：在转送过程中，进行必要的不间断的伤情观察和医疗护理，确保伤病员迅速安全地到达所接收的医疗机构。

第四节　社区突发公共卫生事件救护

一、概　　述

（一）突发公共卫生事件的定义

突发公共卫生事件指造成或者可能造成社会公众健康严重损害的重大传染病疫情、群体不明原因的疾病、重大食物中毒和职业中毒以及其他严重影响公众健康的突发事件。

（二）突发公共卫生事件的分类

突发公共卫生事件主要包括 5 类：传染病疫情、群体不明原因的疾病、食品安全和职业危害、动物疫情及其他严重影响公众健康和生命安全的事件。

（三）突发公共卫生事件的特点

1. 社会性 重大公共卫生事件会破坏社会的正常秩序，甚至导致社会陷入混乱。

2. 破坏性 一旦暴发疫情，极可能发展成为大的灾难。

3. 突发性 发生速度极快，城市人口密集，扩散迅速；乡村经济文化落后，缺乏防病知识和手段，一旦发生不易控制。

4. 未知性 公共卫生事件发生的原因有待进一步查找，一时难以预防和应对，尤其是不明原因的疾病和来自多途径的威胁（有害毒物、核辐射、生物侵袭等）。

（四）突发公共卫生事件的分级

根据性质、危害程度、涉及范围，将突发公共卫生事件分为四级：Ⅰ级为特别重大事件，Ⅱ级为重大事件，Ⅲ级为较大事件，Ⅳ级为一般事件。

如鼠疫的分级：

根据鼠疫发生地点、病型、例数、流行范围和趋势及对社会危害程度，将人间鼠疫疫情划分为特别重大（Ⅰ级）、重大（Ⅱ级）、较大（Ⅲ级）和一般（Ⅳ级）四级。

Ⅰ级（特别重大鼠疫疫情）：有下列情形之一的为特别重大鼠疫疫情（Ⅰ级）：①肺鼠疫在大、中城市发生，并有扩散趋势；②相关联的肺鼠疫疫情波及 2 个以上的省份，并有进一步扩散趋势；③发生鼠疫菌强毒株丢失事件。

Ⅱ级（重大鼠疫疫情）：有下列情形之一的为重大鼠疫疫情（Ⅱ级）：①在 1 个县（市）行政区域内，1 个平均潜伏期内（6 天，下同）发生 5 例以上肺鼠疫或败血症鼠疫病例；②相关联的肺鼠疫疫情波及 2 个以上县（市），并有进一步扩散趋势；③在 1 个县（市）行政区域内发生腺鼠疫流行，1 个平均潜伏期内多点连续发生 20 例以上，或流行范围波及 2 个以上市（地）。

Ⅲ级（较大鼠疫疫情）：有下列情形之一的为较大鼠疫疫情（Ⅲ级）：①在 1 个县（市）行政区域内，1 个平均潜伏期内发生肺鼠疫或败血症鼠疫病例数 1～4 例；②在 1 个县（市）行政区域内发生腺鼠疫流行，1 个平均潜伏期内连续发病 10～19 例，或流行范围波及 2 个以上县（市）。

Ⅳ级（一般鼠疫疫情）：腺鼠疫在 1 个县（市）行政区域内发生，1 个平均潜伏期内病例数 1～9 例。

二、社区突发公共卫生事件的应急对策和指导

公共卫生事件会造成社会公众健康严重损害，为保障公众身体健康与生命安全、维护正常的社会秩序，对突发公共卫生事件进行有效预防、及时控制和消除尤为重要。

（一）公共卫生事件的应对原则

1. 预防为主，常备不懈。提高全社会对突发公共卫生事件的防范意识，落实各项防范措施，做好人员、技术、物资和设备的应急储备工作。对各类可能引发突发公共卫生事件的情况要及时进行分析、预警，做到早发现、早报告、早处理。

2. 统一领导，分级负责。根据突发公共卫生事件的范围、性质和危害程度，对突发公共卫生事件实行分级管理。各级人民政府负责突发公共卫生事件应急处理的统一领导和指挥，各有关部门按照预案规定，在各自的职责范围内做好突发公共卫生事件应急处理的有关工作。

3. 依法规范，措施果断。地方各级人民政府和卫生行政部门要按照相关法律、法规和规章的规定，完善突发公共卫生事件应急体系，建立健全系统、规范的突发公共卫生事件应急处理工作制度，对突发公共卫生事件和可能发生的公共卫生事件做出快速反应，及时、有效开展监测、报告和处理工作。

4. 依靠科学，加强合作。突发公共卫生事件应急工作要充分尊重和依靠科学，要重视开展防范和处理突发公共卫生事件的科研和培训，为突发公共卫生事件应急处理提供科技保障。各有关部门和单位要通力合作、资源共享，有效应对突发公共卫生事件。要广泛组织、动员公众参与突发公共卫生事件的应急处理。

（二）公共卫生事件的应急程序

1. 预防与应急准备

（1）制定突发公共卫生事件应急预案：突发事件应急处理指挥部的组成和相关部门的职责；突发事件的监测与预警；突发事件信息的收集、分析、报告、通报制度；突发事件应急处理技术和监测机构及其任务；突发事件的分级和应急处理工作方案；突发事件预防、现场控制，应急设施、设备、救治药品和医疗器械以及其他物资和技术的储备与调度；突发事件应急处理专业队伍的建设和培训。突发事件应急预案应当根据突发事件的变化和实施中发现的问题及时进行修订、补充，对公众开展突发事件应急知识的专门教育，增强全社会对突发事件的防范意识和应对能力。

（2）监测与预警：县级以上地方人民政府应当建立和完善突发事件监测与预警系统。县级以上各级人民政府卫生行政主管部门指定机构负责开展突发事件的日常监测，并确保监测与预警系统的正常运行。根据突发事件的类别，制定监测计划，科学分析、综合评价监测数据。对早期发现的潜在隐患以及可能发生的突发事件，应当依照规定的报告程序和时限及时报告。

（3）加强急救医疗服务网络的建设：国务院有关部门和县级以上地方人民政府及其有关部门，应当根据突发事件应急预案的要求，保证应急设施、设备、救治药品和医疗器械等物资储备；定期对医疗卫生机构和人员开展突发事件应急处理相关知识、技能的培训，定期组织医疗卫生机构进行突发事件应急演练，推广最新知识和先进技术；配备相应的医疗救治药物、技术、设备和人员，提高医疗卫生机构应对各类突发事件的救治能力；设置与传染病防治工作需要相适应的传染病专科医院，或者指定具备传染病防治条件和能力的医疗机构承担传染病防治任务。

2. 报告与信息发布

突发事件监测机构、医疗卫生机构和有关单位发现有下列情形之一的（①发生或者可能发生传染病暴发、流行的；②发生或者发现不明原因的群体性疾病的；③发生传染病菌种、毒种丢失的；④发生或者可能发生重大食物和职业中毒事件的），应当在2小时内向所在地县级人民政府卫生行政主管部门报告；接到报告的卫生行政主管部门应当在2小时内向本级人民政府报告，并同时向上级人民政府卫生行政主管部门和国务院卫生行政主管部门报告；省、自治区、直辖市人民政府应当在接到报告1小时内，向国务院卫生行政主管部门报告；国务院卫生行政主管部门对可能造成重大社会影响的突发事件，应当立即向国务院报告。任何单位和个人对突发事件，不得隐瞒、缓报、谎报或者授意他人隐瞒、缓报、谎报。

在报告的同时，应当立即组织力量对报告事项调查核实、确证，采取必要的控制措施，并及时报告调查情况。突发事件发生地的省、自治区、直辖市人民政府卫生行政主管部门，应当及时向毗邻省、自治区、直辖市人民政府卫生行政主管部门通报。接到通报的省、自治区、直辖市人民政府卫生行政主管部门，必要时应当及时通知本行政区域内的医疗卫生机构。

3. 应急处理

（1）事件评估：突发事件发生后，卫生行政主管部门应当组织专家对突发事件进行综合评估，初步判断突发事件的类型，提出是否启动突发事件应急预案的建议。

（2）启动应急预案：在全国范围内或者跨省、自治区、直辖市范围内启动全国突发事件应急预案，由国务院卫生行政主管部门报国务院批准后实施。省、自治区、直辖市启动突发事件应急预案，由省、自治区、直辖市人民政府决定，并向国务院报告。

（3）预案的实施

1）政府统一指挥：应急预案启动后，突发事件发生地的人民政府有关部门，应当根据预案规定的职责要求，服从突发事件应急处理指挥部的统一指挥，立即到达规定岗位，采取有关的控制措施。医疗卫生机构、监测机构和科学研究机构，应当服从突发事件应急处理指挥部的统一指挥，相互配合、协作，集中力量开展相关的科学研究工作。国务院有关部门和县级以上地方人民政府及其有关部门，应当保证突发事件应急处理所需的医疗救护设备、救治药品、医疗器械等物资的生产、供应；铁路、交通、民用航空行政主管部门应当保证及时运送。

2）实施隔离制度：参加突发事件应急处理的工作人员，应当按照预案的规定，采取卫生防护措施，并在专业人员的指导下进行工作。及时对易受感染的人群和其他易受损害的人群采取应急接种、预防性投药、群体防护等措施。

3）专业技术机构提出处理方案：国务院卫生行政主管部门或者其他有关部门指定的专业技术机构，有权进入突发事件现场进行调查、采样、技术分析和检验，对地方突发事件的应急处理工作进行技术指导，制定相关的技术标准、规范和控制措施。

（三）公共卫生事件应急中的法律责任

1. 县级以上地方人民政府及其卫生行政主管部门未依照本条例的规定履行报告职责，对突发事件隐瞒、缓报、谎报或者授意他人隐瞒、缓报、谎报的，对政府主要领导人及其卫生行政主管部门主要负责人，依法给予降级或者撤职的行政处分；造成传染病传播、流行或者对社会公众健康造成其他严重危害后果的，依法给予开除的行政处分；构成犯罪的，依法追究刑事责任。

2. 未依规定完成突发事件应急处理所需要的设施、设备、药品和医疗器械等物资的生产、供应、运输和储备的，对政府主要领导人和政府部门主要负责人依法给予降级或者撤职的行政处分。

3. 在突发事件调查、控制、医疗救治工作中玩忽职守、失职、渎职的，由本级人民政府或者上级人民政府有关部门责令改正、通报批评、给予警告；对上级人民政府有关部门的调查不予配合，或者采取其他方式阻碍、干涉调查的，对政府主要领导人和政府部门主要负责人依法给予降级或者撤职的行政处分；造成传染病传播、流行或者对社会公众健康造成其他严重危害后果的，依法给予开除的行政处分；构成犯罪的，依法追究刑事责任。

4. 医疗卫生机构有下列行为之一的，由卫生行政主管部门责令改正、通报批评、给予警告；情节严重的，吊销《医疗机构执业许可证》；造成传染病传播、流行或者对社会公众健康造成其他严重危害后果，构成犯罪的，依法追究刑事责任：①未依照规定履行报告职责，隐瞒、缓报或者谎报的；②未依照规定及时采取控制措施的；③未依照规定履行突发事件监测职责的；④拒绝接诊病人的；⑤拒不服从突发事件应急处理指挥部调度的。

5. 在突发事件发生期间，散布谣言、哄抬物价、欺骗消费者，扰乱社会秩序、市场秩序的，由公安机关或者工商行政管理部门依法给予行政处罚；构成犯罪的，依法追究刑事责任。

（程 亮）

❓ 复习思考题

1. 简述社区救护的概念和原则。
2. 简述心肺复苏的现场急救步骤。
3. 简述公共卫生事件的应急程序。

扫一扫，测一测

附　　录

附录一　高血压患者随访服务记录表

姓名：　　　　　　　　　　　　　　　　　　　　　　　　　　　编号□□□-□□□□□

随访日期		年　月　日	年　月　日	年　月　日	年　月　日
随访方式		1 门诊 2 家庭 3 电话 □	1 门诊 2 家庭 3 电话 □	1 门诊 2 家庭 3 电话 □	1 门诊 2 家庭 3 电话 □
症状	1 无症状 2 头痛头晕 3 恶心呕吐 4 眼花耳鸣 5 呼吸困难 6 心悸胸闷 7 鼻衄出血不止 8 四肢发麻 9 下肢水肿	□/□/□/□/□/ □/□/□ 其他：	□/□/□/□/ □/□/□ 其他：	□/□/□/□/ □/□/□ 其他：	□/□/□/□/ □/□/□ 其他：
体征	血压（mmHg）				
	体重（kg）	/	/	/	/
	体重指数（BMI）（kg/m²）	/	/	/	/
	心率（次/min）				
	其他				
生活方式指导	日吸烟量（支）	/	/	/	/
	日饮酒量（两）	/	/	/	/
	运动	__次/周__分钟/次 __次/周__分钟/次	__次/周__分钟/次 __次/周__分钟/次	__次/周__分钟/次 __次/周__分钟/次	__次/周__分钟/次 __次/周__分钟/次
	摄盐情况（咸淡）	轻/中/重　/轻/中/重	轻/中/重　/轻/中/重	轻/中/重　/轻/中/重	轻/中/重　/轻/中/重
	心理调整	1 良好 2 一般 3 差　□	1 良好 2 一般 3 差　□	1 良好 2 一般 3 差　□	1 良好 2 一般 3 差　□
	遵医行为	1 良好 2 一般 3 差　□	1 良好 2 一般 3 差　□	1 良好 2 一般 3 差　□	1 良好 2 一般 3 差　□
辅助检查*					
服药依从性		1 规律 2 间断 3 不服药　□	1 规律 2 间断 3 不服药　□	1 规律 2 间断 3 不服药　□	1 规律 2 间断 3 不服药　□
药物不良反应		1 无 2 有____　　□	1 无 2 有____　　□	1 无 2 有____　　□	1 无 2 有____　　□

续表

此次随访分类		1 控制满意 2 控制不满意 3 不良反应 4 并发症　　□			1 控制满意 2 控制不满意 3 不良反应 4 并发症　　□			1 控制满意 2 控制不满意 3 不良反应 4 并发症　　□			1 控制满意 2 控制不满意 3 不良反应 4 并发症　　□		
用药情况	药物名称 1												
	用法用量	每日	次	每次	每日	次	每次	每日	次	每次	每日	次	每次
	药物名称 2												
	用法用量	每日	次	每次	每日	次	每次	每日	次	每次	每日	次	每次
	药物名称 3												
	用法用量	每日	次	每次	每日	次	每次	每日	次	每次	每日	次	每次
	其他药物												
	用法用量	每日	次	每次	每日	次	每次	每日	次	每次	每日	次	每次
转诊	原因												
	机构及科别												
下次随访日期													
随访医生签名													

填表说明：

1. 本表为高血压患者在接受随访服务时由医生填写。每年的健康体检后填写健康体检表。若失访，在随访日期处写明失访原因；若死亡，写明死亡日期和死亡原因。

2. 体征：体重指数（BMI）＝体重（kg）/身高的平方（m²），体重和体重指数斜线前填写目前情况，斜线后填写下次随访时应调整到的目标。如果是超重或是肥胖的高血压患者，要求每次随访时测量体重并指导患者控制体重；正常体重人群可每年测量一次体重及体重指数。如有其他阳性体征，请填写在"其他"一栏。

3. 生活方式指导：在询问患者生活方式时，同时对患者进行生活方式指导，与患者共同制定下次随访目标。

日吸烟量：斜线前填写目前吸烟量，不吸烟填"0"，吸烟者写出每天的吸烟量"××支"，斜线后填写吸烟者下次随访目标吸烟量"××支"。

日饮酒量：斜线前填写目前饮酒量，不饮酒填"0"，饮酒者写出每天的饮酒量相当于白酒"××两"，斜线后填写饮酒者下次随访目标饮酒量相当于白酒"××两"。（啤酒/10=白酒量，红酒/4=白酒量，黄酒/5=白酒量）。

运动：填写每周几次，每次多少分钟。即"××次/周，××分钟/次"。横线上填写目前情况，横线下填写下次随访时应达到的目标。

摄盐情况：斜线前填写目前摄盐的咸淡情况。根据患者饮食的摄盐情况，按咸淡程度在列出的"轻、中、重"之一上划"√"分类，斜线后填写患者下次随访目标摄盐情况。

心理调整：根据医生印象选择对应的选项。

遵医行为：指患者是否遵照医生的指导去改善生活方式。

4. 辅助检查：记录患者上次随访到这次随访之间在各医疗机构进行的辅助检查结果。

5. 服药依从性："规律"为按医嘱服药；"间断"为未按医嘱服药，频次或数量不足；"不服药"即为医生开了处方，但患者未使用此药。

6. 药物不良反应：如果患者服用的降压药物有明显的药物不良反应，具体描述哪种药物，何种不良反应。

7. 此次随访分类：根据此次随访时的分类结果，由随访医生在 4 种分类结果中选择一项在"□"中填上相应的数字。"控制满意"是指血压控制满意，无其他异常；"控制不满意"是指血压控制不满意，无其他异常；"不良反应"是指存在药物不良反应；"并发症"是指出现新的并发症或并发症出现异常。如果患者同时并存几种情况，填写最严重的一种情况，同时结合上次随访情况确定患者下次随访时间，并告知患者。

8. 用药情况：根据患者整体情况，为患者开具处方，并填写在表格中，写明用法、用量。同时记录其他医疗卫生机构为其开具的处方药。

9. 转诊：如果转诊要写明转诊的医疗机构及科室类别，如××市人民医院心内科，并在原因一栏写明转诊原因。

10. 下次随访日期：根据患者此次随访分类，确定下次随访日期，并告知患者。

11. 随访医生签名：随访完毕，核查无误后随访医生签署其姓名。

附录二　2 型糖尿病患者随访服务记录表

姓名：　　　　　　　　　　　　　　　　　　　　　　　　　编号□□□-□□□□□

随访日期		年　月　日	年　月　日	年　月　日	年　月　日
随访方式		1 门诊 2 家庭 3 电话 □	1 门诊 2 家庭 3 电话 □	1 门诊 2 家庭 3 电话 □	1 门诊 2 家庭 3 电话 □
症状	1 无症状 2 多饮 3 多食 4 多尿 5 视物模糊 6 感染 7 手脚麻木 8 下肢水肿 9 体重明显下降	□ / □ / □ / □ / □ / □ / □ 其他：	□ / □ / □ / □ / □ / □ / □ 其他：	□ / □ / □ / □ / □ / □ / □ 其他：	□ / □ / □ / □ / □ / □ / □ 其他：
体征	血压（mmHg）				
	体重（kg）	/	/	/	/
	体重指数（kg/m^2）	/	/	/	/
	足背动脉搏动	1 触及正常　　□ 2 减弱（双侧 左侧 右侧） 3 消失（双侧 左侧 右侧）	1 触及正常　　□ 2 减弱（双侧 左侧 右侧） 3 消失（双侧 左侧 右侧）	1 触及正常　　□ 2 减弱（双侧 左侧 右侧） 3 消失（双侧 左侧 右侧）	1 触及正常　　□ 2 减弱（双侧 左侧 右侧） 3 消失（双侧 左侧 右侧）
	其他				
生活方式指导	日吸烟量（支）	/	/	/	/
	日饮酒量（两）	/	/	/	/
	运动	__次/周__分钟/次 __次/周__分钟/次	__次/周__分钟/次 __次/周__分钟/次	__次/周__分钟/次 __次/周__分钟/次	__次/周__分钟/次 __次/周__分钟/次
	主食（g/d）	/	/	/	/
	心理调整	1 良好 2 一般 3 差 □	1 良好 2 一般 3 差 □	1 良好 2 一般 3 差 □	1 良好 2 一般 3 差 □
	遵医行为	1 良好 2 一般 3 差 □	1 良好 2 一般 3 差 □	1 良好 2 一般 3 差 □	1 良好 2 一般 3 差 □
辅助检查	空腹血糖	____mmol/L	____mmol/L	____mmol/L	____mmol/L
	其他检查*	糖化血红蛋白__% 检查日期：__月__日	糖化血红蛋白__% 检查日期：__月__日	糖化血红蛋白__% 检查日期：__月__日	糖化血红蛋白__% 检查日期：__月__日
服药依从性		1 规律 2 间断 3 不服药 □	1 规律 2 间断 3 不服药 □	1 规律 2 间断 3 不服药 □	1 规律 2 间断 3 不服药 □
药物不良反应		1 无 2 有____ □	1 无 2 有____ □	1 无 2 有____ □	1 无 2 有____ □

低血糖反应		1无2偶尔3频繁 □	1无2偶尔3频繁 □	1无2偶尔3频繁 □	1无2偶尔3频繁 □
此次随访分类		1控制满意 2控制不满意 3不良反应 4并发症 □	1控制满意 2控制不满意 3不良反应 4并发症 □	1控制满意 2控制不满意 3不良反应 4并发症 □	1控制满意 2控制不满意 3不良反应 4并发症 □
用药情况	药物名称1				
	用法用量	每日 次 每次	每日 次 每次	每日 次 每次	每日 次 每次
	药物名称2				
	用法用量	每日 次 每次	每日 次 每次	每日 次 每次	每日 次 每次
	药物名称3				
	用法用量	每日 次 每次	每日 次 每次	每日 次 每次	每日 次 每次
	胰岛素	种类: 用法和用量:	种类: 用法和用量:	种类: 用法和用量:	种类: 用法和用量:
转诊	原因				
	机构及科别				
下次随访日期					
随访医生签名					

填表说明:

1. 本表为 2 型糖尿病患者在接受随访服务时由医生填写。每年的健康体检填写健康体检表。若失访,在随访日期处写明失访原因;若死亡,写明死亡日期和死亡原因。

2. 体征:体重指数(BMI)=体重(kg)/身高的平方(m²),体重和体重指数斜线前填写目前情况,斜线后填写下次随访时应调整到的目标。如果是超重或是肥胖的患者,要求每次随访时测量体重并指导患者控制体重;正常体重人群可每年测量一次体重及体重指数。如有其他阳性体征,请填写在"其他"一栏。

3. 生活方式指导:在询问患者生活方式时,同时对患者进行生活方式指导,与患者共同制定下次随访目标。

日吸烟量:斜线前填写目前吸烟量,不吸烟填"0",吸烟者写出每天的吸烟量"×× 支",斜线后填写吸烟者下次随访目标吸烟量"×× 支"。

日饮酒量:斜线前填写目前饮酒量,不饮酒填"0",饮酒者写出每天的饮酒量相当于白酒"×× 两",斜线后填写饮酒者下次随访目标饮酒量相当于白酒"×× 两"。(啤酒 /10= 白酒量,红酒 /4= 白酒量,黄酒 /5= 白酒量)。

运动:填写每周几次,每次多少分钟。即"×× 次 / 周,×× 分钟 / 次"。横线上填写目前情况,横线下填写下次随访时应达到的目标。

主食:根据患者的实际情况估算主食(米饭、面食、饼干等淀粉类食物)的摄入量。为每天各餐的合计量。

心理调整:根据医生印象选择对应的选项。

遵医行为:指患者是否遵照医生的指导去改善生活方式。

4. 辅助检查:为患者进行空腹血糖检查,记录检查结果。若患者在上次随访到此次随访之间到各医疗机构进行过糖化血红蛋白(控制目标应低于 7%,随着年龄的增长标准可适当放宽)或其他辅助检查,应如实记录。

5.　服药依从性："规律"为按医嘱服药；"间断"为未按医嘱服药,频次或数量不足；"不服药"即为医生开了处方,但患者未使用此药。

6.　药物不良反应:如果患者服用的降糖药物有明显的药物不良反应,具体描述哪种药物,何种不良反应。

7.　低血糖反应:根据上次随访到此次随访之间患者出现的低血糖反应情况。

8.　此次随访分类:根据此次随访时的分类结果,由责任医生在4种分类结果中选择一项在"□"中填上相应的数字。"控制满意"是指血糖控制满意,无其他异常；"控制不满意"是指血糖控制不满意,无其他异常；"不良反应"是指存在药物不良反应；"并发症"是指出现新的并发症或并发症出现异常。如果患者同时并存几种情况,填写最严重的一种情况,同时结合上次随访情况确定患者下次随访时间,并告知患者。

9.　用药情况:根据患者整体情况,为患者开具处方,并填写在表格中,写明用法、用量。同时记录其他医疗卫生机构为其开具的处方药。

10.　转诊:如果转诊要写明转诊的医疗机构及科室类别,如××市人民医院内分泌科,并在原因一栏写明转诊原因。

11.　下次随访日期:根据患者此次随访分类,确定下次随访日期,并告知患者。

12.　随访医生签名:随访完毕,核查无误后随访医生签署其姓名。

附录三 严重精神障碍患者个人信息补充表

姓名：＿＿＿＿＿＿＿＿＿＿　　　　　　　　　　　　编号□□□-□□□□□

监护人姓名		与患者关系	
监护人住址		监护人电话	
辖区村（居）委会联系人、电话			
户别	1 城镇　2 农村		□
就业情况	1 在岗工人　2 在岗管理者　3 农民　4 下岗或无业　5 在校学生 6 退休　7 专业技术人员　8 其他　9 不详		□
知情同意	1 同意参加管理 0 不同意参加管理 签字：＿＿＿＿＿＿ 签字时间＿＿＿年＿＿＿月＿＿＿日		□
初次发病时间	＿＿＿年＿＿＿月＿＿＿日		
既往主要症状	1 幻觉　2 交流困难　3 猜疑　4 喜怒无常　5 行为怪异　6 兴奋话多　7 伤人毁物 8 悲观厌世　9 无故外走　10 自语自笑　11 孤僻懒散　12 其他＿＿＿＿＿ 　　　　　　　　　　　　　　□／□／□／□／□／□／□／□／□		
既往关锁情况	1 无关锁　2 关锁　3 关锁已解除		□

既往治疗情况	门诊	1 未治　2 间断门诊治疗　3 连续门诊治疗 首次抗精神病药治疗时间＿＿＿年＿＿＿月＿＿＿日	□
	住院	曾住精神专科医院／综合医院精神专科＿＿＿次	

目前诊断情况	诊断＿＿＿＿＿　　确诊医院＿＿＿＿＿　　确诊日期＿＿＿＿＿		
最近一次治疗效果	1 临床痊愈　2 好转　3 无变化　4 加重		□
危险行为	1 轻度滋事＿＿＿次　2 肇事＿＿＿次 3 肇祸＿＿＿次　4 其他危害行为＿＿＿次 5 自伤＿＿＿次　6 自杀未遂＿＿＿次　7 无	□／□／□／□／□／□	
经济状况	1 贫困，在当地贫困线标准以下　2 非贫困		□
专科医生的意见 （如果有请记录）			
填表日期	年　月　日	医生签字	

填表说明：

1. 对于严重精神障碍患者，在建立居民健康档案时，除填写个人基本信息表外，还应填写此表。在随访中发现个人信息有所变更时，要及时变更。

2. 监护人姓名：法律规定的、目前行使监护职责的人。

3. 监护人住址及监护人电话：填写患者监护人目前的居住地址及可以随时联系的电话。

4. 初次发病时间：患者首次出现精神症状的时间，尽可能精确，可只填写到年份。

5. 既往主要症状：根据患者从第一次发病到填写此表之时的情况，填写患者曾出现过的主要症状。

6. 既往关锁情况：关锁指出于非医疗目的，使用某种工具（如绳索、铁链、铁笼等）限制患者的行动自由。

7. 既往治疗情况：根据患者接受的门诊和住院治疗情况填写。首次抗精神病药治疗时间，尽可能精确，可只填写到年份。若未住过精神专科医院或综合医院精神科，填写"0"，住过院的填写次数。

8. 目前诊断情况：填写患者目前所患精神疾病的诊断名称，并填写确诊医院名称和日期。

9. 临床痊愈：精神症状消失，自知力恢复。

10. 危险行为：根据患者从第一次发病到填写此表之时的情况，若未发生过，填写"0"；若发生过，填写相应的次数。

轻度滋事：是指公安机关出警但仅作一般教育等处理的案情，例如患者打、骂他人或者扰乱秩序，但没有造成生命财产损害的，属于此类。

肇事：是指患者的行为触犯了我国《治安管理处罚法》但未触犯《刑法》，例如患者有行凶伤人毁物等，但未导致被害人轻、重伤的。

肇祸：是指患者的行为触犯了《刑法》，属于犯罪行为的。

11. 经济状况：指患者经济状况。贫困指低保户。

12. 专科医生意见：是指建档时由家属提供或患者原治疗医疗机构提供的精神专科医生的意见。如没有相关信息则填写"不详"。

附录四　严重精神障碍患者随访服务记录表

姓名：　　　　　　　　　　　　　　　　　　　　　　　　　　编号□□□-□□□□□

随访日期	年　　月　　日	
本次随访形式	1门诊　2家庭访视　3电话	□
若失访，原因	1外出打工　2迁居他处　3走失　4连续3次未到访　5其他	□
如死亡，日期和原因	死亡日期　　　　　年　　月　　日	
	死亡原因　1躯体疾病 ①传染病和寄生虫病　②肿瘤　③心脏病　④脑血管病 ⑤呼吸系统疾病　⑥消化系统疾病　⑦其他疾病　⑧不详 2自杀　3他杀　4意外　5精神疾病相关并发症　6其他	□ □
危险性评估	0（0级）　1（1级）　2（2级）　3（3级）　4（4级）　5（5级）	□
目前症状	1幻觉　2交流困难　3猜疑　4喜怒无常　5行为怪异　6兴奋话多　7伤人毁物 8悲观厌世　9无故外走　10自语自笑　11孤僻懒散　12其他_____ □/□/□/□/□/□/□/□/□	
自知力	1自知力完全　2自知力不全　3自知力缺失	□
睡眠情况	1良好　2一般　3较差	□
饮食情况	1良好　2一般　3较差	□
社会功能情况	个人生活料理	1良好　2一般　3较差	□
	家务劳动	1良好　2一般　3较差	□
	生产劳动及工作	1良好　2一般　3较差　9此项不适用	□
	学习能力	1良好　2一般　3较差	□
	社会人际交往	1良好　2一般　3较差	□
危险行为	1轻度滋事____次　2肇事____次　3肇祸____次 4其他危害行为____次　5自伤____次　6自杀未遂____次　7无	□
两次随访期间 关锁情况	1无关锁　2关锁　3关锁已解除	□
两次随访期间 住院情况	0未住院　1目前正在住院　2曾住院，现未住院 末次出院时间____年____月____日	□
实验室检查	1无　2有____	□
用药依从性	1按医嘱规律用药　2间断用药　3不用药　4医嘱勿需用药	□
药物不良反应	1无　2有____　9此项不适用	□
治疗效果	1痊愈　2好转　3无变化　4加重　9此项不适用	□
是否转诊	1否　2是 转诊原因：_____ 转诊至机构及科室：_____	□
用药情况	药物1：	用法：每日（月）　次	每次剂量　mg
	药物2：	用法：每日（月）　次	每次剂量　mg
	药物3：	用法：每日（月）　次	每次剂量　mg

续表

用药指导	药物1：	用法：每日（月）　次	每次剂量　mg
	药物2：	用法：每日（月）　次	每次剂量　mg
	药物3：	用法：每日（月）　次	每次剂量　mg
康复措施	1 生活劳动能力　2 职业训练　3 学习能力　4 社会交往　5 其他_____		
	□/□/□/□		
本次随访分类	1 不稳定　2 基本稳定　3 稳定		□
下次随访日期	____年____月____日	随访医生签名	

填表说明：

1. 目前症状：填写从上次随访到本次随访期间发生的情况。

2. 自知力：是患者对其自身精神状态的认识能力。

自知力完全：患者精神症状消失，真正认识到自己有病，能透彻认识到哪些是病态表现，并认为需要治疗。

自知力不全：患者承认有病，但缺乏正确认识和分析自己病态表现的能力。

自知力缺失：患者否认自己有病。

3. 危险行为：填写从上次随访到本次随访期间发生的情况。若未发生过，填写"0"；若发生过，填写相应的次数。

4. 实验室检查：记录从上次随访到此次随访期间的实验室检查结果，包括在上级医院或其他医院的检查。

5. 用药依从性："规律"为按医嘱用药；"间断"为未按医嘱用药，用药频次或数量不足；"不用药"即为医生开了处方，但患者未使用此药；"医嘱勿需用药"为医生认为不需要用药。

6. 药物不良反应：如果患者服用的药物有明显的药物不良反应，应具体描述哪种药物，以及何种不良反应。

7. 本次随访分类：根据从上次随访到此次随访期间患者的总体情况进行选择。

8. 是否转诊：根据患者此次随访的情况，确定是否要转诊，若给出患者转诊建议，填写转诊医院的具体名称。

9. 用药情况：填写患者实际使用的抗精神病药物名称、用法和用量。

10. 用药指导：根据患者的总体情况，填写医生开具的患者需要使用的抗精神病药物名称、用法和用量。

11. 康复措施：根据患者此次随访的情况，给出应采取的康复措施，可以多选。

12. 下次随访日期：根据患者的情况确定下次随访时间，并告知患者和家属。

主要参考文献

［1］王爱红，张先庚.社区护理学［M］.3 版.北京：人民卫生出版社，2021.

［2］姜丽萍.社区护理学［M］.5 版.北京：人民卫生出版社，2021.

［3］雷良蓉，彭月娥.社区护理［M］.2 版.北京：人民卫生出版社，2021.

［4］左凤林.社区护理［M］.北京：中国医药科技出版社，2019.

［5］徐国辉.社区护理学［M］.4 版.北京：人民卫生出版社，2019.

［6］李春玉，姜丽萍.社区护理学［M］.4 版.北京：人民卫生出版社，2017.

［7］田向阳，程玉兰.健康教育与健康促进基本理论与实践［M］.北京：人民卫生出版社，2016.

［8］李玉红.社区护理学［M］.北京：中国医药科技出版社，2016.

［9］郑翠红.社区护理学［M］.北京：中国医药科技出版社，2015.

［10］黄新宇，郑荣日.社区卫生保健［M］.北京：人民卫生出版社，2014.

［11］雷良蓉.社区护理［M］.北京：人民卫生出版社，2014.

［12］尤黎明，吴瑛.内科护理学［M］.6 版.北京：人民卫生出版社，2017.

［13］庄众，焦倩，刘岩，等.基本公共卫生服务项目社区诊断报告现况调查与对策研究［J］.卫生软科学，2022，36
（6）：64-68.

［14］何庆，黄煜.2020 AHA 心肺复苏指南解读（七）——成人基础和高级生命支持主要推荐意见总结［J］.心血
管病学进展，2021，42（3）：285-289.

［15］何庆，黄煜.2020 AHA 心肺复苏指南解读（二）——成人基础和高级生命支持（上）［J］.心血管病学进展，
2020，41（12）：1333-1337.

复习思考题答案要点

模拟试卷

《社区护理》教学大纲